Cognitive Remediation Therapy for Schizophrenia:
Theory & Practice

統合失調症の認知機能改善療法

Til Wykes
ティル・ワイクス

Clare Reeder
クレア・リーダー

Mie Matsui
松井三枝
=監訳

金剛出版

統合失調症の
認知機能改善療法

**Cognitive Remediation Therapy for Schizophrenia
Theory & Practice**

COGNITIVE REMEDIATION THERAPY FOR SCHIZOPHRENIA by
Professor Til Wykes and Dr Clare Reeder
Copyright © 2005 by Til Wykes and Clare Reeder
All Rights Reserved.
Authorised translation from English language edition published by
Psychology Press, a member of the Taylor & Francis Group.
Japanese translation published by arrangement with Taylor & Francis
Books Ltd through The English Agency (Japan) Ltd.

日本語版への序

　あまりに長い年月，統合失調症を抱える人々の将来は治療に関して悲観的であった。彼らのリカバリーへの願望には，仕事，社会生活および支援関係が含まれている。私たちは，彼らの目標達成を援助するための技術を携えてきたが，リハビリテーション・プログラムでは大多数の改善を促すための限界があることがわかってきた。

　長年，治療は，顕著な症状である妄想や幻覚に注意がむけられ，薬物治療が主であった。時間とともに陽性症状の改善があったが，多くの人々にはまだ残遺症状があったり，リカバリーについての転帰が不良であった。新規抗精神病薬は症状改善に束の間の希望的観測をもたらしたが，これらにもこれまでの定型抗精神病薬と同様に副作用があり，また人々が目標達成するのを援助するには適切ではないことがわかった。実際，統合失調症と診断された人たちの社会的転帰は，過去50年にわたり，変化がなかったといってよい。

　リハビリテーションの転帰の限界に気づくにはあまりに長い時間がかかった。そして，そのことは地域のコミュニティで統合失調症を抱える人々をケアするための大規模な支援施設のサービスの変化にともなって明らかになった。健康・社会ケアサービスでは，人々がうまくやっていくための多くの支援を必要としたり，症状が表面化することに着目しはじめた。研究者たちが同じ問題に気づくには，少しばかりより多くの時間がかかった。そして，ごく最近，リハビリテーションによる努力には限界をもたらす鍵となる要因，すなわち認知機能障害とケアのコストとが結びついていたことがわかったのである。この要因は，長期的転帰の予測と同様に健康や社会的ケアのコストと結びついていた。

　クレペリンやブロイラーの仕事に遡っても，認知機能の問題は統合失調症に関与しており，発症前，急性期および主症状が治まったあとも変わらない特徴として概念化されていたことが知られている。これらは記憶，注意および実行機能（計画を立てたり，他の認知スキルの利用に関わる機能）を含む認知領域の中に

見いだされてきた。認知機能の問題の関与に加えて，最善のリハビリテーションのプログラムやシステムさえも転帰に影響を及ぼすと認識されるようになったのは1990年代になってからであった。これらの認知機能の問題は変化しないと考えられてきたので，治療しても変えることができないという悲観的考え方が増していった。

　しかし，臨床家たちは問題ある状態に満足せず，それについて何ができるのか，今の治療体制になされる必要がある調整は何かを知りたかった。そして，より多くの問いを投げかけた。統合失調症と診断され認知機能の問題のある人々を援助するための治療はあるのか？　そして，その治療が認知機能の改善をもたらすとともに，利用可能な社会的つながりや就業の機会を増やし，リカバリーを増進するのだろうか？

　本書はこれら多数の質問に対する解答をいくらか示している。臨床サービスを行いながら，最先端の治療を評価している経験ある2人の臨床研究者によって書かれた。さらにありがたいことに，臨床上の問題，およびリハビリテーション・スタッフや研究者が利用しやすいものにすることを理解している人々によって翻訳されたのである。

　日本の読者は今や認知機能改善療法を実施するための基礎をもっている。この技術を利用することによって，スタッフの治療に対する見通しが増すことも私たちは願っている。それはリハビリテーション・サービスの活力となるものである。さらに大きな願いは，この技術を必要とされる当事者がリカバリーへの障壁を克服できることである。

ティル・ワイクス
クレア・リーダー

序

　本書『統合失調症の認知機能改善療法』は，新しい心理療法の背景と開発を記しており，統合失調症に関係している思考の問題を克服するための最初の体系的な援助をいかに行うかを示している。
　3部の中で，本書は認知機能改善療法の理論的・経験的基盤を包含し，その応用を探求している。第1部「治療の発展」は，歴史的文脈と治療への理論背景を示しており，認知機能障害のリハビリテーションの価値を強調している。第2部「認知過程の改善」は，認知を変容する過程と効果が検討されている。最後に，第3部「治療過程」は認知機能改善療法の普及のための臨床指針とその効果を支持する症例への適用を示している。
　本書は，思考と行動の関係のモデルに基づいた個別の認知機能改善療法プログラムの初めての記述であり，思考と行為の関係の理解のみならず，改善治療による介入に関心ある精神保健の専門家と臨床の研究者に対して学術的および臨床的な価値があるであろう。

　　ティル・ワイクス Til Wykes はロンドン精神医学研究所，臨床心理学とリハビリテーション部門の教授である。
　　クレア・リーダー Clare Reeder は Oxleas NHS Trust の臨床心理士でありロンドン精神医学研究所の講師である。

謝　辞

　私たちが本書を執筆するきっかけとなったのは，Alan Bellack, Will Spaulding および Morris Bell との対話である。これらの対話は執筆中も続けられた。私たちは，彼らおよび Kathy Greenwood と Tony David のコメントや批評に対して感謝したい。私たち以上にワープロソフトを理解している Geraldine Davis と Elizabeth Hutt の手助けなしではキーボードに指を置くことが容易ではなかったと思われる。

　最後に，私たちの家族の忍耐や彼らのサポート，とりわけ Bryn と Johan からのものなくして，私たちは第 1 章以上進められなかったろう。

統合失調症の認知機能改善療法————正誤表

P.94, L.20	誤	「37 の研究の効果量は，即時言語記憶で中等度であった」
	正	「37 の研究の効果量はそれほど大きくなく，ただ即時言語記憶で中等度から大きな効果量であった」
P.103, L.20／P.108, L.5	誤	「転帰」→正「結果」
P.111, 下から L.2	誤	「転帰」→正「データ」
P.113, L.7	誤	「治療様式」→正「作用の仕方」
P.133, L.2	誤	「統制群と比較すると，多くの参加者たちは訓練後に相当な遂行得点の低下を見せたことが示唆されてきた」
	正	「多くの参加者たちは，訓練後にも，対照群と比べれば，まだ遂行得点が低下していることが示唆されてきた」
P.143, L.16	誤	「認知的治療を仕立てるのに役立つと考えられるが」
	正	「認知的治療の個別化に役立つと思われるが」
P.150, 下から L.3-4	誤	「無動」→正「頑固」
P.155, L.14	誤	「結果は，両群とも認知機能の改善が見られたが，介入群では初期から改善効果に違いが見られた。しかしながら，両群で平均年齢が異なっていたので，統計分析にこうした改善効果は参加者の年齢を共変量にすると見られなくなった」
	正	「結果は，両群とも認知機能の改善が見られた。コンピューター訓練群では最初から成績が良かったが，これらの差異は，分析の際に，年齢（両群で異なっていた）を共変量にすると消失した」
P.159, L.2	誤	「2つには，社会機能と記憶機能の双方向的な機能的関連があると考えると，結果の因果関係について間違った考察をしうることが考えられる」
	正	「2つには，社会機能と記憶のモデルが，相関関係に基づいて構築され，これらの相関関係が因果関係であるかのような間違った印象を与えた」
P.179, L.4	誤	「これは，よりよい仕事の転帰が援助つき雇用とより高次の認知の変化の組み合わせをもたらすだけであるので，McGurk と Mueser のモデルの間接的な裏づけにすぎない」
	正	「これは，よりよい仕事の転帰が，援助つき雇用とより高次の認知の変化の後に続くだけであるので，McGurk と Mueser のモデルを間接的に支持しているにすぎない」
P.180, L.12	誤	「急性期の間，認知のはたらきの選択と遂行のための認知メカニズムは，活性化閾値の階層が解体しており，機能しないといわれている」
	正	「急性期の間は，認知的操作を選択し，遂行する認知メカニズムは機能せず，その結果，活性化閾値の階層の解体をもたらすといわれている」
P.188, L.12, 15, 17	誤	「反射的」→正「内省的」
P.188, L.17	誤	「反射的過程においては明示的な教示」→正「内省的処理を明確に教育すること」
P.211, 下から L.1	誤	「目的の意味」→正「目的意識」
P.215, L.3	誤	「今まで採用されてきた教示方法によって，スキルの転移の障壁が確立されてしまっている」
	正	「採用された教示方法によっては，スキルの転移の障壁ができることがある」
P.215, L.15	誤	「致命的な反射力」→正「内省力にとっては致命的」
P.217, L.14	誤	「参加者の力や困難を評価したりせず」
	正	「参加者の特長や困難さに対して，審判的な態度をとらず」
P.218, 下から L.2	誤	「メンタル・ジム（心の体操）」→正「メンタル・ジム（頭の体操）」

P.223 の表 9.1 の中　誤「教授方法」→正「方略の教育」

同上　　　　　　　誤「統合　・他の治療スタッフ・他の領域での行動の強化」

　　　　　　　　　正「般化　・他の治療スタッフが，他の領域での認知的スキルを強化する」

P.227, 下から L.9　誤「異常な行為は，全般的で幅広いスキーマに基づくものである。なお，いかなる状況でも原理や構造の抽象化によってスキーマは発展する。多くの技法は，状況間の表面的な類似性よりむしろ抽象によることが奨励されるようになる」

　　　　　　　　　正「一定でない諸行動を適切に導く場合に，もっとも有用となる一般的で幅広いスキーマは，与えられた状況から基本原則や構造を抽出することを通じて発達する。状況間の表面的な類似よりむしろ抽象に依拠することを人々に奨励するために，多くの技法が使われうる」

P.245, L.6　　　　誤「臨床的に使用する際，および変化の根底にあるメカニズムの理解のために限定されるだろう」

　　　　　　　　　正「臨床的には，および変化の根底にあるメカニズムの理解のためには，使用は限定的になるだろう」

P.247, L.8　　　　誤「これはその測度が測ろうとする概念がどの程度正確に現れているかに関係する」

　　　　　　　　　正「これは，その測度が，測ろうとする構成概念をどの程度正確に反映しているかということである」

P.248, L.13　　　 誤「適切な経験がまったくないと，不正確さや潜在的に障害をあたえる結果へとつながる。特に，ケース記録に繰り返し見られたり，サービス計画の点で広範にわたってみられる検査結果の場合，正確で，注意深いアセスメントの重要性を少なく見積もるべきではない」

　　　　　　　　　正「適切な経験がないと，不正確で侵害的結果へとつながり得る。特に，検査結果は，ケース記録に繰り返し現われ，サービス計画に広範な影響をもたらす傾向があるので，正確で，思慮深く，注意深いアセスメントの重要性を少なく見積もるべきではない」

P.252, 下 L.9　　 誤「認知の長所と問題のメタ知識を含むメタ認知（すなわち，認知機能に関連する洞察）」

　　　　　　　　　正「認知的な特長と困難さについてのメタ知識（すなわち，認知機能に関する洞察）を含むメタ認知」

P.256 の図 10.1 の「転移」のボックスの 6

　　　　　　　　　誤「積極的参加」→正「契約」

P.254, L.7　　　　誤「場独立－場依存はおそらくもっともよく知られている（Witkin, 1961）。これは，包括的と対照的に分析的方法でアプローチする傾向を調べる」

　　　　　　　　　正「場から独立と場に依存の対は，おそらくもっともよく知られている（Witkin, 1961）。これは，グローバルな仕方に対して，分析的な仕方で，環境にアプローチする傾向を指している」

P.255, L.4-6　　　誤「・よくある症状の行動面でのあらわれ（…）・よくある認知機能障害の行動面でのあらわれ」

　　　　　　　　　正「・症状の日常行動面でのあらわれ（…）・認知機能障害の日常行動面でのあらわれ」

P.293, 下から L.1　誤「薬物治療のアドヒアランスと同様に，生活技能，仕事を改善する治療に関する現在の処方では，認知的問題の説明に失敗していることで明らかな限界があり，成功とおなじだけの失敗を生み出すだろう」

　　　　　　　　　正「服薬のアドヒアランスだけでなく，生活技能と雇用を改善させるための現在の治療処方は，認知的問題を考慮に入れていないことで明らかな限界があり，成功と同じだけの失敗を生み出すだろう」

以上

目次
Contents

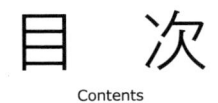

日本語版への序…**3**　　序…**5**　　謝辞…**6**

第I部　治療の発展　**11**

第1章　統合失調症における認知機能改善療法（CRT）の歴史的背景…**13**

症候群，症状，ないし診断を使用すべきか？…**16**／統合失調症の経過…**17**／問題の所在…**18**／認知─名称には何が包含されているのか？…**21**／認知機能とは何か？…**22**／認知の問題がどのように重要か？…**23**／20世紀の認知と統合失調症…**26**／認知機能改善療法とは何だろうか？…**29**

第2章　統合失調症における認知機能の概観…**32**

統合失調症の神経発達モデル…**33**／認知機能の全般的な障害…**33**／統合失調症患者の認知機能…**34**／明らかになった認知処理の問題…**50**／認知機能の経過…**51**／さまざまな認知機能障害…**54**／これまでの話…**58**

第3章　認知機能障害の説明…**59**

神経心理学的検査の行動成績が意味するもの…**60**／実験認知心理学…**61**／統合失調症の認知機能障害が意味するもの…**62**／認知機能障害を説明する要因としての実行機能の障害…**72**／他の認知領域の障害に対する社会的認知の影響…**72**／認知機能検査の成績低下に寄与する他の要因…**74**／統合失調症の統合的な認知理論…**76**／トップ・ダウン的処理か，ボトム・アップ的処理か？…**81**

第4章　統合失調症の認知機能障害になぜリハビリテーションを行うのか？…84

統合失調症患者の生活と臨床的な経過…86／当事者の視点からみた，臨床経過・転帰・リカバリー…88／リカバリーの予測…89／社会的な機能の転帰…95／職業的機能…106

第Ⅱ部　認知過程の改善　117

第5章　実験室における認知機能の変化…119

CRTのアセスメントについての歴史的な問題…122／認知機能の改善についての実験室研究…123／ある課題から別の課題へのスキルの転移…133／実験室研究における訓練の問題…135／訓練に関するその他の問題…141／認知リハビリテーションについて，実験室研究は私たちに何を教えているのか…143

第6章　臨床場面における認知機能の変化…144

臨床的プログラムはどのようにして成功するか？…145／薬物療法による認知機能障害の改善…160／臨床プログラムで用いられる訓練の認知領域…162／臨床プログラムにおける認知機能改善療法による認知機能の変化…164／認知機能リハビリテーションは独立して行うべきか，それとも統合して行うべきか？…167

第7章　認知機能の変化がもたらす効果…168

認知の変化の症状への影響…169／認知の変化による機能的転帰への影響…172／認知の変化はどのように機能的転帰に影響するか？…177／認知の変化はどのようにして起こるのか？…181／結論…184

第Ⅲ部　治療過程　185

第8章　認知機能改善療法における理論的モデル…187

認知がどのように日常の行為に影響を与えているのか…188／認知やメタ認知の改善が症状に与える影響…192／認知とメタ認知の区別…194／転移…197／転移の改善…202／CRTの目標とプロセス…205／モデルから治療への移行…213

第9章　認知機能改善療法の内容と過程…**214**

環境…**216**／治療関係…**216**／契約…**217**／目標設定…**219**／治療期間内の契約の継続…**219**／アセスメントと定式化…**220**／学習環境…**220**／マクロレベルでの足場づくり…**222**／ミクロレベルでの足場づくり…**224**／特定の認知機能をターゲットにすること…**226**／統合的認知的スキーマの構築…**227**／認知の容量と効率をあげること…**228**／メタ認知の改善…**230**／メタ認知スキルを教える…**230**／メタ認知的知識を教える…**231**／動機づけの増大…**232**／CRT の課題…**232**／CRT セッションの頻度と長さ…**235**／CRT スキルの般化…**236**／CRT の終結…**237**／治療者の特徴とスーパーヴィジョン…**237**／なぜ CRT プログラムを選ぶのか…**238**

第10章　アセスメントと定式化…**240**

CRT におけるアセスメントの理論的根拠…**240**／アセスメントパッケージを組む…**244**／アセスメント過程…**248**／認知処理のアセスメント…**248**／定式化…**256**

第11章　認知機能改善療法の実践───ケース研究…**259**

事例 1─ドナルド…**260**／事例 2─ノーマ…**264**／事例 3─スティーブン…**268**／治療において特定の問題に取り組むこと…**272**／非援助的な認知行動様式をターゲットとすること…**275**

第12章　認知機能改善療法の将来…**278**

さらに研究が必要か？…**280**／統合失調症の遂行能力における認知モデルの発展…**282**／機能的転帰と関連した認知能力の同定…**285**／認知機能改善の研究…**287**／CRT は心理療法である…**289**／認知的改善の広がり…**290**／サービスの問題…**291**／終わりに…**293**

監訳者あとがき…**297**
文献…**301**
索引…**341**

図　表

図1.1　統合失調症におけるストレス脆弱性モデル ... 19
図1.2　過去20年間での統合失調症における認知についての研究数 ... 26
図2.1　認知処理モデル ... 35
図4.1　機能的転帰を予測する鍵となる認知的ターゲットについての関連図 ... 85
図4.2　回復期の社会的な行動に対する認知的影響（Smith et al., 2002より引用）... 99
図4.3　症状についての認知処理の問題の作用様式 ... 104
図4.4　認知的変数は就労の予後をどの程度説明しうるか？ ... 108
図5.1　各心理療法における知見の蓄積 ... 121
図5.2　訓練あり／なし条件でのカード分類の遂行成績（Goldberg et al., 1987より改変）... 122
図5.3　課題の3側面におけるWCSTの効果量（Kurtz et al., 2001より引用）... 125
図5.4　教示パラダイムの成功率（Wykes, 2000より）... 135
図6.1　CRTによる直後の改善率（Wykes et al., 2003）... 158
図6.2　メタ分析によるCRT後の認知的転帰の効果量 ... 165
図7.1　モデル1：機能的転帰への治療の媒介的役割 ... 176
図7.2　モデル2：機能的転帰の媒介および仲介 ... 176
図7.3　モデル3：治療が媒介要因を経て認知と転帰のつながりを適度にする ... 176
図7.4　Brennerの悪循環モデル ... 177
図7.5　McGurkとMueserの認知, 症状, 援助つき雇用における仕事のモデル ... 179
図8.1　自動的な行為 ... 189
図8.2　ルーチンの統制された行為 ... 190
図8.3　ルーチンでない統制された行為 ... 191
図8.4　行為にいたる経路に関するモデル ... 192
図8.5　認知機能改善療法におけるモデル ... 205
図9.1　CRT理解課題の要素 ... 235
図10.1　アセスメント領域 ... 256
図12.1　治療発展の一般的な経緯 ... 279
図12.2　認知機能改善の発展 ... 280

表2.1　統合失調症における認知処理 ... 50
表2.2　認知機能障害の安定性 ... 53
表3.1　一時的感覚貯蔵における障害 ... 63
表3.2　ワーキングメモリ従属システムの障害 ... 65
表3.3　エピソード・バッファの障害 ... 66
表3.4　長期記憶の障害 ... 69
表3.5　実行機能の障害 ... 71
表3.6　注意の障害 ... 72
表3.7　社会的認知の障害 ... 74
表3.8　認知の遂行に影響する非認知的要因 ... 74
表4.1　患者自身の回復についての考え方 ... 88
表4.2　統合失調症の発症と寛解に関わる要因 ... 90
表4.3　社会的転帰と認知の関係 ... 101
表4.4　機能的転帰に関連する認知的変数 ... 113
表5.1　WCSTの学習に効果をもたらす訓練の種類 ... 127
表5.2　記憶課題に効果をもたらす訓練の種類 ... 130
表5.3　注意課題に効果をもたらす訓練の種類 ... 132
表6.1　認知機能改善療法・プログラムの様々な設定法 ... 145
表6.2　様々な薬物療法における一致した認知の変化（Woodward et al., 2004）... 161
表9.1　マクロレベルでの足場づくりの過程 ... 223
表9.2　ミクロレベルの足場づくり ... 226
表9.3　転移に寄与するターゲットとなる要因 ... 233
表10.1　アセスメントの理論的根拠 ... 244
表10.2　認知過程の要素の障害を同定するための観察過程 ... 250
表10.3　定式化計画 ... 257
表11.1　ドナルドの定式化 ... 263
表11.2　ノーマの定式化 ... 266
表11.3　スティーブンの定式化 ... 270
表11.4　共通の認知行動に関する問題と解決策 ... 276
表12.1　今後の研究で考慮すべき問題 ... 281
表12.2　CRTプログラムを発展させるために検討すべき課題 ... 294

第I部 治療の発展

Part I The development of therapy

第1章
統合失調症における認知機能改善療法(CRT)の歴史的背景

The historical context of cognitive remediation therapy (CRT) for schizophrenia

　認知に関する問題は統合失調症の診断においてもっとも明らかな徴候であるが，診断が成立したのちもかなりの期間，この問題の軽減のための注意はほとんど払われなかった。治療の第1目標は陽性症状であり，認知の問題は薬物療法によって軽減すると考えられてきた。薬理学および心理学の研究者たちが，思考スキルの改善を1つの重要な治療目標として特定したのは，ごく最近のことである。その理由の1つは，症状よりむしろ認知に関する問題の方が後の機能的転帰と関連することが比較的多くの研究で示唆されたためである。

　治療が，支援的施設から，社会の中でのケアへと相対的に移行するにつれて，機能的能力障害（disability）の影響がより際立つようになったが，これは，特に障害が慢性の場合に顕著である。このため，医療制度ではリハビリテーションに着目することが奨励されるようになったが，そのことは18世紀の考え方が復活したとも言え，まったく新しいことでもない。着目することが変わってきたことによって，研究者が増えてきた。精神保健上の問題をもつ人々の社会参加の増加は，今や国際規模で精神保健医療制度上の政策課題となっており，目標を達成するための技術に関する研究が活気をおびてきた。リハビリテーション・プログラムの費用を正当化するためには，特に無作為統制試験による，根拠に基づいた転帰のデータが必要とされている。このことはまた，これらのプログラムには，まだ明確な理論的基盤がないということである。

　機能的転帰に関する研究によって，認知は現時点の機能だけではなく，将来の転帰の予測にも重要であるということが明らかにされてきた。その結果，最近に

なって認知機能の向上のために集中的な取り組みがなされるようになった。そこでは（a）薬物療法と（b）心理療法の2つの基本的戦略が採用された。まず，薬物については，当初その効果は幻覚と妄想についてのみ調べられていたが，最近ではこれらと同じ薬物が認知に対して及ぼす付加的な効果についても検討されている。現在までのところ，認知の問題に特化した薬物はないが，今後の研究でこのアプローチが重要な手段になることは明らかである。このような認知を特別の対象とする薬物開発のプロセスが妨げられてきたのは，試行デザインや認知に関する薬物の効果をどのように査定するかについての論議のためである。これらは現在，アメリカ合衆国の MATRICS プロジェクトによって検討されている（www.matrics.usla.edu）。

　心理学的介入に関する最近の進歩によって，新しいリハビリテーション技術が生み出されてきた。私たちはそれを認知機能改善療法（Cognitive Remediation Therapy：CRT）と呼ぶ。その技術の背景にある理論は認知と機能の関係についての広範な実証的事実に基づいており，臨床的な転帰に関するいくつかのデータによって支持されている。CRT とは包括的な表現であり，その中にはさまざまな種類の介入方法がある。これらは主に，治療者や訓練課題の種類などのような外面的な特徴によって定義されている。モデルについて記載した研究がわずかなため，理論モデルによって介入方法を区別することはより困難である。モデルは認知と遂行との間の関連性を記述しようとしているが（Brenner et al., 1994；McGurk and Mueser, 2003），その関連性を変化させるための技術がどのようなものかを示していない。モデル化の過程とリハビリテーションの方法は，外傷性脳損傷でのリハビリテーション法の影響を受けてきた。たとえば，Spaulding ら（2003）の認知回復モデルは，基本的認知機能を主たるターゲットとしている，どちらかというと，ボトムアップ型のモデルである。これは，脳の可塑性モデルにいくぶん類似したものであり，リハビリテーション技術を推進しうる数少ないモデルの1つである。

　本書の目的は，CRT の最新の状況を述べ，今後より効果的な CRT を開発する上での助けとなると考える私たちのモデルを紹介し，最終的には治療にモデルを導入する1つの方法を提示することである。そのモデルは，特定の認知過程を変化させることに基づくだけではなく，メタ認知の重要性についても予測している。ここでのメタ認知とは，自分自身の認知能力を内省する力と，それに応じて認知過程を適応させる能力のことである。すなわち，人々は自分に記憶の問題が

あると自覚したとき，その問題に自己を適応させることができる。それはたとえば，記憶を呼び起こすために日記といった手がかりシステムを利用したり，より想起しやすくするために情報をもっと詳細に符号化したりしようと試みることである。私たちのモデルは，記憶されるべき情報を反復するといったような，思考行動を導くための新たなスキーマの開発による能力の変化だけではなく，新しい状況においてそのスキーマを利用する，すなわち，訓練学習の転移に基づく能力の変化を特に強調している。これら認知的介入が，単に神経心理学的検査の得点を上昇させることを超えて，行動についてのより広範な効果をもたらすとき，この転移はきわめて重要である。

認知機能改善療法は，1990年代まではほとんど研究対象にならなかった治療法であり，それ以降ですら，統合失調症患者に特定の認知作業を教えることは不可能であるという仮説を支持するために導入されたほどである。当時の研究の風潮では，認知に関する問題は不可逆的な生物学的変化に関連した統合失調症の特性因子であると考えられていた。この種の治療による回復について議論はまだなかったが，思考スキルに関しては，治療により回復することは，疑う余地がないと私たちには思われた。単なる思考の改善のみがこのようなリハビリテーション技術がもたらす転帰の唯一の指標であると論じる人もいるが，本書は，治療的な介入は，雇用などの社会参加に関連する機能に特に有効であるように計画されるべきという見方に立っている。

新たな治療法はすべて，理論的および実践的見地から判断される必要がある。本書では，治療法を医療制度へ導入することを目的として，実例を用いて，治療の成功のための基準に関する根拠を示す。しかし，治療の有効性と効果を判断するための科学的基準に加えて，当事者によって定着されるような新しい基準も考えなければならない。治療目標と転帰の判定には，当事者の支持が必要である。初期段階から当事者のことが考慮されていないならば，実際の精神保健医療サービスで，治療法が実用化されない危険性が非常に高い。認知機能改善療法に関する私たちの方式を開発する際，このような当事者の立場を優先して考えた。

本書は心理学者，看護師，精神科医，ソーシャルワーカー，および作業療法士などの人々に，この認知治療の新しい方式を紹介するようにデザインされているが，治療法開発を鼓舞するために，今後の研究が必要な問題に携わっている研究者への指針をも提供することにもなるだろう。

症候群，症状，ないし診断を使用すべきか？

　治療法を計画するために，誰を対象者にするかを定義する必要がある。統合失調症という範疇には，含めるべき患者についていくつかの異なる見解がある。たとえば，広い見地から，本疾患の症状を1つでも経験したことのある人すべてを対象とした治療法をデザインできるし，私たちの治療法を，疾患にみられる症状の特定の組み合わせ（症候群や診断と称される）を有する患者に限定することもできるだろう。このことは，どの研究を根拠として採用するかだけでなく，このような治療を提供する医療制度の最終的な適用範囲にも影響を与えるため，重要な問題である。

　もっともゆるい定義を考えるならば，一生のいずれかの時点で統合失調症の症状のどれかを経験した人数を見積もる疫学データを調べる必要がある。地域社会において，幻覚の生涯発症率の推定値は10〜39％の間である（Johns and van Os, 2001）。文化の異なる集団ではこの割合が異なるのは明らかである（Johns et al., 2002）が，個々の症状を経験したことのあるほとんどの人が通常の生活を送り，精神科的治療を受けていないことがわかっている。

　心理学の研究者たちは，しばしば症状の集まり（症候群）や診断カテゴリーよりも，むしろこれらの個々の症状に対しての研究を重視している。なぜなら診断カテゴリーの範囲を越えて個々の症状が存在したり，異なった診断のグループ間で症状が重なり合っているからである（例，Bentall, 2003）。しかし，この研究パラダイムに賛同はするが，統合失調症の診断により，症状に苦しんでいる地域社会の人々を選び出すことが可能になるだけでなく，生涯にわたり機能が低下する可能性がより高い人々を選び出すことが可能になるということも明らかなのである（van Os et al., 1997）。認知に関する技法が最大限の効果をもつためには，もっとも症状の重いグループに注意を向ける方がよいと考えられる。認知と同様に，一般的な治療とその転帰について積み上げられた膨大なデータも診断と関連している。このため私たちは，この本を通して統合失調症のカテゴリー別の診断に重点を置いている。しかしまた，個々の症状と認知の関係に言及し，統合失調症の診断の中で，これらの症状に対するCRTの直接的，または間接的な効果について議論するつもりである。

統合失調症の経過

　統合失調症の有病率は人口の約1％の割合である。この病気の人の多くは，知覚の異常と信念の変容の影響により苦しむだけではなく，機能も低下する。症状は挿話性で，エピソード間に消失することもあり，診断が明らかな人々の中にも，障害から良好に回復する人が疑う余地もなく存在する。追跡研究では，27〜46％（の人々）は，1回のエピソードしか経験しないか，ないしはエピソード間に良好な回復を示している（Ciompi, 1980 ; Shepherd et al., 1989）。しかし，多くの国々で採用されている，アメリカ精神医学会のDSM-Ⅳによる診断基準が変更され，より良い転帰と関連していた短期精神病性反応が統合失調症から除外されたので，障害をもつ人々のたどりうる転帰の幅は狭まっている。DSM-Ⅳは，症状の持続性に対する基準と，少なくとも6カ月の社会または仕事に対する機能の低下の基準を含む。一部ではこのことは障害に対する転帰への悲観的な見方をより助長していると批判されている。

　より慢性期には，社会的機能が減弱し，寛解に至らないままに，急性期症状や残遺症状が点在するなど，さまざまな形態の経過をとる。診断を受けた人々のうちの約24％が，このような状態に至ると推定されている（Salokangas, 1983）。リハビリテーションおよび支援を必要としているこれらの人々が，認知機能改善の対象となる。統合失調症の人の機能が低下しているということは，彼らの多くが，特殊な在宅ケアや，グループホームのような支持的な機能をもつ住居という形での，生活に対する援助を必要としていることを意味している。しかし，だからこそ彼らは，CRTが有益だと考えるかもしれないのである。経済的に独立している人はほとんどいない。経済状況，なかでも全体の失業率により変化はあるが，精神医学上の診断名をもちながら仕事をもつ人々の割合の推定値は，常に一般人口よりも低い。雇用の割合は10％を超えることは滅多になく，重度の精神病をもつ人々においては，働くことができても就業時間は短く，一般的に全国平均の時間給よりも稼ぎが少ない（Cook and Razzano, 2000 ; Huxley and Thornicroft, 2003）。さらに，結婚または安定したパートナーをもっている割合は，一般的な割合より低く，また統合失調症の人々においては，親しい友人もほとんどおらず，精神科でのサービス以外の支援関係はほとんどないということが，報告されている（Becker, 1998）。

問題の所在

　統合失調症の人々の認知を改善し，生活の質に影響を与えることをねらう場合に，考えられる重要な要因とは何であろうか？　最初の調査事項は，転帰の問題における実際の程度である。転帰が一様に不良であり，生涯にわたってほとんど変化しないのであれば，いかなる治療であれ，機能に関して何らかの結果をもたらすためには，かなりの効果量が必要となるだろうことは明らかである。大まかに見れば，転帰のデータは悲観的であり，このような見解が一般的に精神科の教科書を通して教えられ，何年もの間，精神科ケアのコミュニティで受け入れられていた。統合失調症は，特に早い時期から機能が衰退する障害として考えられていた。しかし新しいデータは，障害が慢性的なものであった場合でさえも，まだ変化する余地があるということを示唆している。たとえば Harding らは，慢性的な障害の例でさえ，人生のさまざまなときにおこる機能面でのプラスの変化に伴って，良好な転帰をとりうることを示した（Harding et al., 1987a, 1987b）。このことから，全体的な転帰についてのいくぶんかの楽観主義が導かれ，リカバリーモデルとリハビリテーション・プログラムの結果に対する関心が注がれるようになってきた。

　改善されるべき機能があれば，その機能の変化に向けて直接的に働きかけることに焦点が置かれるべきであるとの主張が過去にはあり，このような方法が生活技能を改善するためのアプローチであった。しかし現在では，技能学習を妨げる多数の異なった要因があることが，明らかになっている。これらの要因には，一部の統合失調症の人々で明らかに認められる，認知の問題が含まれている。認知介入プログラムは，認知に影響するのと同時に，生活技能プログラムの結果に対しても，連鎖式に，あるいは増強的に，影響する。私たちはまた，認知の問題に考慮してデザインされた生活技能プログラムを含む包括的アプローチこそが，進むべき最適な道であると考えている。

　もっとも広く受け入れられている統合失調症のモデルは生物心理社会モデルであり，それは，社会学，生物学，および心理学の要因の相互作用から成り立っている。これらの要因は脆弱性要因ないしは保護要因かもしれず，発症，回復，および再発に影響している。保護要因とは，たとえば社会支援である。そして脆弱性要因は，特に個人的な批判といった高水準のストレスのある環境を含んでいる（図 1.1）。John Wing（1978）は，基本的な過程からなる一次的な障害，二次的な

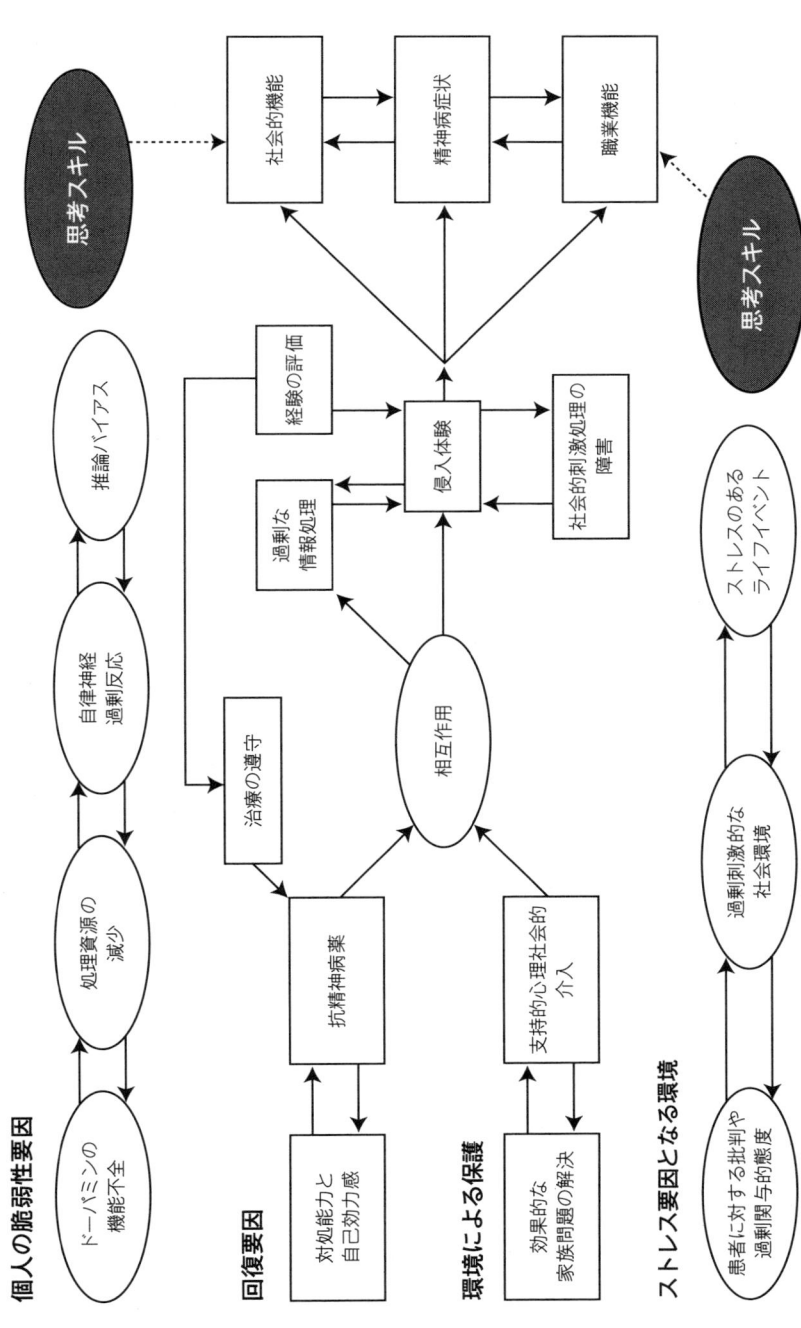

図 1.1 統合失調症におけるストレス脆弱性モデル

第1章 統合失調症における認知機能改善療法(CRT)の歴史的背景

障害（一次的な障害に対する個人的な反応），社会的反応の三者が結びついて，社会的不利の水準が形成されることを示唆している。リハビリテーションは包括的なものであり，全体的に良い結果あるいは良くない結果に繋がる要素を考慮することに努めるべきである。しかし，包括的なシステムの発展には，1つか2つの脆弱な要因に対処する，あるいは1つか2つの保護要因を高める，個々の有効な治療を特定することが必要なのである。

どんな介入の効果も，複雑な介入においてでさえたった1つの転帰の測度を用いる無作為統制試験（RCTs）という伝統的な方法によってなされている。この単一の転帰は，心理社会的治療による社会的技能の改善のような，治療の焦点に直接かかわっている。焦点を定めた治療に伴う，雇用や友人関係の変化といった，より間接的な転帰の同定には，十分な統計力を出すために，しばしばより大がかりな研究を必要とする。統合失調症に対する心理社会的治療の試みは，1つのグループに60名以上を含んでいることはほとんどない（Thornley et al., 1998）。分析に媒介変数を加えると，統計分析はより複雑なものになるだろう。

治療が，生物心理社会モデルに影響し，間接的にも効果があるという根拠がある。それはたとえば，ストレスのある家庭環境の影響を減少させる治療によって，入院が減るというものである（Pilling et al., 2002a）。精神疾患関連のコミュニティもまた，その一般社会よりも高い支持的な機能を通じて，ライフイベントや慢性的な問題の影響を減少させ，精神疾患をもつ人々に対する支援を行っている。このことは，生活を妨げるような症状のいかんにかかわらず，金銭面で窮している人々に比較的よく起こるストレスの体験を減らす。この支援は，包括的なアウトリーチケアのモデル（Assertive Outreach Model）のいくつかに明確に認められ，入院を少なくする効果がある。しかしストレス脆弱性モデルから明らかであることは，ストレスとそれに対する反応は，関係する個々人のもっている能力によってさまざまに変化するということである。そのような個人の能力の一例が，思考スキルである。精神疾患関連のコミュニティの中で，思考スキルの障害が統合失調症に付随する基本的な困難であり，一次的な障害であるとすることに異議を唱える者はいないだろう。しかし，研究者と保健の専門家は，これらの認知の問題の重要性に気づいてはいるが，これらの問題に直接的に効果がある治療を開発することに対しては，ほとんど時間を費やしてはこなかった。

図1.1のモデルは，脆弱性，回復力そしてストレスとなる要因との複雑な相互作用を通した症状の発展を表わしている。認知スキルのための介入が，いくつか

の異なった点において効果があることは明らかである。それは処理能力を増進し，過剰な情報処理を軽減させ，推論バイアスを変容させる他，情報の評価に影響する。このことを踏まえて私たちのCRTのモデルは，メタ認知を変化させることを目的としたのである。症状を重視する私たちのモデルにおいて，社会的，職業的機能は，（幻覚や妄想といった）華々しい精神病症状と同様に，絶えまない侵入体験により影響を受けている。

　私たちは，認知スキルが社会的，作業的な機能に影響を及ぼすことができるポイントを，もう1つつけ加える。認知スキルは，症状が機能的転帰に対してもつ影響に加えて，転帰と直接結びつくことも可能なのである。私たちが発展させる認知的介入は，ストレス脆弱性モデルの他の部分に対してと同様に，この直接的要因に対して効果をもつように開発されている。

認知――名称には何が包含されているのか？

　本書では私たちは，認知（cognition）という用語を，過去10年間に，主にアメリカで使われてきた神経認知（neurocognition）という用語とは異なる意味で用いてきた。神経認知という用語は，統合失調症の人々における神経心理学的検査での遂行障害は，脳の特異的な部位の障害によるものであるとするWeinbergerら（1988）による独自の考えに由来している。（統合失調症の人々の）遂行機能は長期間比較的安定しており，訓練の後でさえ変化しなかった。こうして，リハビリテーションに対する非常に悲観的な見解が，このグループから生まれた。

　私たちは，思考過程が脳機能と密接に結びついていることは認めているが，神経認知という用語は常に，思考の生物学的な実体に対する集中と，思考についての還元主義的なモデルを暗に意味していると感じている。私たちは認知という語の使用が，このような概念のすべてを含有しているとは考えていない。用語を変更することは，単なる異議の申し立てではない。つまり，私たちは，神経認知という語の使用によって，認知機能が思考スキルに与える影響を狭く定義し，過去30年以上の認知心理学の進歩を忘れてしまうと感じているのである。

　認知スキルは，思考が行われる文脈と同様に，動機やパーソナリティ，感情の状態といった膨大な心理学的要因によって影響される可能性があることは明らかである。たとえば数学的思考は，数のシステムによって定義され，数学的な問題はそのシステムに従って取り扱われる。中国語の数に関する構文は単純で，13

個の異なる語を覚えるだけでよい。それに対して英語では，同じ数についての構文でも 29 個の語を必要とし，1 つひとつもより長く，構文自体も不規則である。したがって，英語圏の子どもたちよりも中国の子どもたちはより早く数学的概念を覚えるし，計算は速く，そして数の長いリストを覚えるということは驚くに足らない（Dehaene, 1998）。

　単一の認知課題による脳の賦活は多くの要因によって影響され，課題が遂行される方法によっても異なるものになる可能性があることは明らかである。たとえば，言語流暢性課題（この課題は同じ文字ではじまる言葉をできるだけ多く言っていくものである）遂行時の SPECT（単光子放射型コンピュータ断層撮影）研究では，どのような方略を用いたかによって，異なる脳の賦活パターンが観察された。ある人はできるだけ多くの言葉を産生し，エラーもあったが，このときには側頭葉が強く賦活した。一方，違う人は言葉の産生量を制限してエラーを減少させたが，このときには前部帯状回が強く賦活した（Wykes, 1998）。さらに教示の後の時間を二通りに変えて同じ課題を行うと，脳の賦活が異なる可能性がある。fMRI を使用した研究では，Wykes ら（2002）は，統合失調症と健常な被験者では，ワーキングメモリ課題で時間をおいての賦活に差異が認められることを示した。

　加えて，認知という語の使用には，関連のある認知心理学の文献や教育学者の文献を探し出せるというよい効果もある。私たちは，これはパラダイムシフトであるという MacDonald と Carter（2002）の意見に賛成する。神経心理学的アセスメントは臨床場面で役立つが，特定の認知過程での研究については限界がある。これらの認知過程は，認知がどのように転帰に影響するのか，また，どのように私たちが認知を改善するためのモデルを発展させるべきかを理解するためにきわめて重要である。

認知機能とは何か？

　ここでの認知機能とは，知覚，注意，記憶，問題解決およびプランニングに関わる認知やメタ認知過程を意味する。これらの思考スキルは，日常のすべての個人的，社会的活動の根底にある。たとえば，うまく買い物を行うことは一連の認知機能を含んでいる。第 1 の課題は，欲しいものをリストに書くこと，お金をもっているのかを確かめることであり，さらにふさわしい店を選ぶことを計画しなければならない。そして，物を選択するには物を知覚し，リストに書かれた記録を

それと照合させることが必要である。各目的を達成するたびに，次の目的が達成できるようにエラーをモニタリングすることも必要である。テレビ番組を見ることでさえ，恋愛ドラマでは特に，洗練された思考過程が必要である。そのテレビ番組の筋書きを理解するために，相手の立場になることができるかがきわめて重要である。なぜなら，彼らが何を考え，何を誤解しているのかを理解できることが，興味を引くストーリー展開の基礎だからである。これらの思考過程の性質は社会的認知として知られている。そして，それは他の認知過程とともに社会を理解することに影響する。メタ認知，すなわち自身の思考を自分の中に映し出す能力は，環境に直接的な影響を与えるような行動の統制や，障害された情報処理の補完ないしは代用に効果的であると同時に，社会的な情報の選択，使用，および処理過程の効率化に明らかな包括的効果を示す。

認知の問題がどのように重要か？

　陽性症状（幻聴や妄想など）は統合失調症の診断のもっとも明確な指標であるが，認知機能障害は常に疾患の中核に存在してきた。Kraepelinは，彼の精神病に関する簡潔な概要について初めて述べた際に，統合失調症という名称が出てくる前の名称である早発性認知症のカギとなる特徴として，知能の低下を挙げた（Kraepelin et al., 1971）。Bleulerはのちに陽性症状についての定義を洗練させたが，彼もまた認知の問題（特に注意）を定義の基準として重視した（Bleuler, 1950）。この2人の統合失調症の権威ある専門家は，認知機能の低下そのものについては同じ見解であったが，認知の問題が安定であるか（Bleulerによる提唱），それともときとともに増大するか（Kraepelinによる提唱）については，意見が一致しなかった。現在の根拠（第2章で詳述）では，統合失調症の初回エピソードの直前と直後に明らかな機能の低下が存在する。機能のいくつかは回復するように思われる（たとえば，反応の構えの移行；Nopolous et al., 1994）。しかし，その他の認知の側面（特に記憶機能において）は期待されていたレベルよりも低いままであった。いくつかの認知機能は，疾患の各エピソードにともなって悪化し，症状の軽減によって改善する。発病後5，6年が過ぎたあたりでは，認知機能は若干不安定であるものの，おおむね安定してくるように思われる（Hoff et al., 1999）。そして，さらに20年が過ぎても変化がほとんど見られない。この認知機能の安定化についての推測の多くは異なる年齢層からのコホートの比較に基づいてい

る。この方法には，明らかに本質的問題がある。なぜなら，治療とケアの種類は過去30年以上かけて変化し，認知的転帰もまたこのことによって影響を受けるかもしれないからである。しかし，最善の治療という交絡因子があるにもかかわらず，新しく発症した患者とより慢性的な状態の患者に関する研究の間には，認知の面での差異はほとんど見られなかった。

　認知の問題は，単なる症状発現の結果によるものだけではなく，明らかにそれ以前からのものである。子どもの頃に精神科を受診した，発症の危険性がある子どもたちの記録は，後に統合失調症を発症する人々が，子ども時代でも認知の面での差異があることを示唆している。さらに，これらの認知の問題は長い時間かけてもあまり変化がみられない（Russell, 1997）。出てくるデータは基本的に同じであるが，もう1つのアプローチでは，推定される認知的前兆を人口全体について調べ，統合失調症を発症した人々とそうでない人々とを後に比較している。このような出生コホート研究の1つである，ダニーディン（Dunedin：ニュージーランド南島の南東部にある港市）での研究によれば，20代前半に統合失調症を発症していると診断された人々は，3歳から11歳までの各アセスメントの段階で認知発達的問題をもっていた（Cannon et al., 2001, 2002）。スウェーデンの，徴兵された若者に関するさらなる研究では，のちに統合失調症を発症することとIQとの関連性について調査している。彼らは，交絡因子を調整しても，のちに統合失調症を発症した人々の知的能力は低下しており，これは特に言語能力で著しいことを報告した（David et al., 1997）。類似の結果がイスラエルの徴兵された若者について報告された（Caspi et al., 2003）。

　しかし，統合失調症の認知に関する重要性を示唆するのは実験的な研究による根拠だけではなく，この病気を患う当事者が，その重要性を強調しているのである。患者は，疾患に関連する記憶の問題や注意の問題を訴えている。そして，McGhieとChapman（1961）による論文では，患者が自ら，統合失調症を患うことによる認知の体験を叙述している。ある患者の注意の障害は次のように記されている。

　　　私の集中力は非常に乏しい。私はあることから他のことへ急に飛ぶ。私が誰かと話をしているとき，その人が足を組み替えたり，頭を掻いたりするだけで（相手は単に必要があってそうしただけなのに），私の考えはかき乱され，自分が言ったことを忘れてしまう。(p.104)

知覚が変化するという人々の報告もある。「色は，より輝いているように思える。まるでそれら自身が輝いているようだ」(p.105)。

以下は思考過程の著しい変化である。

> 私の思考はすべてがごちゃごちゃになる。何かについて考えたり，話したりしはじめるけど，決してそこにたどり着けない……私の話に耳を傾ける人は私よりも混乱してしまう。(p.108)

つい最近，すでに2度の精神病エピソードを経験したマイクという青年がテレビ(2002年6月放送，UK チャンネル4の「私の頭の中 Inside my Head」という番組)に出演し，自らの思考の問題について話をした。彼は16歳のとき試験勉強をしており，「試験中，AとBを見ていたけれども，気がつくとCとDを見てしまっている」状態だった。実際，彼は成績が下がってしまった。彼は「私の集中力には深刻な問題がある」と言い，記憶の問題について報告する。最終的に，彼は彼自身の問題について洞察を得て，「私は学習困難に慣れつつある」と言う。障害のある人々は上記のような問題のいくつかについては気づいているかもしれないが，それ以外の問題には気がついていない。

たとえ，多くの人々がいくつかの重要な領域で障害を示したとしても，統合失調症と診断されたすべての人々が平均より成績が低下するという結果になるわけではない。出生コホート研究では，統合失調症になった人々はIQが低下するけれども，健常者と部分的に重複していた。標準の神経心理学的検査を遂行するように要求された場合に，健常範囲内の成績を示す患者の例もある。Palmerら(1997)は171名の患者の27%は健常範囲内の成績であることを示した。統合失調症の診断を受けているにもかかわらず，社会に対して意義ある貢献ができる人たちの例もある。たとえば，John Forbes Nashはノーベル経済学賞を与えられた。その研究は最初の精神病エピソードの発症以前になされたものではあったが，彼は明らかに斬新な研究者であった。もっと前で言えば，19世紀Dr William Chester Minorは，犯罪精神障害のためのブロードモア精神病院に入れられていたとき，オックスフォード英語辞典の初版に多大な貢献をした。

このように，認知は統合失調症に関連する問題の理解のために重要な要因である。認知の問題は統合失調症の診断をされた人々や臨床家によって強調されていたにもかかわらず，治療プログラムが長年この問題の領域を無視してきたのは，驚くべきことである。以下に，認知介入がなぜ発展してこなかったのか示す統合

失調症研究の歴史的背景を説明する。

20世紀の認知と統合失調症

　20世紀になると注意，記憶および問題解決のような個人の思考スキルに焦点を当てた，認知に対する関心が次第に高まってきた。実際，2003年の終わりまでの認知に関する文献の調査では（図1.2参照），1981年では統合失調症に関する論文における割合は1％以下であったが，20年で7％まで増大したことがわかった。統合失調症における認知に関する論文の数は，認知の全般的な関心を反映して毎年増加したけれども，論文のタイプは変化し，さまざまなテーマが出てきては消え，また出てきている。

　はじめは，異常と考えられた統合失調症の推論過程に焦点があてられた。たとえば，Arieti（1955）は統合失調症患者によく見られる具体的思考は，患者の推論過程が，過去の子どものような状態へ退行することよると提案した。このような退行がおこる過程の理解は，当時の心理力動的理論に基づいている。統合失調症についての遺伝的，および他の生物学的要因についての根拠が蓄積されるにしたがって，これら生物学的過程を包含しないあらゆる理論は支持を失った。加えて，Arietiの論文にとってカギであった特定の心理力動的過程を支持するどのような根拠もなかった。しかし，Arietiの，推論過程それ自体が障害されているという理論は本質的だった。この見解（主義とまではいかないが）は何人かの著者によって復権した。その有名な著者とは，社会的認知の発達が統合失調症においては遅滞していることを示唆した，HogartyとFlesher（1999a）である。彼らは，

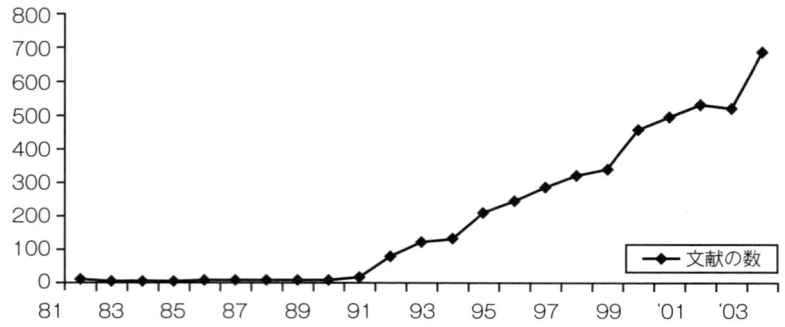

図1.2　過去20年間での統合失調症における認知についての研究数

患者の認知的な能力は思春期前の段階で固定してしまっているが，そのことは，人が教育，結婚，仕事といった通常の社会的役割に参加することを必要とされる時期になって初めて明らかになると提案した。彼らは，発達の後期における認知の型を，「要点（gists）」であると提案した。「社会的要点には，個人的な意味がある，抽象的な関係性のスキーマ，帰属，推論，視点取得や文脈評価の基となる規則や原則が含まれる」（p.686）。Arieti の論文（1955）に類似しているように思われるのが，この記述である。Arieti の理論は彼の仮説を検証するための洗練された実験パラダイムの不足のために発展しなかった。Arieti のモデルで述べられる過程を元に戻したり，変化させたりできるとする根拠がほとんどないにもかかわらず，Hogarty と Flesher（1999a, 1999b）は治療が効果を発揮するかもしれない方法までも提案している（第 7 章参照）。

知覚的もしくは感覚的に異常な体験に依存する思考過程についてのもう 1 つの見解は，実験認知心理学者によって重要視された。この研究は，推論過程は問題ないことを示唆した。たとえば Maher（1974）は，妄想のある個人は一次知覚の異常に苦しんでいるが，その異常は本質的に生物学的であり，これらの異常を体験する傾向がある個人は通常の認知メカニズムによる説明を求めると提案した。Frith（1979, 1987）は意識的な気づきにのぼる異常知覚の過程について詳細に研究し，Maher のアプローチと似たような方法で，この異常知覚の過程が，不自然な出来事を説明し理解しようとする試みの引き金になると主張した。しかしながら，基礎となるメカニズムはより洗練された。たとえば，Frith は，させられ体験（feeling of alienation）が，内的プラン（意図した意志）と実行された行為のモニターの失敗の結果として起こると提案した。その人は行為が自らの意志に基づいて実行されたことに気づいておらず，それゆえ，他の人や何らかの力の支配によって実行されると仮定するのである。ここで再び，論理もしくは推理過程の問題よりむしろ，基盤となる問題について強調されている。

Chapman と Chapman（1978）は，人々が異常な感覚を呈したとしても，すべての人が説明のための妄想的観念を生み出すわけではく，考慮すべきその他の要因が存在するに違いないという根拠から，このアプローチに反論する。さらにこの見解を主張する研究者たち（例：Kancy and Bental, 1992, Garety and Hemsley, 1994）は，結論への飛躍のような，思考における帰属スタイルやその他のバイアスは，妄想の形成や維持に寄与することを示唆し，両著者グループはこれらの過程が，異常知覚がなくても妄想的信念を生み出すかもしれないと考えている。認

知行動療法（Cognitive Behavior Therapy : CBT）という思考を対象にした新しい治療を発展に導いたのはこの後者のタイプのモデルである。この治療は，仮説検証や，発見を導くことを通じて，統合失調症患者に自身の思考を再考させることを手助けすることに焦点を当てる。これは症状，特に妄想を軽減させる。しかし，幻覚やより全般的な機能にはほとんど効果がない（Pilling et al., 2002a ; Wykes et al., 2004）。

　認知の研究にもかかわらず，心理療法の分野の活動にはブレーキがかけられていた。これは，統合失調症の症状を明瞭に軽減することのできる薬物療法が強調されたことによって，ある程度説明できる。また産業界の支援は薬物療法を明らかに押し上げ，心理療法に同じようなレベルの支援が得られることはなかった。しかしながら，そのことによってすべてが説明されるわけではない。そのブレーキのいくつかは，認知過程の障害の記述に焦点を合わせた，認知への早期研究に由来しているものである。これらのアセスメントは統合失調症の患者と脳損傷患者とを区別することができなかった。すなわち，認知のプロフィールには明確な差異が見られなかったのである。実際のところ，診断はコイントスによって選択されたかのような精度だった（Heaton et al., 1978）。当時の臨床心理学者の役割は主に診断情報を提供することだったので，認知は，診断を明確にすることに有用でないために，考慮の対象から外れた。したがって，焦点は他の有用な可能性のある心理アセスメントに当てられた。また，同じ患者群を用いた縦断的な研究はほとんどなかったけれども，認知機能の障害は固定的なものか，または継時的に悪くなるかもしれないということが示唆されていた。同様の結論が，脳損傷に起因する障害の予後についても出されていた。認知の改善がないということは，脳損傷患者にとって，障害が変化せず，当時のリハビリテーションのプログラムによっても悲観的な転帰しか得られないことを示唆した。当時は，有効な認知機能改善のための技術がなく，またコミュニティでケアを受けさせようという社会的な流れによる圧力もあって，リハビリテーションの取り組みの焦点は仕事や日常生活の能力のような全般的な技能の開発に置かれていた。しかしながら，認知機能の障害が存在する場合には，その障害がそれらのプログラムの転帰を制限することが明らかになった。

　近年では，脳損傷の人々との類似点が研究上でも理論の発展においても明確な焦点になり，そのため認知機能障害のパターンへの関心も再度呼び起こされた。統合失調症は前頭葉機能の障害とみられ，その後の研究では，統合失調症患者と

脳損傷患者の間の認知機能の類似点と相違点を記述することに全力が注がれ，その領域は脳イメージング技法の使用へも拡大した。

　この生物学的研究の時代において，基盤となる障害に関する理論の出現を通して，心理療法の発展は妨げられた。Gray ら（1995a）と，より最近では Kapur（2003）によって，このことの理由に関する示唆がもたらされた。統合失調症の基盤となる障害は生物学的なもの，つまり，ドーパミンの作用によって，知覚現象に不適切に突出した顕在性（salience）が与えられることである，と彼らは指摘している。統合失調症の症状は，Maher らによって示唆されたモデルと同じように，この高レベルの顕在性を理由づけしようとした結果であるとされた。このモデルに従って，この顕在性を軽減する唯一の方法は，心理的な再適応（たとえば，信念の変化）が可能になるように，ドーパミンシステムの過活動を軽減することであるということが示唆された。このモデルの焦点は脳内の神経科学的な調整の異常にあてられ，治療的な介入は薬物療法のみであり，心理的治療の役割はほとんどなかった。

　しかしながら，技能訓練（脱施設化の時代では必要不可欠である）は患者の認知機能障害によって妨げられたという認識のもとに，新しい治療法の開発のための新たな推進力が生まれた。非定型抗精神病薬は十分有効に利用されていなかったので，新しい心理学的治療を使用する機会はあった。しかし，成功する見込みについては，未だ非常に懐疑的であった。当時の学術誌「Schizophrenia Bulletin」には，「統合失調症に関する認知リハビリテーション：それは可能だろうか？　それは必要だろうか？」（Bellack, 1992）という論文が掲載された。また「統合失調症への認知リハビリテーション，進めよう，でも注意深く！」（Hogarty and Flesher, 1992）という論文も掲載された。しかしこれらの著者はその後，ターゲットとなる認知機能とその治療法の同定で異なったアプローチを採用しながらも，実証的な研究を遂行し，認知リハビリテーションは認知スキルの改善に有益なものだということをより確信している。つまり私たちは，たとえまだ明確な輪郭が示されなくても，認知の問題に対する治療は確かに可能性があると思える，新たな時代を迎えているのである。

認知機能改善療法とは何だろうか？

　認知機能改善療法という用語はここで用いられてきたが，文献では，認知リハビリテーションや認知トレーニングを含む，さまざまな名称が使われている。リ

ハビリテーションは，トレーニングによって機能を正常に回復させるということ（オックスフォード辞典，1999）を意味しているが，改善という用語は，障害あるいは欠損の修正を意味する。つまり改善は回復を示唆したり，欠損あるいは障害がどのように治癒するかを暗に意味するわけではなく，それゆえに，私たちは改善という言葉を選択してきた。とはいえ，私たちはこの過程あるいはその治療は，教示あるいはトレーニングによるものであるということを前提においている。私たちは，他のリハビリテーション・プログラムと同等に適用することのできるCRTのモデルを叙述していくつもりである。認知機能改善療法という用語の使用は，治療の過程が回復や補完であることを意味するものではない。

　CRTは思考の内容よりも形式に焦点を当てており，その主たる治療の転帰は，もちろん，思考スキルそのものである。私たちは，メタ認知というもう1つの過程を考慮に入れることによって，思考形式と内容の区別が薄れていくと考えている。また，私たちは課題を遂行するために不可欠な，認知の処理過程を規定する認知スキーマの役割を明らかにする。認知スキーマは，一般的に認知行動療法（CBT）の分野で扱われるものと考えられているが，それらはCRTでも中心となるべきであると主張していくつもりである。

　認知スキルの改善は，多くの統合失調症の人々にとって，1つの目標である。彼らは，記憶力の改善や，新しい技能を学習できるようになることを望んでいる。これは生活の質（QOL）のための，他のいかなる目標にも追加される目標である。認知の改善は全般的な機能と関連することが求められているため，治療を開発している段階においても，転帰の測度における主眼点は，直接的なもの（認知）と間接的なもの（仕事）の双方を含んでいる。これは薬物療法の唯一の測定基準が機能の増進よりも症状の軽減であるということを考えると，少し不公平に感じる。しかしながら間接的な転帰を考慮に入れることは，提供される治療のタイプを変更することになるかもしれないのである。私たちは認知機能改善の包括的なアプローチの発展のために，この間接的な転帰を利用してきた。間接的な転帰に効果のある認知のために必要な認知スキルの転移が，リハビリテーション技術を規定するカギになると，私たちは考えている。

　改善した認知と，全般的な機能の改善との関係性は，まだ決定されていない。それは，脳損傷の場合に示唆されるように，多様な道筋をたどるだろう。たとえば，機能の改善は認知の改善に続いて直接的に起こるのかもしれないし，またよりありそうなこととして，認知が改善することによって，技能の獲得の制限が少

なくなり，自信が増大するのかもしれない。後者の場合，CRTのプログラムによって効果があったもので構成された，さらなるリハビリテーション・プログラムが必要とされるだろう。また，特に私たち独自のモデルによる治療は，生活の質と技能への波及効果と同様に，二次的な障害，すなわち，一次的な認知機能障害，自己効力感への反応，にも作用するだろう。

　要約すると，認知の問題は統合失調症の認識以来，100年以上前から重要なものと認められてきた。しかしながら，これらの基盤となる障害を変容させる治療法は，ようやく開発，検証され始めてきたところである。本書では，この分野における治療法の発展の背景となる資料を提供するだけでなく，認知機能改善療法の説明に影響をあたえる，さまざまなタイプの治療法の手引きも提供していくつもりである。また私たちは，現在のより多数の，しかし多様に分化したさまざまな文献を整理していきたいと考えている。CRTの中心となる信条は，認知過程への集中は機能改善にとってきわめて重要なものであるということである。しかし，認知の処理過程における技能の改善は可能であるが，機能への効果は時折あるに過ぎない。その効果はCRTの特定のモデルの中で理解できる，というのが私たちの見解である。この分野において，治療法を適用する過程をガイドする従来のモデルには，理論を検証することの代用となる，実用的で実証できる効果が欠けていた。CRTの総体的なモデルに明確に立脚した仮説を検証していくことによってのみ，私たちのサービスのユーザーである当事者の幸福を増し，彼らの願望の制限を緩和させていくような，有効で効率的な治療法を，より良く計画できるようになるのである。

第2章
統合失調症における認知機能の概観

An overview of cognitive function in schizophrenia

　統合失調症における認知機能障害の重要性は，1900年代の初めに Kraepelin と Bleuler によって光を当てられたが，その後は，動物と人間の認知の研究が盛んになり始める1950年代の後期までほとんど注目されなかった。実験的手法を用いた精神病理学者たちによる一連のこの新しい研究は，『知覚とコミュニケーション Perception and Communication』（Broadbent, 1958）という本の出版によって注目された。覚醒，選択的聴取，注意の移行に関連する研究を用いて，Broadbent は無関係な情報を，フィルターにかけて取り除く中央制御機構を提唱し，後には不完全な「フィルタリング」機構が統合失調症の心理学的機能障害の基底にあるとした。McGhie と Chapman（1961）もまた，統合失調症の一次的な障害は，注意の制御と注意の向け方にあると結論づけた。1960年代には，この結論の概要は統合失調症の研究者たちの間で，一般的なコンセンサスとして受け入れられた。それ以後，実験的認知パラダイムが，統合失調症で特異的に障害される認知過程を明らかにすることに用いられるようになり，統一的な認知的枠組みを提供するだけでなく，このような機能障害を症状と結びつけようとする理論が現れ始めた（Hemsely, 1977, 1993 ; Frith, 1979 ; Frith and Done, 1988 ; Frith, 1992）。

　神経心理学的方法として発展してきたもう1つの研究の流れも，統合失調症患者に適用されるようになった。現代の神経心理学のはじまりは脳障害と行動の関連を検討することに関心をもった Hebb（1949），Teuber（1950）などに由来している。統合失調症の神経生物学的な基盤を示唆する根拠が蓄積されるにつれ，この疾患の神経病理の背景についての仮説を立てるために，神経心理学的な検査が

ますます使用されるようになった。この発展によって統合失調症における認知機能障害そのものの重要性が強調されるようになった。

統合失調症の神経発達モデル

　1980年代には，統合失調症の理解の発展によって認知機能障害の研究は大きく進んだ。この時期には，統合失調症はもはや神経変性疾患ではなく，神経発達的な障害とみなされるようになった。神経発達モデルは，子宮内（例：遺伝的な脆弱性ないしは妊娠中の母親の病気による），または周産期（例：出産時の外傷またはその後の遺伝的影響による）に生じる微細な脳の障害が，異常な神経発達をもたらすとしている（Murray et al., 1992）。この神経学的に異常な領域が，正常発達に必要とされる決定的な段階に脳の成熟が到達した時点で，症状の出現が始まるのかもしれない。ストレッサー（例：ライフイベント，大麻の使用）の存在と，保護的な要因（例：平穏で，批判的でない家族と暮らすこと）がないことは，神経発達異常の心理的および認知的な結果と相互に関係して，精神症状の発現を促進したり，抑制したりする可能性がある。脆弱性が高くなれば，その後に危険因子が少なくても症状の発現は引き起こされる。神経発達モデルは，伝統的なストレス脆弱性モデル（1章で記述）を洗練したものであり，脆弱性の本質を特定し，統合失調症の病因における遺伝子と環境間の相互作用について説明しているのである（Nuechterlein and Dawson, 1984；Tienari, 1991）。

認知機能の全般的な障害

　神経発達モデルは統合失調症患者の認知機能障害を予測しており，実際に，統合失調症患者が神経心理学的課題において，健康な統制群よりも有意に成績が低いことは，比較研究において一貫して示されている。全般的な認知機能の障害や異常はどの感覚様式でも明らかであるが，知的能力の分布は広範囲にわたり，健康な一般の人の知的能力と同様に正規分布にしたがっている。しかしながら，全体として，統合失調症患者の知的能力の分布の曲線は，IQで10ポイント程度下方に移動していると考えられる（Aylward et al., 1984）。相当数の統合失調症患者（知的能力の分布の上側4分の1程度）の認知機能は標準範囲内におさまっている（Palmer et al., 1997；Kremen et al., 2000a；Weickert et al., 2000）。しかし，統合失

調症患者のほとんどは自身の家族や，環境の背景から予測されるよりも IQ が低いことや（Alywars et al., 1984；Crawford et al., 1992），認知機能が障害を受けていない統合失調症患者は，現在同じ程度の知能をもった統制群の対象者よりも高い病前 IQ をもっていたと見込まれることなどは，統合失調症患者の認知機能の低下を示唆している（Kremen et al., 2000a；Holthausen et al., 2002）。

　本書では，統合失調症の認知機能に関する数多くの研究を 2 つの方法で概観することにした。まず最初に，この章では正常な認知機能の枠組みの中で，統合失調症患者の認知処理を概観する。健康な人の認知処理や，複数の認知機能間の相互関係の基礎的な理解は，認知機能改善プログラムの開発を目指す研究者や，臨床家にとって不可欠である。続いて，次の第 3 章では，本章で同定された機能障害の枠組みを利用しつつ，障害を受けた認知過程の要素を特定するために，より詳細に問題の検討を行う。

　「（機能）障害 impairment」という言葉は，統合失調症の認知機能障害に関する研究ではさまざまに用いられてきた。神経心理学の伝統では，機能障害を少なくとも健常者の平均を 2 標準偏差（SD）下回る遂行のレベルと定義している。しかし，統合失調症の認知機能の研究ではしばしば，より高い水準の機能が，機能障害を示唆するものとして考えられてきた。本書の概観は主にグループ比較に依拠しているので，「（機能）障害」は健康な統制群よりも有意に低い成績のレベルを指すこととする。

統合失調症患者の認知機能

　統合失調症患者の認知機能障害は，健常な認知機能モデルを参照することでもっともよく理解することができると思われる。しかし，今のところ，健常な人の情報処理の全体についてのモデルと，情報処理システムの下位要素に関するモデルのどちらに関しても，共通のコンセンサスは得られていない。

　そこで本書では，Baddeley のワーキングメモリ，Shallice の実行機能，Cowan の情報処理の研究に含まれる数多くの重要な概念とモデルを並べて記述することで情報処理の簡単な枠組みを提示し，この枠組みの中で統合失調症に関する障害を検討してみることとする（図 2.1 参照）。本書では，情報処理システムを，互いに影響しあう 5 つの主要な要素からなるシステムとして提示している。

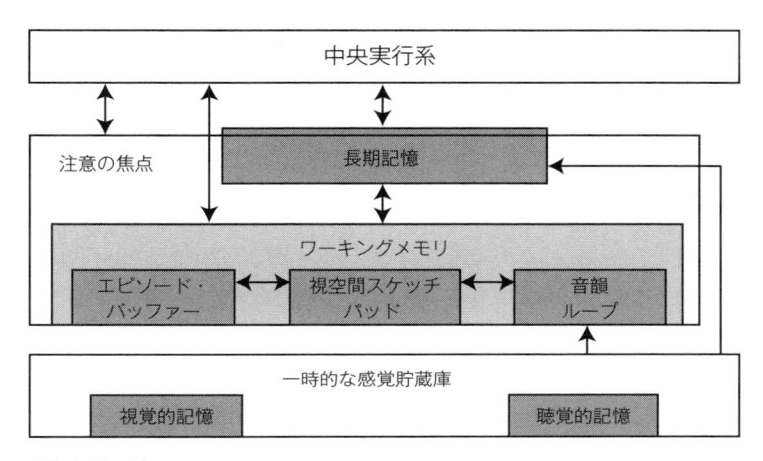

```
┌─────────────────────────────────────────────────┐
│                  中央実行系                       │
└─────────────────────────────────────────────────┘
       ↕              ↕              ↕
┌──────────┬──────────────────────────────────────┐
│          │          長期記憶                    │←┐
│ 注意の焦点│                                      │ │
│          │         ↕                            │ │
│          │      ワーキングメモリ                 │ │
│          │ ┌────────┬──────────┬─────────┐     │ │
│          │ │エピソード│視空間スケッチ│音韻    │     │ │
│          │ │バッファー│ パッド   │ループ   │     │ │
│          │ └────────┴──────────┴─────────┘     │ │
└──────────┴──────────────────────────────────────┘ │
              ↑                        ↑            │
┌─────────────────────────────────────────────────┐ │
│            一時的な感覚貯蔵庫                     │ │
│  ┌──────────┐              ┌──────────┐         │ │
│  │ 視覚的記憶│              │ 聴覚的記憶│         │─┘
│  └──────────┘              └──────────┘         │
└─────────────────────────────────────────────────┘
```

図2.1 認知処理モデル

- 一時的な感覚貯蔵庫
- ワーキングメモリ従属システム
- エピソード・バッファー
- 長期記憶
- 中央実行系

さらに，中央実行系の制御を受ける注意過程によって，処理資源が，ワーキングメモリ従属システム，エピソード・バッファー，長期記憶に別々に割り振られる。

ワーキングメモリ従属システム，エピソード・バッファー，中央実行系は，十分に確立されたBaddeleyのワーキングメモリのモデルから引用した（Baddeley and Hitch, 1974 ; Baddeley, 2000）。モデルの中では，ワーキングメモリは「ある領域の認知課題の遂行中に，情報の一時的な操作と保持を行うシステム」として概念化されている（Baddeley, 1986）。ワーキングメモリは，一時的な情報の保持を担う，構音ないし音韻ループ，視空間スケッチパッドという，少なくとも2つの従属システムから成ると仮定されている。これらはShalliceが「注意監視システム」としてモデル化した中央実行系によって統制されている（Shallice, 1982 ; Norman and Shallice, 1986 ; Shallice and Burgess, 1996）。最近になって，ワーキングメモリの4番目の要素である「エピソード・バッファー」が提唱された（Baddeley, 2000）。これは明らかに音韻ループと視空間スケッチパッドの能力を超えた大きな情報の

チャンクを保持し，視覚情報と言語情報の双方に結びつく表象を形成する能力を説明するために提唱された。

　社会的領域における認知過程は，一般的に「社会的認知」と呼ばれる。社会的認知は現在の認知処理の枠組みには含まれていない。基本的な認知過程は，適切な社会的認知に必要な土台を形成する部分にあたるからである（Penn et al., 1997a）。以上の理由から，統合失調症の社会的認知に関係するデータは別に要約する。

一時的な感覚貯蔵庫

　知覚に関連した情報は一時的な感覚貯蔵庫を経由し，まず認知システムに入る（Cowan, 1988）。一時的な感覚貯蔵庫は，少なくとも2つの，感覚様式に特化した前注意的な貯蔵庫から成る。それは視覚記憶貯蔵庫（時に「アイコニック記憶」とよばれる）と聴覚記憶貯蔵庫であり，記憶の持続はほんの数百ミリ秒である（Efron, 1970a, 1970b）。これらの貯蔵庫に保持された記憶痕跡は，より長期的な貯蔵庫へと転送される。長期記憶には問題がないのに，短期記憶貯蔵庫に深刻な障害を受けた患者が数多くいることから（Shallice and Warrington, 1970；Vallar and Papagno, 2002），この転送は短期記憶貯蔵庫（提示された刺激の即時処理を担う）に向かって起こるだけでなく，長期記憶貯蔵庫に向けても起こるとされている。

　統合失調症患者のアイコニック記憶は2つのパラダイムで研究の対象とされてきた。注意の範囲（Span of Apprehension）（Estes and Taylor, 1964）と視覚逆向マスキング（Miller et al., 1979）である。注意範囲テストは，数百ミリ秒しか提示されない視覚的な項目の配列の中から，ターゲットを検出する能力を評価することを目的に作られた。一般的に統合失調症患者は，健康な統制群と比較し，ターゲット刺激の検出が有意に少ない（Asarnow and MacCrimmon, 1981；Nuechterkein et al., 1992）。課題は部分的にはワーキングメモリに依拠しているが，この障害はアイコニック記憶における前注意的な走査（scan）過程が障害を受けたか，急速に衰えたことの証拠として解釈される。

　視覚逆向マスキングパラダイムは，マスク刺激（例：Xの繰り返し）と簡単なターゲット刺激（通常は文字）の短時間の提示から構成される。2つの刺激が素早く連続して提示されると，ほとんどの人はターゲット刺激がわからなくなる。これはマスク刺激によって，「隠されて」しまったからである。ターゲット刺激

とマスク刺激の間隔が大きくなるにつれて、ターゲット刺激はより簡単に同定できるようになる。統合失調症患者はターゲット刺激を同定するために、健常の統制群よりも、長い間隔を必要とするようである（Butler et al., 2003 ; Green et al., 2003 ; McClure, 2001）。

マスキングのメカニズムとして提唱されているのが、「統合」と「妨害」である。「統合仮説」（例：Kahneman, 1968）は、連続して素早く2つの刺激が提示されると、事実上は2つの刺激が同時に意識に生じるとしている。それはあたかもマスク表象（またはアイコン）がターゲット表象の上に焼きつけられたかのようである。統合はマスク刺激が高い「エネルギー」または強度をもっており、ターゲット刺激とマスク刺激が空間的に同じ位置にあり、両者の間隔が短い時に、もっともはっきりすると考えられている。

「妨害仮説」（例：Turvey, 1973）は、マスク刺激がターゲット刺激の視覚的処理に干渉するために、ターゲット刺激の画像（アイコニック）イメージが明確に形成されても、それをより永続的な貯蔵庫へ転送することができないとする説である。最近になって、何人かの研究者が低いエネルギーを有したマスク刺激を使った妨害によって、統合失調症患者にマスキングの障害があるという根拠を報告した（Cadenhead et al., 1998 ; Green et al., 1999）。現在、逆向マスキングについて上記の2つの仮説の一方を、他方よりも支持する一貫した根拠はない。しかし統合失調症患者においては、ほぼどのパラダイムを用いても、視覚的処理の初期の段階に障害があることは、一貫して示されている。

聴覚と言語の前注意的処理はプライミングの方法によって検討されてきた。意味プライミングは意味的に関係した単語やプライムが先に提示されると、後続して提示される単語を音読したり単語として認識するスピードが減少するという現象である（例：「オレンジ」という単語は「リンゴ」という単語が先行すると、「ピアノ」が先行した時よりも容易に認識される）。これは意味記憶システムを介して、脳の活性化が波及したものと考えられている。意味プライミングは自動的な処理過程と、制御された処理過程の両方から影響を受ける。自動的な過程は提示される時間が短い場合や、関連している単語のペアの割合が低い場合に顕著である（Neely, 1991）。自動的な処理は、一時的な感覚貯蔵庫の機能と、長期記憶の間の相互作用に依存しているようである。急性期の統合失調症患者では、自動的処理の条件下で意味プライミング効果にばらつきがみられ、活性化の拡散が増強されたり、正常なままであったり、障害されたりする場合があることが示唆され

ている（Minzenberg et al., 2002；Gouzoulis-Mayfrank et al., 2003）。

　負のプライミングは，被験者が，当初意識的に無視するよう指示されていたターゲットに反応するように求められた際に起きる，正常な反応時間の増加である。一般的に，統合失調症患者で負のプライミング効果は見られない（Beech et al., 1989）。

　記憶内の前注意的な連合の生成に関係したその他のパラダイムとして，潜在制止，Kaminのブロッキング効果，およびプレパルス抑制がある。潜在制止とは，健常被験者において，先に強化子のない状態で繰り返し刺激を提示すると，その刺激と強化子の関係を学習する時により長い時間がかかることをいう。この効果は急性期や治療を受けていない統合失調症患者にはみられない（Lubow et al., 1987；Baruch et al., 1988）。

　第2のパラダイムであるKaminのブロッキング効果（Kamin, 1968）は，被験者が2つの刺激の連合を学習することから始まり，その後に新しい連合を提示される。健常な被験者は新しい関係の学習が低下する。潜在制止の課題と同様に，急性期の統合失調症患者はブロッキング効果を示さない（Jones et al., 1992；Oades et al., 2000）。

　最後に，似たような注意の妨害が研究されてきている。プレパルス抑制と呼ばれるもので，50〜500ミリ秒の刺激間の間隔（ISI）に弱い先行刺激をはさむことによって，驚愕反射が抑制されることをいう。プレパルス抑制は統合失調症患者では減弱する（Braff, 1993）。これらのパラダイムはすべて前注意的なレベルで生じており，一時的な感覚貯蔵庫が活性化していることを示す。統合失調症患者では一貫した機能障害がみられるが，それは主に症状が急性期と未治療の時期でのことである。

ワーキングメモリ従属システム

　一時的な感覚貯蔵庫からの記憶痕跡は，短期記憶貯蔵へと転送される。そこでは，記憶が更新されなければ，記憶痕跡は数秒の間に薄れてしまう。短期記憶貯蔵庫に転送された記憶は意識にのぼらせることが可能である。音韻ループは言語情報や聴覚情報を保持しており，一時的な音韻の貯蔵庫と構音リハーサルの部分から成る。この両者は，記憶痕跡の更新に用いられる。情報はおそらく，音韻ループ内で連続的な形態を保った状態（例：数唱）で保持される。無発声のリハーサルによってこのような記憶痕跡を更新するのには約2秒が必要であり，このため

保持される情報の量には制限がある（通常は7個程度の，項目や情報のチャンク）。音韻ループは言語の獲得を促進すると考えられており（Baddeley, 1997），この観点からみれば，一時的な感覚貯蔵庫と長期記憶の間の中間段階として機能するものといえる。視空間スケッチパッドに保持される情報は，視覚的，空間的，そしておそらく運動感覚的な要素に分けることができ，視覚イメージのような，単一の複雑なパターンを形成するようである。その容量はおよそ3，4個の対象を含む程度である。Logie（1995）は，視空間スケッチパッドは視空間貯蔵庫と検索・リハーサル過程の2つの要素から成るとしている。視空間スケッチパッドは対象物の見かけや使い方，空間定位，および地理的知識等に関する意味知識の獲得に使用され（Baddeley, 2003），音韻ループと同様に，短期記憶貯蔵と長期記憶の間の中間段階として機能する。

　Baddeleyのモデルの他，統合失調症患者に関する研究で広く用いられているワーキングメモリ・モデルはGoldman-Rakic（1987, 1991, 1999）のものである。彼女は数秒にわたって情報を保持する，ないしはオンライン状態に保つことを重視したが，その操作については言及していない。ワーキングメモリに関する研究を評価する難しさの1つは，多くの研究者がワーキングメモリ課題の選択指針としてBaddeleyのモデルを用いる一方で，長い遅延時間（例：30秒）の間，被験者が記憶の更新を妨げられるような課題を用いる研究があるということである。これらの課題はBaddeleyのワーキングメモリ従属システムの容量を超えており，このような課題についてはGoldman-Rakicのモデルのほうが合っている。

音韻ループ

　音韻的な貯蔵庫の容量はふつう，数字，文字，ないしは関連のない単語を即時に連続再生することで評価される。統合失調症患者の連続再生に関する研究の結果は一貫していない。統合失調症患者のほとんどは正常な範囲内の順唱の能力を有する（例：Salame et al., 1998；Kiefer et al., 2002）という研究もあれば，患者群の数唱課題の成績の平均は，軽度障害の範疇にあることを示す研究もある（例：Perry et al., 2001b；Silver et al., 2003）。数唱課題の障害は，リハーサルを妨害するような課題を伴う遅延時間がある場合に，より明らかになる（Fleming et al., 1995）。

視空間スケッチパッド

　統合失調症における視空間スケッチパッドの容量に関する研究では，（視覚的なものよりも）空間的なものが注目されてきた。その障害を示す研究もあれば，

正常な成績を示す研究もあり（Hutton et al., 1998；Salame et al., 1998；Pantelis et al., 2001），これらの結果もさまざまである。

　古典的な遅延反応課題も，空間情報の短期記憶貯蔵を評価するためにしばしば使用される。これらの課題では，ターゲットは，リハーサルを妨害するディストラクター課題が少なくとも5秒続いた後に提示され，その位置の再生が評価される。統合失調症患者は統制群に比べ，一貫して著明な障害を示す（Park and Holzman, 1992；Ross et al., 2000；Stratta et al., 2001；Pukrop et al., 2003）。

　遅延反応課題は，遅延とディストラクターというリハーサルを妨害する条件を含んでいるという点で，古典的な系列スパン課題とは決定的に異なっている。このような干渉から短期記憶貯蔵システムの情報を保護するためには，中央実行系が必要かもしれない（Barch, 2003）。ディストラクター課題の典型は，中央実行系に依拠する算術計算（Furst and Hitch, 2000）か，中央実行系の機能である抽象化を必要とするあるカテゴリーに含まれない単語の同定などである。このことから実行機能は，このような課題での成績不良について短期記憶貯蔵庫と並ぶ，あるいは短期記憶貯蔵に代わる，キーポイントであろう。これとは別に，遅延時間が長いために，空間情報の再生に際して，ワーキングメモリよりも長期記憶が必要となる可能性もある。このようなことから，私たちは，遅延反応課題が，単に視空間のワーキングメモリのみを評価しているのではないと考えている。

エピソード・バッファー

　ワーキングメモリの貯蔵庫と長期記憶から入力される情報は統合され，さまざまな様式に及ぶ表象をエピソード・バッファー内に形成する。バッファーの容量は限られているが，ワーキングメモリ従属システムの容量は上回っている。エピソード・バッファーは中央実行系に制御される。中央実行系は意識的な気づきを形成する情報をバッファーから検索し，その情報を意識に乗せ，操作，および修正する。エピソード・バッファーで生成された表象は長期記憶に伝えられる。

　散文の短い一節を即時に再生することは，エピソード・バッファーの機能と考えられている（Baddeley, 2000）。統合失調症患者は健康な統制群に比べ，散文の即時再生に障害があることが一貫して示されている（Gold et al., 1992；Clare et al., 1993；Toulopoulou et al., 2003）。

長期記憶

長期記憶は無限の容量をもった，多種の様式に関わる長期の貯蔵庫であり，エピソード・バッファー，ワーキングメモリ貯蔵，短期感覚貯蔵からの入力を受け取る。その機能は，符号化の1分にも満たない後から生涯に渡って情報を貯蔵し，それを検索することである。長期記憶は多くの要素を含むシステムであり，その構成要素は分離可能であり，それゆえ，別々に障害を受ける可能性がある。

顕在記憶

顕在記憶はかつて学んだ情報を積極的に，意識的に思い出すことにかかわっている。エピソード記憶（個人的に経験した出来事）と意味記憶（一般的な知識）との区別が提唱されてきたが（Tulving and Markowitsch, 1998），CirilloとSeidman（2003）は，統合失調症の言語の長期記憶の研究においては，この2つの顕在記憶過程ははっきりと区別できないとしている。

最近のメタ分析によると，言語的・非言語的な顕在記憶課題の両方において，統合失調症患者の平均的な成績は，健常者の平均を1標準偏差（SD）以上下回っている（Heinrich and Zakzanis, 1998 ; Aleman et al., 1999 ; Cirillo and Seidman, 2003）。多くの研究が非言語的な素材よりも，言語的なもので障害が重いことを示している（Saykin et al., 1994 ; Barch et al., 2002）一方で，Alemanら（1999）は言語的記憶と非言語的記憶における障害に違いはないことを示した。

エピソード記憶の障害はさまざまな種類の課題でみられ，単語リストや図形の自由再生と手がかり再生（Goldberg et al., 1989 ; Paulsen et al., 1995 ; Tracy et al., 2001），言語的，空間的，視覚的な情報が組み合わされた対連合学習（Gruzelier et al., 1988 ; Goldberg et al., 1993）および単語，空間，表情の再認課題がある。

統合失調症において，遠い昔に起きた出来事のエピソード記憶を評価することは方法論的に困難である。それは出来事が思い出せない場合に，記憶が乏しいというよりもむしろ，出来事が起きた時の認識のなさが原因かもしれないからである。こうした問題にもかかわらず，多くの研究が統合失調症患者は有名な出来事や，過去の個人的な出来事に関する知識（例：Squire and Cohen, 1979）が乏しいことを示している。自伝的記憶の評価でも障害が示されている（Tamlyn et al., 1992）。統合失調症患者は語彙，文章の処理（Clare et al., 1992 ; Duffy and O'Carroll, 1994），およびカテゴリー化（Chen et al., 1994）といった意味記憶の課題で一貫して成績が低い。

潜在記憶

　潜在記憶は意識にのぼらない行動をコントロールするための知識の無意識的な獲得，貯蔵，使用に関係している（Schacter, 1987）。古典的な健忘症において潜在記憶が保たれているという根拠は Warrington と Weiskrantz（1974）によって初めて示された。彼女らは，健忘症の患者は学習の試行段階で以前に提示された言葉を再生できなくても，それらの言葉の語幹を完成させることができると報告した。統合失調症患者も語幹完成課題の遂行能力は障害を受けていない（Brebion et al., 1997b；Kazes et al., 1999）。

　潜在学習を調べるために頻繁に使われる他のパラダイムは，人工的な文法学習課題である（Reber, 1967）。学習段階では，被験者はルールに則った文字列を提示される。健常被験者は一般に，はっきりと規則を抽出することができず，規則を獲得していることを意識していないが，チャンスレベル（偶然）よりもずっと高い確率で「文法的な」文字列（たとえば，学習段階で提示されたものと類似したルールに従うもの）を発見することができる（Mathews et al., 1989）。人工的な文法の学習は，顕在記憶，ワーキングメモリの課題での学習がかなり障害を受けている統合失調症患者でも，そのままに保たれている（Danion et al., 2001b）。

　反復プライミングとは，かつて見た単語，顔，物体に対して，新たなものに対してよりも，より正確で早い反応を引き起こすことをさし，潜在記憶課題の１つである。統合失調症の患者で，この現象が保たれているだけでなく，反復プライミングが健常者より優れていることを示す研究もある（Bavin et al., 2001；Moritz et al., 2001；Surguladze et al., 2002）。

　技能学習としての潜在記憶はふつう，一連の試行後に課題を遂行するために必要な，学習の速度によって評価される。回転板追跡課題では被験者は手に握ったポインターを使って回転するターゲットを追うのであるが，統合失調症患者はこの課題で通常の改善率を示した（Huston and Shakow, 1949；Kern et al., 1997）。Clare ら（1992）はジグソーパズルの組み立てを繰り返し行った時のスピードと，鏡像として提示された単語を読む学習の改善率を検証し，統合失調症患者の学習率は統制群に匹敵するものであることを示した。ハノイの塔課題の成績は潜在記憶を必要とするものであると主張する研究者もおり，多くの研究は，統合失調症患者が統制群と同じ改善率を示すとしている（Schmand et al., 1992；Goldberg et al., 1993；Gras-Vincendon et al., 1994）。このように，他の記憶システムでは問題があるにもかかわらず，統合失調症患者において潜在記憶は保たれていることを支持

する根拠が優勢である。

意味の組織化

記憶内の情報はスキーマ，スクリプト，メンタルモデルといった，全体的な知識構造，ないしはテンプレートによって組織化される（Bartlett, 1932 ; Schank, 1977 ; Johnson-Laird, 1983）。たとえば，「記述スキーマ（writing schema）」は書き手，書く道具，書かれるもの，書くこと自体に関係しているが，これらの要素のある特別な性質が，スキーマによって定められるわけではない。記述スキーマを持っている人は，たとえスキーマのいくつかの要素が省略されていても，書いてある状況を理解するためにこのスキーマを使うことができる。スキーマは知覚によって満たすことも，文脈から推定・推測することも可能な「枠」を提供する。既存のスキーマと出来事が一致しているほど，人はその出来事をよく覚えている（DeSoto, 1960）。出来事の再生は実際の出来事だけでなく，記憶が組織化されるスキーマによっても影響を受ける。したがって，再生における間違いは，系統的で，予測可能であり，既存のスキーマと一致している（Freeman et al., 1987）。

統合失調症患者では，長期記憶内の素材の意味的な組織化がふつうではないことを示す根拠がある。このことは，言語流暢性の障害に由来し（Allen and Frith, 1983 ; Goldberg et al., 1998），統合失調症患者は意味的なクラスターごとによる単語をほとんど産出しない。意味プライミングの自動過程に関する研究は，統合失調症患者では，意味記憶の活性化の拡散が高まる人もいれば，活性化の拡散が正常か遅くなる人もいるとしている（Minzenberg et al., 2002）。これらはすべて，関連する概念間のつながりの異常がある可能性を示唆している。

中央実行系

中央実行系は内発的目標を達成するために，自発的行動をコントロールし，調整するための細分化されたシステムである。具体的には，中央実行系は，ワーキングメモリ従属システム，エピソード・バッファー，長期記憶，注意の焦点づけをコントロールし，調整している。この中央実行系の理解に特に強い影響を与えたモデルは，Norman と Shallice（1986）および，Shallice と Burgess（1996）が注意監視システム（Supervisory Attentional System : SAS）として発展させたものである。

SAS は高次の要素である 2 層性の情報処理システムから構成されており，それ

によって異なる一連の反応が選択される。低次の要素は競合スケジューリングシステム（Contention Scheduling System : CSS）であり，自動的に機能し，SAS によって調節される。CSS の役割はルーティンとなった活動を実行することである。ルーティンとなった活動はいくつかの下位のルーティン作業（思考または活動「スキーマ」）から成り立っており，長期記憶にある認知と運動プログラムのセットから選択される。これらのプログラムは分離可能で，大きくはあるが有限であり，目標志向的なプログラムであり，十分に学習された知覚的ないしは認知的な手がかりによって自動的に引きだされる。

　SAS は新しく，あまりルーティンになっていない，したがって環境や自動的な手がかりによって特定化されない課題の場合や，複数の拮抗する実行可能な反応がある場合に必要となる。SAS は慎重で意識的なコントロール下にあり，特定のプログラムを活性化したり，抑制したりすることで CSS の優先順位を変更する。具体的には，Shallice と Burgess（1996）は，新しい状況に対処するために一時的な新しいスキーマが構成・実行され，これが環境によって引き出されたスキーマにとってかわり，内発的目標を達成するために低次のスキーマをコントロールすると提唱した。この一時的スキーマは環境によって引き出されない既存のスキーマであるかもしれないし，既存の1つ，または複数のスキーマを修正したものかもしれない。この活性化した一時的スキーマの表象は，おそらくエピソード・バッファーで構成され，オンラインに保たれ，意識の焦点を構成する。SAS の機能は少なくとも下記の3つの段階をカバーすると考えられている。

- 一時的な新しいスキーマを構成すること
- ワーキングメモリでスキーマを維持し，それを実行すること
- 一時的なスキーマをモニタリングし，必要な場合にはそれを取りやめ，調整すること，一時的なスキーマや，現在の目標と一致しない，自動的な反応を抑制すること

　各段階は多くの実行機能の要素を必要とする。一般的に，これらの要素は分離可能であるとされており，別個に障害を受ける可能性がある。

　統合失調症患者の研究で，実行機能を測るもっとも一般的な手段として，ウィスコンシン・カード分類検査（WCST）が登場した。この課題では，被験者は概念的なカテゴリー（色，形，数）の変化にあわせて，カードの束を4枚の鍵となるカードのうちの一枚と合わせなければならない。被験者はどのようにカードを

合わせるかは知らされないが,自分が行った結果が正しいかどうかは教えられる。何回か正しい反応を続けるとルールが変化し,被験者は新たなルールを決めなければならなくなる。カードを合わせるルールの抽象化,抽象化した概念の維持,セットが移行した際にそれまでの習慣的な反応を抑制すること,新しい反応を生み出すこと等が,WCST の成績に関係する。統合失調症患者は概念を保持することが困難であり,間違った反応をし続けることが多くの研究によって示されている（例：Goldberg et al., 1987 ; Koren et al., 1998 ; Gold et al., 1999 ; Nieuwenatein et al., 2001）。

他の神経心理学的検査はしばしば実行過程の要素により特化した根拠を提供することをねらいとしている。Shallice と Burgess（1996）のモデルで提唱された処理の 3 つの段階と関連して,統合失調症におけるこれらの処理の障害に関する根拠を検討する。

段階 1：一時的な新しいスキーマを構成すること

一時的なスキーマの構成は数多くの要素を含む過程とされている。

- 自発的な方略（strategy）の生成（例：問題解決のために,はっきりとした（explicit）企図なしに方略を思いついた場合）
- 問題解決／プランニング
- 意図の形成および,その実現
- 長期記憶から関連する素材を検索すること

反応開始のスキルは流暢性課題を用いて評価されてきた。この課題で被験者は,限られた時間内に,特定のタイプの項目をできるだけ多く生成するよう求められる。これは長期記憶から情報を検索し,自発的に方略を生成したり,より慎重に方略を生成してプランニングを行うことに関係している。統合失調症患者は,文字流暢性課題,カテゴリー（意味）流暢性課題（Joyce et al., 1996 ; Elvevag et al., 2001 ; Moelter et al., 2001）,デザイン流暢性課題（Beatty et al., 2002 ; Johnson-Selfridge and Zealewski, 2001）のすべてで障害を示す。これらの課題はモニタリングのスキルと,拮抗する不適切な反応を抑制する能力にも関係しており,それらは実行処理の第 3 段階を構成するものである。

統合失調症患者における,プランニングと問題解決における成績の低さは数多くの課題で評価されている。修正版 6 エレメント・テスト（BADS, Wilson et al., 1996）では,被験者はある一定のルールを破らずに,限られた時間内でいくつか

のシンプルな課題を実行しなければならない。この課題は開始前に行動のプランを生成すると，もっとも効果的に達成することができる。ロンドン塔課題（Shallice, 1982）では，被験者は計画をたて，色のついた円盤を動かす順番を決めて，あらかじめ用意された円盤の配列と一致させなければならない。あらかじめ用意された配列はだんだんと難しくなっていく。ハノイの塔はロンドン塔課題の前身であり，被験者はロンドン塔課題と同様に，ターゲットの配列と一致させるために，1度に1回，円盤のセットを動かさなければならない。機能障害はこれらの課題の両方でみられている（修正版6エレメント・テスト；Carstairs et al., 1995；Morris et al., 1995：ハノイの塔；Hanes et al., 1996：ロンドン塔；Pantelis et al., 1997；Rushe et al., 1999）。統合失調症の被験者は方略の使用にも障害があるようである（たとえば，意味プライミングの実験条件において）。しかし，これはスキーマの構成というよりもむしろ，保持における障害を反映したものかもしれない（Iddon et al., 2002；Greenwood et al., 2003）。

段階2：スキーマの維持と実行

段階2は一時的なスキーマの操作と実行を担っており，特別な目的をもったワーキングメモリを必要とする。Baddeley（2000）は，エピソード・バッファーは中央実行系の貯蔵庫の要素を形成するとした。ゆえに，エピソード・バッファーが使用されるのは，ワーキングメモリ従属システムと同じようにこの段階の処理であろう。

ワーキングメモリ内での情報の更新と操作を要する研究として，ケンブリッジ神経心理学的検査バッテリー（Cambridge Neuropsychological Test Automated Battery：CANTAB）の空間的なワーキングメモリ課題などを用いたものがあり，このような研究では統合失調患者において一貫した障害が示されている（Pantelis et al., 1997, 2001；Hutton et al., 1998）。しかし，このことはしばしば方略の使用が障害を受けた（段階1の機能）結果であると考えられている（Iddon et al., 1998；Joyce et al., 2002）。語音整列（Gold et al., 1997；Pukrop et al., 2003）のような，ワーキングメモリ内での情報の更新・操作を必要とする言語課題でも機能障害は明らかである。

段階3：スキーマのモニタリングと不適切な反応の抑制

この段階は以下を含む

- 一時的な心的表象をモニタリングする

- 必要ならば一時的な心的表象の活動を修正ないしは中止する
- 出力をモニタリングする
- 不適切な反応を抑制する

　エラー訂正（Malenka et al., 1982 ; Frith and Done, 1989 ; Turken et al., 2003）やソースモニタリング（例：自分自身がかつて記録した考えなどのような，不確かな経験のソースを明らかにする能力）（Heilburn, 1980 ; Bentall and Slade, 1985 ; Harvey, 1985）を評価する課題でモニタリングの障害が示されている。
　セルフモニタリングと自動的な反応抑制に依拠する，認知的な構えを移行させる能力は，トレイル・メイキング・テスト（Reitan, 1958）を使って測られてきた。ただし，この課題はしばしば注意の分割や，視覚処理と運動のスピードに関する検査とみなされる。被験者は最初に，アルファベットを順番に線で結ぶよう求められ，次にこの課題に数字を加え，アルファベットと数字を交互に，そしてそれぞれが数字順，アルファベット順になるように線で結ぶ。（例：a ― 1 ― b ― 2 ― c ―……）これによって，被験者は 2 組の情報の間を交互に行き来しなければならなくなる。統合失調症患者は一貫してこの課題の遂行で障害を示す（Goldberg et al., 1989 ; Heinrichs and Zakazanis, 1998 ; Nopoulos et al., 1994）。この課題は認知的な構えをオンラインに維持し，それを更新するという作業を要することから，段階 2 の処理にも関係している。
　古典的なストループ・パラダイム（Trenerry et al., 1989）もまた，注意の焦点に関する課題として概念化されてきた。被験者は，色の名前の単語を読むか，あるいは，色の名前が書かれたインクの色を答えるかをするように教示される。色の名前の単語と，それが書かれたインクの色が一致しない時，被験者は認知的構え（インクの色）をシフトするだけでなく，自動的な反応（単語そのものの名前）を抑制し，自らの出力をモニタリングしなくてはならない。健常な被験者はこれによって反応潜時が増加し，これはストループ干渉効果として知られている。大半の研究で，統合失調症患者では，干渉効果が増すことが示されている（Wapner and Krus, 1960 ; Vendrell et al., 1995 ; Hepp et al., 1996）。
　代替的な反応の構えを優先させ，習慣的反応を抑制する能力は，Hayling 文章完成課題（Burress and Shallice, 1996）を用いて評価されてきた。最初に被験者は，文脈によって強く示唆される 1 つの単語を入れて，文章を完成させる。次に，この文脈によって強く示唆される単語を抑制して代わりの単語をあてはめ，意味を

なさない文章を完成させなくてはならない。統合失調症患者は，代わりの単語をあてはめる段階で間違いが増え（例：彼らは文章に一致する単語をあてはめてしまう），反応潜時が増加することが示されている（Nathaniel-James and Frith, 1996；Greenwood et al., 2000）。この機能障害は空間的な反応抑制課題においても明らかである（Wykes et al., 1992, 2000）。

注意

　注意は不特定の資源のプールとしてみることができ，それは中央実行系によって慎重に，あるいは環境の入力に対する反応として自動的に，情報処理課題に割り当てられる（Kahneman, 1973）。注意は選択的なフィルターのように機能し，ある刺激を優先的に処理するために，いくつかの他の刺激の処理を弱めることがある。注意の焦点は記憶の中でもっとも強く活性化された表象に当てられる。現在の枠組みでの理解のために，ここでは注意の焦点は主にエピソード・バッファー内の表象に当てられると仮定するが，実際には注意は，音韻ループ，視空間スケッチパッド，長期記憶にも向けられるかもしれない。私たちのこのような仮定はエピソード・バッファーで強く活性化された内容は意識的な気づきを形成するという Baddeley（2000）の主張と一致する。

　注意は主に中央実行系のコントロール下にあると仮定されている。中央実行系からの入力がないとき，注意の焦点は自動的に環境にある新しい刺激に向けられる。慣れが生じるにつれて注意の焦点は，気を引くのに十分なだけ元の刺激と違う，別の刺激に移っていく（Cowan, 1988）。

　多くの特殊な行動様式は，実際には中央実行系の特定の機能の集合かもしれないが，注意に起因するものかもしれない（Shallice and Burgess, 1996）。このような行動様式には，覚醒状態の維持，新しい刺激に注意を向けること，適切な情報に選択的なフィルターをかけること，1つの構えから他の構えにシフトすること，刺激を即座に区別し，走査することが含まれる（Posner and Boies, 1971；Keitzman, 1991）。

　統合失調症における注意の障害は WAIS の符号課題（Shapiro and Nelson, 1955；Shallice, 1991），文字と数字の抹消課題（Babcock, 1933；Nelson et al., 1990），トレイル・メイキング・テスト A と B（Watson et al., 1968；Heaton et al., 1994），および単純および複雑反応時間検査（Zubin, 1975；Hemsley, 1982）などのような時間制限のある課題での成績低下から，しばしば予測される。

選択的および分配注意

臨床的観察と同様に，実験研究の根拠においても統合失調症患者は健康な統制群よりも気が散りやすく，ターゲット刺激に選択的に注意を払う能力が障害されていることが示されている。両耳分離聴検査（Harvey and Pedley, 1989），即時の系列再生検査（ディストラクターあり，なしの両条件で）の障害は一般に，注意のそれやすさが増加していることを示している（Weiss et al., 1988）。

同時進行する2つの課題をモニターする能力を，ワーキングメモリの理論家たちは中央実行系の機能を測定するものと考えているが，分割された注意を測定する課題として考えることもできる。統合失調症患者はさまざまな聴覚，視覚，言語課題からなる二重課題のパラダイムにおいて健康な統制群よりも有意に遂行成績が良くない（Salame et al., 1998 ; Granhalm et al., 1996 ; Pukrop et al., 2003）。

注意の維持

注意の維持およびヴィジランス（覚醒）は「環境でランダムに生じる一定の小さな変化を検出し，それに反応するための準備状態」（Mackworth, 1948）と定義されるだろう。臨床研究でもっとも広く使用されている注意の維持に関する測度は，注意持続遂行検査である。この課題では，刺激（たいていはランダムな一連の文字か数字）が1度に1つ，短時間提示されることが，数分間続く。そして被験者はターゲット刺激に反応し，ディストラクター刺激に反応しないようにしなければならない。統合失調症患者は，ターゲットを見逃す誤りと，ターゲット刺激でないものに反応してしまう誤りの双方が健常な統制群よりもはるかに多い（Mirsky, 1988 ; Servan Schreiber et al., 1996 ;Elvevag et al., 2000b）。

社会的認知

対人関係の機能に使用される認知は社会的認知と呼ばれる。これらの認知過程は社会的な相互作用の基盤をなすものであり，感情を認識し，会話を理解する能力にかかわっている。統合失調症では，知覚，問題解決，知識，心の理論における社会的認知の障害が明らかになっている。

感情の認識は視覚，聴覚の感覚様式で検討されており，表情の感情認識や情動的な語調（プロソディ）の理解を通して検討されてきた。数多くの研究が，統合失調症患者では表情の感情認知課題の遂行で障害されることを示している（Edwards et al., 2002 ; Mandal et al., 1998 ;Morrison et al., 1988）。情動的な語調の理解に関する研究ははるかに少ないが，統合失調症患者は実際にこれらの課題に

表 2.1 統合失調症における認知処理

認知的処理システム	処理	機能の水準
一時的感覚貯蔵	アイコニック記憶	障害
	聴覚記憶	不明
ワーキングメモリ従属システム	音韻ループの貯蔵	不確か／軽度障害
	音韻ループのリハーサル	不明
	視空間スケッチパッドの貯蔵	不確か／障害
	視空間スケッチパッドのリハーサル	不明
一時的バッファー	短期記憶貯蔵	不明
	顕在記憶	不明
	潜在記憶	保持
長期記憶	意味的組織化	障害
中央実行系	反応の始動	障害
	方略の生成	障害
	プランニング／問題解決	障害
	セルフモニタリング	障害
	セットの移行	障害
	反応抑制	障害
注意	選択的／分配注意	障害
	注意の保持	障害

おいて、健常の統制群よりも一貫して成績がよくない（Murphy and Cutting, 1990 ; Hooker and Park, 2002）。社会的な手がかりの知覚に関する研究では、統合失調症患者で障害があることを示す研究のほうが多いが（Corrigan and Toomey, 1995 ; Ihnen et al., 1998 ; Corrigan and Nelson, 1998），障害がみられなかったとする研究もある（Morrison et al., 1988 ; Bellack et al., 1996 ; Joseph et al., 1992）。

統合失調症における社会的認知の機能障害は、社会的な問題解決（Addington et al., 1998 ; Sayers et al., 1995 ; Grant et al., 2001）と心の理論の領域にもみられる。後者は心の状態を描き出すメタ認知の能力をいう。統合失調症患者は心の理論の評価において、健康な統制群よりも一貫して低い水準の成績を示す（Frith and Corcoran, 1996 ; Pickup and Frith, 2001 ; Langdon et al., 2002 ; Tenyi et al., 2002 ; Greig et al., 2004）。

明らかになった認知処理の問題

表 2.1 は今まで述べてきた研究から明らかになった統合失調症患者の認知機能障害を要約したものである。認知処理のほとんどすべてに明らかな機能障害があ

る。明らかな問題がみられなかった唯一の要素は潜在記憶である。

認知機能の経過

　認知機能改善療法（CRT）をある治療状況に位置づけ，介入のためのターゲットを明らかにするためには，認知的機能障害の永続性と安定性を理解する必要がある。統合失調症の神経発達モデルは，神経心理学的な機能障害が，症状が始まるずっと以前から明らかであるとする知見と一致する。その後，認知機能障害は経過を通して比較的安定するが，統合失調症患者の生涯において，認知機能がかなり低下しやすい時期が存在するようである。一般に，初回エピソードの統合失調症患者の認知的なプロフィールは，慢性期の患者のものと類似する。しかし，障害の程度は慢性期になるほど，より重度であろう（Bilder et al., 2000 ; Kravariti et al., 2003 ; Saykin et al., 1994）。

早期の認知機能障害

　最近のいくつかの出生コホート研究によれば，統合失調症を後に発症する子どもは，情緒的な問題を持つ子どもや健康な統制群と比較し，4歳と7歳の時点で言語的，非言語的双方の神経心理学的検査の成績が有意に低く（Cannon et al., 2000），7歳の時点でのIQが低く，学業での達成度が低いということが示されている（Cannon et al., 1999）。別なコホート研究では，徴兵された10代の人を対象にその後の統合失調症の発症とIQの関係を検証している。徴兵された人の研究（David et al., 1997 ; Caspi et al., 2003）とハイリスク群の前向き研究（Ceonblatt and Obuchowski, 1997 ; Cosway et al., 2000）において，低い知的能力は統合失調症の発症の重要な危険要因であることが明らかになっている。

　症状が始まる時期と，おそらく病気の前駆症状の時期には，認知機能は一般的にかなり低下する（Kremen et al., 1998 ; Bilder et al., 2000 ; Cosway et al., 2000）。最初の急性期エピソードの後，数カ月間は認知機能のいくつかの側面（例：実行系の機能）は改善し，安定する。しかし引き続く期間の間に，慢性期の統合失調症患者は，健康な統制群に比して，有意な水準で全般的な認知機能障害を示し続ける（Hoff et al., 1992 ; Haas et al., 2003 ; Kravariti et al., 2003 ; Saykin et al., 1994）。

特定の認知機能障害の安定性

認知機能障害は統合失調症の経過全体を通して安定しているようにみえる。しかし，ある種の認知機能は精神病のエピソードと関連して，何らかの変動をみせることが多い（Rund, 1998；Fucetola et al., 2000；Heaton et al., 2001；Hijman et al., 2003；Kurtz, 2005）。これらの認知機能では，すでにいくぶんかの自然回復が示されているので，CRT の良い対象になりうると主張する人もいる。

Nuechterlein ら（1994）は統合失調症における認知機能障害を 3 つの種類，すなわち変化しにくい脆弱性指標，媒介脆弱性因子，エピソードまたは症状の指標にわけている。そして統合失調症患者の一親等の親族（例：Green et al., 1997）や，統合失調型人格障害の人々（例：Balogh and Merritt, 1985；Lenzenweger et al., 1991）の情報処理の困難さを示す研究が，認知的な異常が変化しにくい脆弱性指標となりえることの根拠になるとしている。彼らは皆，統合失調症に対する遺伝的脆弱性を有しつつ，発症はしていない人々である。しかしながら，これらの人々に共通する障害が脆弱性を表すものかどうかはわからない。そのような障害は統合失調症の症状を示さない人々においても存在するからである。そこで本章の概観の目的に即して，このような障害を「変化しにくい障害」と呼ぶこととする。Nuechterlein ら（1994）は，媒介脆弱性因子（この本では「長期にわたって変動する機能障害」）は，統合失調症と統合失調症を発展させる遺伝的リスクを持った人々において経過を通して障害がみられるという点で，変化しにくい因子に似ているが，媒介脆弱性因子はある程度は症状にも関係し，精神病的なエピソードの間かその直前に悪化するとしている。エピソードの指標は急性期のエピソードの間かその直前にのみ，機能障害がみられる認知機能である。

変化しにくい機能障害

注意持続遂行検査（CPT）は，ハイリスク群における認知的な異常を検出するために頻繁に使用されてきた。障害は統合失調症患者の子どもたち（Nuechterlein, 1983；Rutschman et al., 1986）や同胞，両親（Steinhauer et al., 1991；Mirsky et al., 1992；Chen et al., 1998；Chen and Faraone, 2000；Egan et al., 2000）にもみられているが，機能障害はより知覚的に負荷のかかる，複雑なタイプの課題に限って明らかになるようである。CPT で検出される異常は慢性的に症状が持続する統合失調症患者と寛解した統合失調症患者の両方でみられる（Wohlberg and Kornetsky, 1973）。したがって，注意の持続は，症状とは独立した変化しにくい因子として

現れるようである。

その他の特に変化しにくい認知的スキルとして，言語のスキル（単語の意味，単語の連想），言語流暢性，長期および短期の視覚・言語記憶，前注意的情報処理（逆向マスキング）（Rund, 1998 のレビューを参照）がある。統合失調症患者の一親等の親族に関する研究も，長期の顕在的な言語記憶（Ismai et al., 2000 ; Staal et al., 2000 ; Faraone et al., 2001）と言語流暢性（Chen and Faraone, 2000 ; Ismai et al., 2000 ; Laurent et al., 2000）は，この病気における変化しにくい機能障害であるとしている（Kremen et al., 1994 のレビューを参照）。

長期にわたって変動する機能障害

言語的なワーキングメモリの負荷が強くかかるバージョンの CPT を用いて，Nuechterlein と Green（1991）は，統合失調症の患者において，既存のワーキングメモリの障害が精神病のエピソードの間に悪化することを示した。縦断的研究のレビューでは，Rund（1998）は注意の持続，注意の範囲，実行機能（WCST によって測られる）も障害の経過を通して変化するものであることを示した。同様に，ワーキングメモリと実行系の障害が統合失調症患者の親族にみられており，遺伝子の役割が示唆されている（Conklin et al., 2000 ; Staal et al., 2000 ; Egan et al., 2001a, 2001b）。

エピソードの指標

潜在制止，Kamin のブロッキング効果といった，数多くの連合学習パラダイムでは，急性期や病気が治療されていない段階においてのみ，特異的な障害が示されている（Lubow et al., 1987 ; Baruch et al., 1988 ; Jones et al., 1992 ; Oades et al., 2000）。表 2.2 は統合失調症と関係のある障害の安定性を要約したものである。それぞれは十分に妥当な実証的根拠があるものである。

表 2.2　認知機能障害の安定性

安定した機能障害	慢性的に変動する機能障害	エピソードの指標
初期の視覚的処理	ワーキングメモリ	潜在抑制
長期記憶	実行機能	Kamin のブロッキング効果
注意の維持	注意	

老年期における機能障害の経過

最近，神経変性の過程が 65 歳を過ぎた統合失調患者において生じることを示す根拠が示されてきた。生涯にわたる施設収容を特徴とする，予後が良好ではなかった年配の患者たちはかなり重度な認知機能障害を示し，認知機能の衰退が疑われる（Arnold et al., 1994 ; Davidson et al., 1995 ; Harvey et al., 1998 ; Harvey et al., 1997）。しかし，より注目すべきなのは，一連の縦断的研究からの根拠である。それによると高齢の統合失調症患者の一部は，全般的で重い認知機能の低下を経験しており，その程度は健常な人の加齢による認知機能の低下よりも有意に重度であった（Friedman et al., 2002 ; Harvey et al., 2003）。この低下は高齢であること，教育水準がより低いこと，統合失調症の陽性症状が深刻であることと関係している。認知症の場合と同様に，認知的治療はこの急速な低下に対する防御策になるかもしれない。

さまざまな認知機能障害

異なるグループの人々は CRT に対して異なった反応を示すことが予測されるので，想定される障害のパターンを明らかにする必要がある。このことは人々を分類し，それぞれのグループに対する個別の効果を調べるのに役立つであろう。統合失調症患者は認知機能に関するすべての検査で同じように成績が低下するわけではないので，認知的機能障害の深刻さの違いは，特定の個人および障害の現在の段階だけでなく，特定の認知過程との関係でも表れる。しかし，周知のこととして，各々の心理検査で，患者群と健常群を区別するための検出力に差があり，特異的な障害を確認することは難しい（Chapman and Chapman, 1973, 1978）。心理測度のさまざまな弁別力は測度の分散と信頼性によるものであり，検査間でかなり差がある。統合失調症患者において機能障害を検出するのに非常に感度が高い検査である一方で，同じ機能に関する別検査ではほとんど障害を記録できないといった具合である。

認知機能障害は統合失調症において 1 つの認知的な因子でも全般的な機能障害でもいずれも完全には説明できない。ゆえに，特異的な障害があるにちがいない。

- 統合失調症患者の課題遂行のレベルは，慎重に難易度を合わせて選択された課題間でも異なるかもしれない（例：Calev, 1984a, 1984b ; Calev et al., 1991）。

- ある統合失調症患者において，複数の障害が互いに相関しないかもしれない（Hill et al., 2002）。
- 統合失調症と関連する障害は，IQ が健常である場合でさえ，しばしばはっきりと存在する（Kremen et al., 2001）。
- ある種の認知課題における統合失調症患者の成績は一般の人の成績を上回っている（例：Lubow et al., 1987 ; Baruch et al., 1988）。

障害の特定のプロフィールは明らかではないが，変化しにくい認知機能障害の領域がある。もっとも顕著なのは初期の視覚的処理，注意，記憶，実行機能であり，これらは統合失調症に関する研究で一貫して示されている。

認知プロフィールのばらつき

統合失調症では，数多くの認知機能領域において障害が明らかになってきたが，障害は非常にまちまちであり，認知機能障害のプロフィール，およびその程度にはかなりの違いがある。さらに言えば，統合失調症患者の約 4 分の 1 は認知に障害を受けていない（Palmer et al., 1997 ; Kremen et al., 2000b ; Weickert et al., 2000 ; Allen et al., 2003）。この違いは特定のタイプの CRT を準備するということに影響するかもしれない。特定の下位グループが明らかになれば，CRT の方法はそれぞれのグループのニーズに合わせることができる。認知的な遂行成績を基に下位グループを明らかにするために，4 つの方法論が用いられてきた。

1. クラスター分析
2. 下位グループへのあらかじめの（演繹的な）分類
3. 個人の認知プロフィールの評価
4. 症状にそった分類

統合失調症患者に神経心理学的検査のバッテリーを組み，その成績をクラスター分析にかけた結果，機能的に健常なグループ，全般的に深刻な機能障害を受けたグループ，1 つ，または複数の，ある程度の障害を受けた中間のグループ（彼らはしばしば実行機能か記憶のどちらかが優勢に障害されている）にわけられる傾向がある。(Heinrichs et al., 1997 ; Goldstein et al., 1998 ; Hill et al., 2002)。多くの研究者が，クラスター分析によって分けられた群は異なる下位グループを示すと主張しているが，それらは実際には連続的な症状の重症度にそった人為的な分類を反映しているだけかもしれない。

他の研究者たちは，あらかじめ考えられた原則に基づいて下位グループを特定しようとしており，大抵は病前か現在のIQを基にしている。Weickertら（2000）は117人の協力者を臨床的な基準に基づいて下位グループに分類した。(a) 10ポイントまたはそれ以上の全体的な知能の悪化を示す者，(b) 悪化を示す根拠がなく，一貫して低い，病前IQと現在のIQを示す者，(c) 知的低下がみられず，平均的な推定の病前IQを示す者の3つである。知能の悪化を示すグループは，実行機能，記憶，注意にも障害を示した。知的機能が低いグループは，前者で示されたものに加え，言語，視覚的処理に障害を示した。残りの平均的なIQのグループは，何らかの実行機能や注意に関する障害を示すが，ほぼ正常に近い認知プロフィールを示した。これらの臨床的に定義された下位グループは，クラスター分析のテクニックを用いて妥当性が示された。

　統合失調症患者を比較的高い能力のグループと低い能力のグループに分類している研究では，広範囲に及ぶ認知機能にほとんど違いがない（Kremen et al., 2001）。また初回エピソードの患者群では，両方のグループで記憶の障害がみられるが，高い能力のグループでは実行機能の問題が比較的少ないという結果が得られている（Bilder et al., 2000）。

　他の研究者は，神経心理学的な機能が正常範囲である統合失調症患者のグループに特化して検討している（Kremen et al., 2000 ; Holthausen et al., 2002 ; MacCade et al., 2002）。これらの研究は，このグループの患者が病因的に異なった下位グループを構成するかどうかを確かめようとしている。認知的に「正常な」（normal）患者は，現在同じ程度の知的機能を持った統制群の被験者よりも病前IQが高く，（Kremen et al., 2000 ; Holthausen et al., 2002），このような患者でも機能が低下していることがわかる。また，彼らは認知機能障害がある人々と同様のプロフィールの，臨床的には気づかれない程度の障害を示す傾向がある。これらの発見から病因的に異なったグループではないとする研究者もいる（Holthausen et al., 2002 ; Kremen et al., 2000）。結局のところ，グループをあらかじめ分類した研究の根拠は一貫していない。しかしながら，より低い機能の患者は広範囲の情報処理の問題を持つようである。

　研究者がグループ内の差異を検討するための第3の方法は，個別に認知プロフィールを評価することであり，これは事例研究（ケーススタディ），グループデザインのどちらでも使うことができる。Kremenら（2000）は損傷研究に由来する伝統的な臨床上の神経心理学的症状に基づいて，統合失調症患者の神経心

理学的プロフィールを個別に評価した。6つの下位グループ（a）左側頭葉，（b）前頭葉，（c）広範囲の機能障害，（d）正常の範囲内，（e）統合失調症の平均，（f）その他が抽出された。Allen ら（2001）も同じように側頭葉か，前頭葉の機能障害かによって被験者の分類を試み，約5分の1がそれぞれのカテゴリーにはっきり収まるということを示した。Shallice ら（1991）は5人の患者を事例研究のアプローチで検討し，患者がさまざまなレベルの全般的な機能障害を示す一方で，5人全員が実行機能の障害を示すとした。反対に，統合失調症患者10人を対象とした一連の事例研究では，Laws ら（1996）は大多数の人々は言語再生，既知の顔の呼称が深刻な障害を受けていること，何人かの患者では記憶と実行機能が独立しており，記憶が核となる障害であると主張した。

最後に，陰性症状，解体症状，陽性症状に代表される，異なる症状をもった統合失調症患者の認知プロフィールが検討されてきている。陰性症状が優勢であると定義されるグループは実行機能（Cuesta and Peralta, 1995 ; Bryson et al., 2001 ; Brazo et al., 2002, Greenwood et al., 2003），エピソード記憶（Brazo et al., 2002），ワーキングメモリ（Mahurin et al., 1998）の機能障害と関連がある。

実行機能（Greenwood et al., 2003），ワーキングメモリ（Daban et al., 2002），長期記憶（Brazo et al., 2002），注意（Ngan and Liddle, 2000）もまた解体症状（the disorganized syndrome）と関連している。現実検討の障害は，一般に認知機能障害と相関しないことがわかっている（Liddle and Morris, 1991 ; Basso et al., 1998）。

データは適用された方法論によって問題をもたらすことがある。それらは異なるサンプリングの基準によって違う下位グループを産出してしまう。十分な数のグループが定義されるか，グループの基準が十分に広い範囲のものであれば，サンプル内のすべての人を分類することが可能になる。しかしながら，データは時に「その他」とラベルづけされるような特異なグループを生み出す。一貫した下位グループは発見されておらず，分類は認知プロフィールのばらつきと同様に，おそらく症状の重症度を反映している。認知的に正常な人々でさえ，異なった課題間では認知機能の水準に差異がある。これは CRT が重症度のさまざまな範囲に適用可能であることを示すものかもしれないが，このような考えについての実証的根拠はまだ得られていない。

これまでの話

　統合失調症患者は一般的に，家族や環境要因を基準に期待される水準と比較して，相当な程度の認知機能障害ないし認知機能の効率の低下に苦しんでいる。これは統合失調症の発症以前から明らかである。症状が最初に始まる時点で，認知機能は何らかの低下を示す。しかしその後は，精神病的なエピソードと関連して何らかの変動を伴いつつも，障害の経過を通して認知機能は比較的安定するようである。ある種の注意機能の障害は精神病的なエピソードの間だけ現れる。特に予後が不良な一群は，その後の生活において顕著な認知機能低下をきたしやすいかもしれない。

　全般的な障害を背景にもちながらも，統合失調症患者はしばしば前注意的処理，ワーキングメモリ，長期の顕在記憶，実行機能，注意，および社会的認知で特異的な機能障害を示す。これらの機能障害の程度とプロフィールは患者間で大きく異なっている。これらの特定の認知的処理の要素は，その改善をCRTの個別の目標に定めることで，介入の適切なターゲットになるだろう。あるいは，広範囲の課題で障害がみられることを説明する，共通の非効率的な認知過程について明らかにすることができれば，認知介入のための焦点がより定まるだろう。次章ではこの可能性について探っていくことにする。

第3章
認知機能障害の説明
Explaining cognitive dysfunction

　これまで統合失調症の認知機能障害について概観し，広範な認知領域で障害があることを述べてきた。CRT プログラムを開発する上で，それぞれの認知領域の障害の性質と他の認知領域との関連について詳しく理解する必要がある。こうした取り組みを通して，統合失調症の認知機能障害を包括的に説明する理論が導き出せるだろう。

　これまで取り上げてきた知見は2つの点で曖昧なところがある。まず，報告されている研究のほとんどが神経心理学的検査を用いていることである。神経心理学的検査は特定の心理機能に寄与する脳領域の損傷を評価する検査である。こうした検査の標準値は患者の成績の評価に有用であるが，神経心理学的検査は一般的に複雑な認知処理を要するので，特定の詳細な認知処理だけを駆動させるものではなく，どの認知処理の障害かを正確に特定できない。第2に，神経心理学的検査よりも詳細な認知処理を評価する実験心理学的な認知課題を用いても，それぞれ詳細な認知処理を個別に評価することが難しいことが挙げられる。たとえば，詳細な認知処理として明らかなものとして記憶の符号化，貯蔵，想起があるが，統合失調症ではそれぞれ独立して低下していると考えられるものの，これらのそれぞれの過程は，たとえば注意機能のような別の認知処理に影響を受けるだろう。このように，どのような検査でも行動成績が低下した場合，それは多様な機能の障害の結果として表れている場合が多いと考えるべきである。さらに認知機能障害ではなく，動機づけや感情といった非認知的な要因も行動成績の低下に寄与するだろう。

神経心理学的検査の行動成績が意味するもの

　前述した問題を克服するために，それぞれの神経心理学的検査に関与する認知領域を細かく同定しようと試みられてきた。このような試みの代表例として，統合失調症の認知機能障害の研究でもっとも良く用いられる検査であるウィスコンシン・カード分類検査（Wisconsin Card Sorting Test：WCST ; Grant and Berg, 1948）が挙げられる。この検査はさまざまなレベルで実行機能が必要とされるので，検査成績の解釈は容易ではない。たとえば，達成カテゴリー数が低下していたとき，考えられる要因として以下のものが挙げられる。

- 新しい正答カテゴリーを発見し保持する（抽象化）
- 以前の正答カテゴリーに基づく反応を新しいカテゴリーに基づいて反応するよう切り替える（以前に強化された反応を抑制する）
- 現在保持している正答カテゴリーに基づく反応ルールに注意を向け保持する（持続的注意）
- 正答カテゴリーに基づく反応ルールを保持する（ワーキングメモリ）

　非常に多くの研究がWCSTの適切な遂行に必要な実行機能を細かく詳細な過程に分けて捉えようと試みてきた。そうした研究のアプローチは以下の3つに分けられる。

　1つは探索的因子分析を行ってWCSTの成績に寄与する認知処理の要因を探索するアプローチがある。多くの研究で因子分析により2か3の因子が抽出されている。たとえば，3因子解ではWCSTの成績は保続誤答，保続ではない誤答，カテゴリー保持の失敗といった因子に分解されることが多い（Greve et al., 1998, Koren et al., 1998）。2因子解を報告している研究でも誤答要因（保続誤答と保続ではない誤答）に加えて，カテゴリー保持の失敗が抽出されている（Greve et al., 1998）。そして後半の誤答要因は問題解決能力（Greve et al., 1996, 1998），抽象化と持続的注意（Greve et al., 1995 ; Koren et al., 1998），言語的長期記憶（Greve et al., 1998）と相関することが報告されている。しかし，カテゴリーの保持の失敗と他の神経心理学的検査の成績とはあまり関連していなかった。他方で，因子分析による同様の研究でもこれらの知見に一致しない報告もある。それは1つにはサンプルサイズの違いや対象の違い（健常成人と臨床群を混ぜるかどうかなど）によるものだろう。

2つめのアプローチとして，WCSTの行動成績と他の神経心理学的検査の成績との相関を検討することである。これは高い相関があれば2つの指標には同じ認知機能が寄与していると想定されることを前提としたアプローチである。いくつかの研究でWCSTとはワーキングメモリや構えの変換，言語流暢性，抽象化，注意と相関があるが（Gold et al., 1997 ; Glahn et al., 2000），ワーキングメモリとの関連はなかったという報告もある（Stratta et al., 1997a ; Perry et al., 2001b）。

　3つめはWCSTの教示を変えて，必要となる認知処理を操作するアプローチがある。Hartmanら（2003）は，WCST遂行にあたってワーキングメモリの負荷を操作することで，統合失調症患者と対象健常者群での成績の差が非常に大きくなることを示した。ワーキングメモリの負荷が小さくなるよう手がかり刺激を呈示しても，患者群では成績低下が改善しなかった。他方でワーキングメモリへの情報の符号化の速度を変えると成績は正常レベルに改善した。RossellとDavid（1997）はプランニング，ワーキングメモリ，自己モニタリングを促進するような課題の修正は統合失調症患者にとって効果があることを示した。Pantelisら（1999）はWCSTに類似する課題で同様の手続きを行ったが，慢性期の患者では新しいカテゴリーを発見することができず，カテゴリーの変化と概念の形成が低下していたと報告している。

　WCSTの成績低下を説明するさまざまなアプローチがあるが，知見が一致しないのは注目すべきである。ある知見は持続的注意や問題解決，抽象化，プランニング，構えの変換といった実行機能が中核的であると強調しているが，言語的ワーキングメモリと言語的長期記憶を混同していたりする。研究間でサンプルサイズの違いが異なる結果をもたらしうるし，他方で逆に群間の違いが結果に影響することもある。もし行動成績が個人個人の認知機能の長所・短所に依存するものであれば，ある患者はワーキングメモリの障害によってWCSTが低下するだろうし，他の患者は抽象化や注意などの障害によってWCSTが低下するだろう。それゆえ，グループ研究ではWCSTに関わる認知処理を確実に理解するのは難しいだろう。

実験認知心理学

　CRTは特定の認知機能を改善させるようデザインされなければならないが，これまでの報告では詳細に検討されてこなかった。認知機能をターゲットとする

上で実験心理学的なアプローチは有効であると思われる。実験心理学における認知課題の多くは健常者の標準データが集まっていないことが多いが、認知課題は特定の詳細な認知機能を評価できるものが多く、これまで統合失調症患者と健常対象者でも検討されてきた。

統合失調症の認知機能障害が意味するもの

一時的感覚貯蔵

注意や知覚，処理速度といった早期の情報処理障害はさまざまな認知機能障害を引き起こす。たとえば注意範囲テスト（Span of Apprehension paradigm）は特定の詳細な認知機能を評価する課題として有用である（Estes and Taylor, 1964；2章に詳述）。この課題は，短時間に呈示される文字列の中に特定の文字が存在するか探索させるものである。統合失調症患者は健常対照者よりも検出できるターゲット数が少ないことが知られている。この課題ではいくつかの認知処理が必要となるだろう。1つは文字列の視覚像を感覚記憶として貯蔵する過程である（それぞれの文字の位置や色，大きさも含む；Neisser, 1968）。この文字列の情報は感覚記憶から視覚的，言語的ワーキングメモリに変換され，情報が内言でリハーサルされて保持される（Sperling, 1960）。ターゲット刺激の探索は，感覚記憶やワーキングメモリの状態の時に行われる（Estes and Taylor, 1964）。

統合失調症患者では，たとえ探索する文字列をわずかな量にしても（ワーキングメモリの負荷が小さくなる），この課題の成績が低下するので，感覚情報の段階で重大な障害が生じているといえる。この段階の障害についていくつかの説明が提案されている。1つは，統合失調症患者は視覚探索，すなわち視覚的な注意の定位，切り替え，焦点の解放が障害されている可能性がある。2つめは，文字列に注意が定位されても処理される情報が少なくなっている，つまり注意のスポットライトの範囲が狭いためにたくさんの注意の変換が必要になっている可能性がある。3つめとして，反応開始の遅さが課題全般での処理の低下に寄与している可能性がある。現時点ではこれらの説明（表3.1参照）を分離し明確化する知見はほとんどないが，それぞれはワーキングメモリの中央実行系の障害として捉えることができるだろう。

表 3.1　一時的感覚貯蔵における障害

機能	機能水準	可能な説明要因
初期視覚処理	障害	非効率的な視覚検索（注意制御）
		注意の焦点化の狭さ
		反応開始の遅さ

ワーキングメモリ従属システム

　感覚記憶は次にワーキングメモリに転送されるが，ワーキングメモリのモデルでは2つの従属システムが存在する。ワーキングメモリに障害が起きた場合は，きちんと感覚処理が完了していない感覚記憶の情報がワーキングメモリへ転送させる過程で生じると考えられる。もし従属システムへ適切に情報が転送された場合，障害が起こるとすれば符号化，保持，想起の3つの処理段階のいずれか，あるいは複数の段階で生じることになる。符号化とはワーキングメモリで情報が保持され始める段階のことで，刺激に注意を向けて，ワーキングメモリに転送された後に最初に形成される表象に相当する。貯蔵は記憶として保持されている情報の減衰の割合によって評価される。よく貯蔵されている情報はリハーサルによって保持されている。実行機能に障害が生じるとリハーサルが十分にされなくなり，選択的注意の低下によって保持している情報が干渉されやすくなる。想起は符号化されて保持されている記憶を読み込む過程のことを言う。

符号化

　符号化に異常があるかどうかは，たとえば遅延反応課題で即時再生させることで評価できる。統合失調症では遅延期間がないのに空間記憶課題の成績が低下することが多くの研究で報告されている（Carter et al., 1996；Keefe et al., 1995；Fleming et al., 1997；Hartman et al., 2003）。天井効果（成績がそれ以上上がらないため，群間で成績に差がないと判断されてしまうこと）のために障害がないとする知見があるが（Javitt et al., 1997；Snitz et al., 1999, Tek et al., 2002），視空間的なワーキングメモリの符号化過程の異常は比較的軽度に存在する。符号化の障害は視覚的（Rabinowics et al., 1996；Lencs et al., 2003），言語的，聴覚的（Javitt et al., 1997；Rabinowics et al., 2000）および自己受容感覚（Javitt et al., 1999）についての情報の記憶でも見られる。

　処理速度の低下もワーキングメモリの符号化障害に寄与するだろう。たとえば，Hartmanら（2003）は，遅延反応課題のうち遅延が全くない条件で課題の難易度

を変えても統合失調症患者の成績が低下していたことから，課題の刺激を長く呈示する必要があることを示唆した。

また符号化障害の別の説明としては選択的注意の障害が寄与するというものがある。選択的注意が障害されれば，符号化が困難になったりワーキングメモリとして保持するためのリハーサルが困難になる（Oltmanns et al., 1978）。選択的注意は課題非関連の情報を抑制し，課題関連の情報への処理を優位にさせる処理である。統合失調症では注意の転導性が高いために選択的注意が低下していることが示されている（Goldberg et al., 1998 ; Harvey and Serper, 1990）。Brébion ら（2000b）もまた選択的注意課題（ストループ・テスト）とワーキングメモリを評価する数唱テストの成績が相関することを報告している。同様に Barch と Carter（1998）もストループ課題での反応時間がやはりワーキングメモリを評価する発話スパンテストの成績と強く相関することを報告している。このように選択的注意がワーキングメモリに影響するのは確かだが，記憶の符号化過程と保持のどの過程に影響しているかを区別することは難しい。

保持

ワーキングメモリの保持は遅延期間を操作した時の再生成績の違いで評価することができる。保持能力が保たれていればたとえ全般的に認知機能が低下していても，遅延期間の変更によって再生成績が変わることはないだろう。このような結果は視空間，視覚，聴覚，自己受容感覚などの記憶課題で示されている（Keefe et al., 1995 ; McDowell and Clementz, 1996 ; Javitt et al., 1997, 1999 ; Hartman et al., 2003）。しかしこれに一致しない報告も多くあり，そもそもワーキングメモリの障害は統合失調症で比較的軽度であるため，ワーキングメモリ負荷が非常に高い課題において初めて成績低下が見られると考えた方がいいだろう（Snitz et al., 1999 ; Tek et al., 2002 ; Lencz et al., 2003）。

処理速度が低下することによるリハーサルの不良は記憶の保持の障害を引き起こすことになる。特に記憶の負荷が大きい時は顕著になる。Salame ら（1998）は統合失調症患者を読み能力に応じて「低処理速度群」，「高処理速度群」に分けて，ワーキングメモリ課題を行った。低処理速度群においてのみ健常者群よりもさまざまなワーキングメモリ課題（系列再生課題，数唱テスト，コルシ・スパン課題）の行動成績が低下していた。これらの研究では選択的注意の障害とワーキングメモリが関連することを示しており，高い記憶の負荷がある状況ではリハーサルの

不良が顕在化することを示している。最後に実行機能の障害がリハーサルを不良にしている可能性がある。しかしリハーサルが不良であっても短期の保持の低下を十分に説明できる訳ではないとする知見がある（Goldberg et al., 1998）

　ワーキングメモリ従属システムに関わる知見を表 3.2 に示した。これらの知見は処理速度の低下，選択的注意，実行制御を含むワーキングメモリの障害を説明するための認知過程の要素の障害に関した多くの主張があると思われる。一時的感覚記憶貯蔵についても実行制御の障害として説明できるだろう。

表 3.2　ワーキングメモリ従属システムの障害

機能	機能水準	可能な説明要因
符号化		
空間	（中程度の）障害／不明	遅い処理速度
視覚	障害	選択的注意
言語	障害	
聴覚	障害	
自己受容	障害	
維持	混合した結果	遅い処理速度
		選択的注意
		実行制御

エピソード・バッファー

　エピソード・バッファーはワーキングメモリ従属システムと長期記憶からの入力を受けており，実行機能によって制御される。それゆえ，私たちはエピソード・バッファーの低下はこうした下位システムのいずれかの異常によって生じるという仮説を立てている。しかし，エピソード・バッファーは比較的新しい概念で（Baddeley, 2000），その機能的障害は統合失調症では直接的に検討されていない。

　エピソード・バッファーはいわば文脈情報の運び屋のようなもので，認知課題の中で不適切な情報を抑制したり，ワーキングメモリとして情報を保持したり，注意を持続させる機能を説明するために Cohen と Servan-Schreiber（1992）によって提案された概念である。彼らの理論では文脈情報とは，課題を適切に遂行するためにいつも意識上に保持されるべき，課題内容，目標といった直接的に重要な情報を指している。このような文脈情報は，多次元的な情報を含み，ワーキングメモリ従属システムや長期記憶にアクセスしてエピソード・バッファー内に保持される。こうしたことから，エピソード・バッファーの障害は課題を適切に行う

上での文脈情報の理解，保持の障害をきたすことになるだろう。統合失調症における文脈情報の理解に関わる障害を示す根拠については本章の後半で言及するが，概してこれまでの根拠は結果が明確で，共通した結果が見られている（Servan-Schreiber et al., 1996 ; Cohen et al., 1999 ; Elvag et al., 2000a, 2000b ; Barch et al., 2001）。

文脈情報の保持過程は，それぞれ独立した表象の生成，保持，操作に寄与する処理過程が複合した過程と見なせる。エピソード・バッファー内の特定の情報は中央実行系によって選択的注意が向けられ，しっかりと保持され，課題の進行に応じて処理されていく。それゆえ文脈情報の保持の障害は中央実行系の障害としても説明することができる（表3.3 参照）。

表3.3　エピソード・バッファーの障害

機能	機能水準	可能な説明要因
文脈処理	おそらく障害	表象と文脈維持のための単一機序 実行制御

長期記憶

第2章で紹介した根拠によると統合失調症では潜在的な長期記憶は障害されていないことが示されている。ここでは顕在的な長期記憶の障害について焦点を当てる。顕在的な長期記憶は，記銘（符号化），保持（貯蔵），想起（再生）の3段階の過程から成る。顕在的記憶課題の成績低下はこれらの過程の1つ，もしくは複数の段階の障害で生じることになる。

記銘（符号化）

記銘の障害は記憶課題で学習された項目の即時再生の再生率で評価できる（もちろん再生の障害を考慮しなければならない）。即時再生の成績は統合失調症患者群では，健常対象者よりも1標準偏差下回ることが知られており，軽度の障害であることが示されている（Saykin et al., 2001 ; Gold et al., 1992 ; Paulsen et al., 1995 ; Albus et al., 1996 ; Tracy et al., 2001）。

記憶ではない認知処理が記銘過程に影響することが知られており，3つのアプローチの研究がある。(a) 記憶課題の成績と他の認知領域の課題の成績との相関を検討し，記憶への影響を評価する，(b) 記憶ではない認知処理をよく統制した記憶課題を用いる，(c) 記憶以外の認知課題の成績を揃えて被験者群を分けて，記憶課題の成績を比較する。

注意の影響

統合失調症群において，持続的注意（Chen et al., 1997；Binder et al., 1998）や全般的な注意機能（Gold et al., 1992）と顕在的な長期記憶（言語性と視覚性）の遂行成績との間では有意な相関は見られなかった。同様に，注意機能の能力を考慮して対象群を統制しても患者は顕在的記憶の課題成績は低下していた（Rushe et al., 1999；Saykin et al., 1994；Gold et al., 1995）。それゆえ，さまざまな指標で評価される注意機能の障害は顕在的な記憶の符号化にはあまり影響しないといえる。

処理速度の影響

統合失調症では健常者よりも情報の処理速度が低下している。処理速度が速ければ，符号化において記憶項目をリハーサルして頑健に保持できるようにする時間があるが，統合失調症患者では符号化の表層的な水準から深い水準まで処理効率が低下していると考えられている（Brebion et al., 1998；Holthausen et al., 2003）。

実行機能の影響

意味理解まで行われるような深い処理水準での符号化は，単純に知覚する程度の表層的な処理水準よりも記憶の固定が優れている。統合失調症患者は言語情報を記憶するために意味的特徴に注目しないので，結果として浅い処理しかされないことが知られている（Koh et al., 1973；Gold et al., 1992；Brebion et al., 2001；Iddon et al., 1998；Holthausen et al., 2003）。この問題は統合失調症のエピソード記憶の障害の基礎にあると考えられてきた。

意味的に記憶を組織化することが困難であることの説明として，方略を用いなかったり，意味処理そのものの障害がある可能性がある。統合失調症患者は視空間的記憶課題や言語記憶課題で，効果的な記憶方略を用いて臨むことが難しいことが知られている（Iddon et al., 1998；Seidman et al., 2003）。しかしながら，課題に適した方略を示唆しても健常者群と同程度の行動成績に達しないことから（Cutting et al., 1985；Iddon et al., 1998），課題全般で方略を用いることができないことが，符号化における意味処理の低下に寄与するとは言い切れない。

意味処理の影響

言語流暢性の低下は統合失調症での深い水準での意味処理の困難さに寄与するという仮説がある（Allen and Frith, 1983；Goldberg et al., 1998）。統合失調症患者に

おける意味プライミングの処理が低下するという知見も，意味カテゴリーが健常者のように組織化されてないことを示している（Spitzer et al., 1993）。結局のところ，方略を用いないと長期記憶の符号化の低下に大きく寄与するといえるが，全般的な意味処理の障害は符号化をさらに低下させる要因になる。

保持（貯蔵）

保持は記憶した項目の忘却率で評価される。言語的なエピソード記憶課題についての最近のメタ分析では，健常者群は即時再生できた情報の 85 〜 93% は保持できるが，統合失調症群は 74% しか保持できないことが示されている（Cirillo and Seidman, 2003）。このデータからこのメタ分析を行った研究者たちは統合失調症患者では忘却率は軽度であるものの，健常者群よりは有意に低下していると結論づけている。同様の傾向は非言語的な記憶課題でも示されている（Goldberg et al., 1993；Gold et al., 2000）。しかし，Gold ら（2003）は，統合失調症患者と健常対照群の即時再生の成績を揃えると，言語的記憶でも視覚的記憶でも遅延再生の成績がほぼ同じであったことを報告している。このことから，忘却過程は即時再生できた量に依存するといえる。

検索（想起）

検索は，ふつう，検索処理がさまざまな範囲で支持される課題間の成績を比較することによって測定される。自由再生は検索のためのサポートがもっとも少なく，手がかり再生や再認は，検索のための努力が少なくて済む。したがって，検索の障害があると，自由再生の障害と正常な再認記憶ないしは手がかり再生を結びつけた成績パターンが示されるだろう。しかしながら，検索のサポートは，実際は，検索障害よりもむしろ貯蔵に帰因する記憶痕跡の減退ないし固定化の乏しさの代償であるかもしれない。

統合失調症における再認記憶に関連する結果は混在しており，軽度から中等度の障害があることを示した研究がある（Calev, 1984a, 1984b；Goldberg et al., 1989；Nathaniel-James et al., 1996；Ragland et al., 2003）一方で，再認記憶に障害がないことを示す研究もある（Paulsen et al., 1995；Danion et al., 1999）。記憶研究におけるメタ分析において，Aleman ら（1999）は，再認記憶は統合失調症において障害されているが，再認記憶の効果の大きさは再生（重みづけ効果量の中央値は，再認が 0.64，再生が 1.21）に比べて有意に小さいと結論づけた。しかしながら，ほとんどの研究は，難易度について再生と再認課題のマッチングに失敗している。課題がマッチされた場合，慢性でない人々は再生と再認の間で相違がないのに対して，慢性

の統合失調症患者は再生において大きな障害を示した（Calev, 1984a, 1984b）。

　統合失調症の人々が効果的な記憶方略を自発的に用いるのを失敗することは，符号化の低下をもたらすということを，私たちは主張してきた。これらの障害はまた，検索処理へのマイナスの効果を持つ可能性がある。検索は，長期記憶の貯蔵中の効果的な探索に頼っており，それは方略過程によって促進される。長期記憶内の材料の組織化における問題もまた，検索のための適切な情報の同定を妨げがちである。統合失調症における長期記憶障害を説明する，処理の障害は，表3.4に要約されている。次に，実行機能の障害が再び，強力な概念としてでてくる。

表3.4　長期記憶の障害

機能	機能水準	可能な説明要因
符号化	障害	遅い処理速度 方略使用の障害 意味的処理の障害
貯蔵	不明／中程度の障害	
検索	不明／中程度の障害	方略使用の障害 意味的処理の障害

実行機能

　中央実行系は一般に，部分的システムとして理解されており，その中の構成要素の処理は，異なる障害を受けていると思われる。特定の実行系要素処理と認知のその他の領域における障害を区別する試みはほとんどなされておらず，特にワーキングメモリは実行課題での成績の大きな割合を説明することが示唆されてきた（Goldman-Rakic, 1991）。

　たとえば，WCSTのような実行機能課題での遂行障害は，記憶システムのそれぞれに貯蔵された表象の障害に帰因することができるだろう。入力刺激がないと，効果的な実行処理は（貯蔵された表象の形式での）操作のために利用可能な材料の質および量に依拠するので，中央実行系は冗長的といえる。たとえば，実行機能についてのテストとみなされているHaylingテストのパフォーマンスもまた，実際はワーキングメモリと長期記憶の貯蔵に依拠しているかもしれない。テストの第1部は（A）文脈中で意味をなす単語で，文章を完成するよう参加者に求めるもので，第2部は（B）文脈中で意味をなさない単語で，文章を完成するよう参加者に求めるものである。したがって，非常に優勢で意識しやすい完成語は，抑制されるはずであり，代わりの言葉を選択し，それから，その単語は実際

には文章を完成していないというチェックが意識的になされているのである。この第2部が実施されることによって，もっとも効率的で方略的な手段は，対象（たとえば意味的に関連があったり，部屋の中で見つけられるもの）のカテゴリーから単語を選択することである。この新しいカテゴリーもしくはスキーマの活性化の高い水準は，自動的に有力な反応を抑制し，文章に無関係な単語の生成を促進するための手がかりを提供する。この過程は，方略の生成と実行，反応の抑制，自己モニタリング，選択的注意などを含む多くの実行処理に依拠している。加えて，意味的に関連する単語に対して，カテゴリーは長期記憶（内的構造は組織化されていないか，急速に減衰するかもしれない）から活性化されるべきであり，そしてエピソード・バッファー中の文脈表象を形成するために課題教示を組み合わせて用いられるべきである。あるいは，カテゴリーは，ワーキングメモリの中で維持されるかもしれない。それから，単語のこのカテゴリーの選択と使用は実行機能に依拠しているが，貯蔵は，エピソード・バッファーないしはワーキングメモリの容量と効率に依拠するはずである。したがって，Hayling課題中の方略の使用は，実行機能のみではなく，ワーキングメモリ従属システム，エピソード・バッファーおよび，長期記憶にも依拠していると思われる。

　ShalliceとBurgess（1966）は，Hayling課題を完成するために用いる多くの構成要素処理は，前頭葉損傷患者において，さまざまな転帰の測度との相関によって区別がつくということを示した。第1に，パートAとBの成績の相関は限りなくゼロに近い。このことは，パートAの競合スケジューリングシステムと，パートBの監督注意システムの使用を反映しているということを示している。第2に，パートBにおける正答反応の2つのタイプは区別される。すなわち，方略が使われた正答と，方略が使用されていない正答である。正答反応の両方のタイプにおける完成エラー数で負の相関がある一方で，それらは，別々の処理を反映しているように思われる。方略と関係した正答反応は，ワーキングメモリ内の方略の生成と維持の能力を反映していて，方略と関係していない正答反応は，モニタリングとエラーの訂正を反映していると仮定される。

　上記の例に沿うと，Goldman-Rakic（1991）は，実行機能を測ると言われているテストでの統合失調症の遂行の障害は，ワーキングメモリ機能障害に関してのみ説明可能であると主張した。しかし，結果は混在しており，WCST以外の実行課題の研究は，ワーキングメモリ仮説を常に支持してはいない。たとえば，Rusheら（1999）は，統合失調症がハノイの塔課題（プランニング・テスト）に

おいて有意な障害を示す一方で，空間的ワーキングメモリ課題においては有意な障害を示さなかった。

　流暢性課題は，実行機能（記憶からの効率的で方略的な検索を開始し，実行すること）（Allen and Frith, 1983 ; Allen et al., 1993）と長期記憶の意味的組織化の両方に依拠していると主張されている（Goldberg et al., 1998）。それらはまた，処理速度からも影響を受けるかもしれない。言語流暢性課題は，特定の基準にもとづいた単語をすばやく生成することを参加者に求める。統合失調症の人々は，文字流暢性課題に比べて，カテゴリー流暢性課題において大きな障害を示す（Gourovitch et al., 1996 ; Bokat and Goldberg, 2003）が，これは流暢性課題の失敗が検索（もしくは実行）障害に関してのみで説明することができるわけではなく，カテゴリーと文字の流暢性が同様に障害されていたためであることを示唆している。カテゴリー流暢性の障害の区別は，意味的処理障害が流暢性障害に貢献している可能性を示唆している。これらの結果の一貫性について，Vinogradovら（2003）は，統合失調症の人々（健常統制群でなく）にとって，語彙決定反応時間と意味的ネットワークの両方が，有意に独立してカテゴリー流暢性に関連していると示した。したがって，カテゴリー流暢性障害は，検索処理と意味的組織化の両方の障害の結果として生じる可能性がある。

　まとめると，実行課題での成績は，情報処理システムのその他の領域中の障害によって低下するかもしれないということである（表 3.5）。しかし，ワーキングメモリ問題は，実行課題におけるパフォーマンスの減少のすべてを説明することはできないといことが明白であり，統合失調症の診断が中央実行系の障害と関連するということに疑う余地がない。

表 3.5　実行機能の障害

機能	機能水準	可能な説明要因
方略使用と維持	障害	長期記憶の障害 ワーキングメモリの障害
反応抑制	障害	セルフモニタリングの障害
流暢性	障害	反応開始 方略的検索 意味的処理の障害 処理スピードの遅さ

注意

Cowan のモデル（Cowan, 1988）では焦点的注意は記憶表象をもっとも活性化させる過程であると示している。私たちのモデルでは，記憶容量を操作する課題は短期的な記憶の貯蔵を評価できるので，注意機能はたとえば注意範囲課題，符号課題，二重課題などで評価することができるだろう（表 3.6）。注意資源と注意の実行的制御については第 2 章で言及したように，統合失調症で低下することが知られている。

表 3.6 注意の障害

機能	機能水準	可能な説明要因
容量	障害	ワーキングメモリ従属システムとエピソード・バッファーの容量
制御	障害	実行機能（管理）の障害

認知機能障害を説明する要因としての実行機能の障害

実行機能の障害は，実行機能そのものを評価する課題だけでなく低次の視知覚，ワーキングメモリ，長期記憶，エピソード・バッファー，注意などを評価する課題の成績低下に大きく寄与している。実行機能はメタ認知に深く関わる認知機能である。メタ認知とは今行われている認知処理を意識的に制御する能力のことを言う。それゆえ認知機能障害に対する介入はメタ認知をターゲットとすることが理想である。

他の認知領域の障害に対する社会的認知の影響

社会的認知機能は情報処理的な認知領域（非社会的認知領域）と密接に関係するが，その関係について，情報処理的な認知は社会的認知に対して必要条件であって十分条件ではないだろう（情報処理的な認知領域は社会的認知を規定するということ）（Penn ら 1997a）。これら 2 つの認知領域は情報処理の異なる段階に位置づけられる。社会的認知はより全体的な認知処理段階のある特殊な領域に対応するといえる。このことは，両者の認知課題の行動成績が相関はするものの，それぞれの課題で求められる認知処理がまったく対応していないことから示される。また，たとえば「社会的知能」は動作性 IQ，言語性 IQ，他の認知課題とそれほ

ど強くは相関しないし（Sternberg et al., 1995），統合失調症における社会的認知機能の分散の25%程度しか，他の認知領域の行動成績は説明できない（例：Wykes et al., 1990, 1992 ; Bellack et al., 1994）。

このように社会的認知とそうでない認知領域との関係はそれほどわかっておらず，多くの研究が社会的認知の障害を正確に理解するためにこれらの関係について検討している。

多くの情動認知についての研究は，行動成績の低下が情動特異的な障害を反映するのか，表情認知の障害を反映するのかを明らかにするために情動処理を課題操作することで区別しようと試みてきた。一般的に，統合失調症患者は情動認知そのものよりも表情認知が障害されていることが知られている（Morrison et al., 1988 ; Mandal et al., 1998 ; Edwards et al., 2002）。しかし，そうではない報告もある（Novic et al., 1984）。さらに患者自身の顔に対する表情認知を評価した研究では，健常者群よりも評価の正確さが低下し，表情や言語による情動表出も低下していた（Borodら 1989 ; Schneider et al., 1990）。最近の総説では，統合失調症患者は表情の理解と表出は共に低下しているが，特に恐怖や不安といった不快感情に対する刺激には非常に敏感であると結論づけられている（Mandalら ; 1998）。

表情写真を用いた研究だけでは，行動成績の低下を説明する理論として社会的認知特異的な認知機能の障害が存在するのか，それとも社会的認知以外の障害で説明できるのか区別することが難しい。情動認知はしばしば初期の視知覚処理と関連することが報告されてきた（Addington and Addington, 1998 ; Kee et al., 1998）。しかし，さらに持続的な視覚的注意や（Addington and Addington, 1998 ; Bryson et al., 1997），意味関連処理（Whittaker et al., 2001），実行機能（Bryson et al., 1997 ; Whittaker et al., 2001）とも関連することが報告されている。

社会的手がかり理解課題もまた初期の視知覚処理（Corrigan et al., 1994 ; Sergi and Green, 2003），言語的な長期記憶（Corrigan et al., 1994 ; Sergi and Green, 2003），WCSTの行動成績（Lancaster et al., 2003），文脈理解能力（Penn et al., 2002）と関連することが報告されている。

心の理論（他者の意図を推測する能力）はメタ認知能力の1つであり，しばしば実行機能と関連することが示されてきた。それほど意外ではないが，統合失調症でも心の理論が低下することが知られており（Greig et al., 2004），その低下は実行機能（WCST，TMTのB版）や，言語的な長期記憶（Pickup and Frith, 2001 ; Greig et al., 2004），IQ（Pickup and Frith, 2001 ; Greig et al., 2004）などと相関する。しかし，これら

情報処理的な認知領域の低下で，心の理論の障害をすべて説明することはできないだろう。表3.7に社会的認知の障害と他の認知領域の障害との関連について示した。

表3.7 社会的認知の障害

社会的認知機能	関係する説明可能な全般的認知処理
感情の知覚	表情認知 初期視覚処理 視覚的注意の維持 意味的検索 実行機能
社会的手がかりの知覚	初期視覚処理 言語的長期記憶 実行機能 文脈処理
心の理論	言語的長期記憶 実行機能 IQ

認知機能検査の成績低下に寄与する他の要因

認知機能検査の成績低下が特定の専門的な認知処理の低下を直接的に反映しているわけではないことは前述の要約からも明らかなことである。特定の認知領域をさらに細分化した処理過程は相互作用しているので，ある検査の成績が低下したとき，どんな処理過程の異常でも説明できてしまう。加えて，検査の遂行成績は，治療（特に薬物治療）や，気分，動機づけといった認知機能によらない要因によっても影響を受ける。表3.8に要約を示した。

表3.8 認知の遂行に影響する非認知的要因

影響する非認知要因	認知機能上の影響
治療	不十分で一貫しない効果
抑うつ	言語的長期記憶の障害 言語的ワーキングメモリの障害 遅い処理速度
動機づけ（陰性症状）	実行機能の障害 遅い処理速度 注意維持の障害 ワーキングメモリの障害 長期記憶の障害

治療

　統合失調症患者が感じるある種の認知機能の発揮の困難さ（cogntive difficulties）は障害そのものよりも，治療の結果として生じると考えられてきた。前頭葉ロボトミーや電気けいれん療法といった侵襲的な治療から，定型抗精神病薬や新規抗精神病薬といった薬物治療まで，治療に対する認知機能障害への影響が検討されてきた。本書で，認知機能障害は発症以前から生ずるものがあることや，精神症状や薬物治療の効果によらずに観察されることがあるとすでに述べた（たとえば，Saykin et al., 1994）。それゆえ，すべての認知機能障害が治療の結果として生じる訳ではないといえる。

　かつて行われていた侵襲的な治療法はほとんどのものが認知機能に対して影響がなかったと報告されている（Harvey, 2004）。薬物治療による副作用の1つである遅発性ディスキネジアによる認知機能の発揮困難は副作用が見られる群とそうでない群での比較で明らかであるだけでなく，重篤度にも関連する（Paulsen et al., 1994）。当然のことながら，薬物がこれら両方の原因となるのではなく，認知機能の発揮困難が遅発性ディスキネジアの出現のリスク要因になる可能性もある。薬物治療の認知機能への悪影響を直接に評価することが難しいのは，薬物が精神症状の改善を通して直接的にしろ間接的にしろ認知機能を改善させる効果があるからである。さらに，現在行われている薬物治療は認知機能を改善させることが示唆され，悪化させることについては明確ではないと報告されている。薬物治療の認知機能障害への改善効果については5章で述べる。

抑うつ

　一般的に抑うつ状態のある患者は処理速度，注意，記憶，実行機能が低下しており，寛解するとこれらの低下も改善する（Lemelin and Baruch, 1998 ; Nebes et al., 2000 ; Austin et al., 2001）。抑うつは統合失調症患者で共通してみられる精神症状であり（Birchwood et al., 2000），認知機能障害の少なくとも一部は抑うつ症状によって説明できるだろう。統合失調症において抑うつは主に言語的な長期記憶，ワーキングメモリの記銘や処理速度と関連する（Brebion et al., 1997b, 2000b, 2001 ; Holthausen et al., 1999a）。しかし抑うつ症状だけでは統合失調症の記憶障害を十分には説明できないように思われる。

動機づけ

WCST において成績に応じて金銭報酬を与えるというインセンティブを付与しても成績が向上しないという研究から，統合失調症における動機づけの低下が行動成績の低下を引き起こすわけではないことが示された。このことについては第 5 章で詳しく論じるが，陰性症状（無感情，無気力状態を含む）が実行機能，処理速度，持続的注意，ワーキングメモリ，長期記憶の低下と関連することを示す多くの研究があることを覚えておくべきである（Bryson et al., 2001；Nieuwenstein et al., 2001；Donohoe and Robertson, 2003；Heydebrand et al., 2004）。

統合失調症の統合的な認知理論

統合失調症の認知機能障害は広範で複雑な要因が相互作用して生じる。こうした複数の障害が存在することは CRT について簡潔なモデルを設計する上で問題となる。認知機能障害について明確な枠組みを持たずに CRT を実施するとなると，個々の認知領域を対象として計画することになり不適切な介入にならざるを得なくなるだろう。本章の冒頭でさまざまな認知領域の障害は実行機能の障害で説明することができると述べた。次のセクションでは統合失調症の心理学的理論がどのようにこれまでの知見を統合し，統合失調症に特異的な精神病理を説明できるかについて論じる。

メタ表象

Frith ら（Frith, 1987, 1992；Fith and Done, 1989）は統合失調症の基本的な認知機能障害は一種のメタ表象（二次表象）の障害であると考えた。見たり聞いたりすることで形成される知覚表象を一次表象というが，メタ表象は一次表象に対して生じるもので，知覚したものに対する思考などを反映する。メタ表象の障害は統合失調症では以下の障害をもたらすと考えられている。(a) 意志に基づく自発的な行動，(b) セルフモニタリング，(c) 他者の心理状態を推測する能力。このモデルは，実行機能に関する Shallice と Burgess のモデル（1996）とも非常によく対応する。

意志に基づく自発的な行動

「意志に基づく行動（willed action）」とは，内的に生じる意図による行動で，ワーキングメモリの中央実行系（Shallice と Burgess の注意監視システムに相当する）

によって制御されるようなものである。さまざまな要因によって意志に基づく行動が障害される。まず内的に生じる何らかの手がかり（internal cues）に気づいて行動を開始すること，言い換えると目標や意図，習慣化されていない行動の意図がうまく生じないといえる。このことは，流暢性やプランニング課題の成績低下の要因にもなるだろう。第2に，意志に基づく行動の障害は，習慣化された行動（ShalliceとBurgessの競合スケジュールに基づく行動）を修正したり，中止することができなくなるので，こうした自動的な反応は制御されないままになってしまう。こうしたことによって，不適切な反応（注意がそれやすい，解体した行動）や反復行動（保続）が現れることになる。こうした不適切な行動は実行機能や注意機能を評価する課題で，広く統合失調症患者で観察される。

セルフモニタリングの障害

　自分が行った行動が自己由来であると認識できるためには，行動や意図の生起によって自動的に生じるフィードバック情報（運動指令の中で脳から身体へ流れるもののほかに，フィードバックとして脳に戻ってくる信号のこと）である「随伴発射（corollary discharge）」によるセルフモニタリング・システムが存在するとFrithは提案した。このシステムは，自分自身が考えたり行動したという意志（will）を生み出し，自分が行った行動と，外的な要因で生じた行動とを区別する処理システムである。Frithは統合失調症患者は随伴発射によるセルフモニタリングが障害されているので，患者自身の意図で行った行動が自己ではない外的な主体によってもたらされたものだと誤帰属（misattribution）してしまうと考えた。Frithはこうした随伴発射の処理過程は自動的であると考えたが，これまでの研究からはこのシステムは中央実行系の機能と見なす研究が多い。

他者の心理状態を推測する能力の障害

　Frithはセルフモニタリングは「心の理論」，すなわち他者の心理状態を推測する，もしくは表象として保持する能力とも共通する処理であると考えた。心の理論は中央実行系によって制御される認知処理で，統合失調症では不良であることが知られている。他者の心理状態の推測も含めたメタ表象，意志に基づく行動，セルフモニタリングはすべて中央実行系の機能と言うことができる（しかしFrithは随伴発射という中央実行系にはない自動的な処理過程を付加して捉えている）。実行機能が明瞭に低下している統合失調症患者でFrithのモデルを支持する知見が出てきている。さらに，他の情報処理機能の障害も実行機能の障害に帰せられる知見が出てきている。注意の制御は実行機能の障害である，長期記憶の

低下は実行機能を使って記憶に最適な方略を使用することが困難になったためである．エピソード・バッファーは実行機能の制御処理に対応する，ワーキングメモリの保持システムは一部は選択的注意に影響を受ける，初期視知覚処理は視覚探索（注意制御を伴う）の影響を受ける，などである．Frith のモデルを支持する研究はこれまでセルフモニタリング機能と精神症状との関連しかみていないので，それゆえ，実行機能との関連について検証されていない興味深い仮説はまだ多くあるだろう．

文脈情報の利用

Hemsley によると，統合失調症では基本的な障害として外界に対する知覚に対する記憶スキーマを調整すること（たとえば，不必要な情報に注意を向けないこと）が困難である（1987, 1993, 1994, 1996, 2005）。正常な認知機能が発揮できれば，文脈を理解することによって記憶スキーマが活性化し「期待」や「反応バイアス」といった，その後の感覚入力に対する予測処理が生じる。こうした現在起きている事象の感覚入力と記憶スキーマとを統合する機能が障害されると，文脈に関係ない内容の感覚入力，長期記憶からの出力が意識上に上ってきてしまう（侵入思考のような形で）。この状態では発声や行動がうまく制御できず，解体した奇妙な行動を起こしてしまうことになる。加えて事象に対する異常な知覚経験によって，不十分で間違った根拠で物事の原因を結論づけてしまう不適切な帰属認知をする傾向が高まる。たとえば，統合失調症患者で確率的な推論課題で健常者に比べて十分な情報に基づかずに意思決定する者がいることが示されている（Garety and Freeman, 1999）。こうした知見は統合失調症患者ではこれまで学習した記憶スキーマに基づく判断よりも，今知覚している環境情報に非常に影響を受けやすいことを示しており，結論へ「飛躍」してしまうのである。

統合失調症で見られる自発的な行動の欠如は，対処しがたい異常な知覚経験，思考を軽減させるための対外的に「回避的」なコーピングの現れであると考えられている。さらに，異常な知覚や情報の過剰入力は目標志向行動を実行するのを困難にさせるのに十分な問題である。

こうしたモデルを支持する知見が，複数の刺激を前注意的に連合させる過程を評価する行動実験によって示されている。たとえば，潜在制止課題，Kamin 妨害課題，ネガティブ・プライミング課題，驚愕反射を指標としたプレパルス抑制課題などがある。統合失調症では特に急性期において，通常観察される先に呈示さ

れた刺激に対する反応が次に呈示される刺激への反応に影響する効果が見られなくなることが報告されている。

　Hemsleyの理論を支持する知見は多くあるものの，それらは急性期の患者を対象とした研究が多い。中には潜在的抑制は罹病期間が12カ月以上になると正常化するという知見もある（Gray et al., 1995b）。しかしながら一貫した情報処理の障害はこのモデルには一致する。まず，反応抑制，注意制御，意味記憶の体制化，文脈処理の障害は，文脈に関係しない内容が意識に侵入（intrusion）するという精神病理学的な説明と一致するだろう。次に，解体した行動や反応抑制の低下は情報過多状態が目標志向行動を妨げるという説明とも一致する。

　CohenとServan-Schreiber（1992, 1996, 1999）らは「課題を適切に実行するために必要な文脈情報を表象化したり維持する」ことが困難であり，この障害で統合失調症で観察される広範な認知機能障害が説明できると述べた。文脈情報の表象は妨害要因に対して課題関連情報を明確に捕らえ，保持していくために必要である。こうした文脈情報はさまざまな情報からなる。たとえば，特定の情報の事前知識，一連の事前情報（課題で示される文章など）の処理の結果，課題の教示のような抽象的な情報などである。

　こうした理論を支持する知見は臨床的研究ではなく，ちょっと変わっているが計算論的モデルを検証する研究から由来している。この研究では，さまざまな認知課題（ストループ課題や，CPT，語彙判断課題など）で文脈処理を困難にさせる操作を行い，統合失調症患者に似た行動成績が現れることが示されている（Cohen and Servan-Schreiber, 1992）。私たちも以前にストループ課題とワーキングメモリ（発話スパン・テストを用いて）の行動成績が相関することから記憶の符号化過程に選択的注意を向けるのが困難になっていることを論じた（Barch and Carter, 1998）。しかしながら，こうした相関は文脈処理の障害としても説明できるかもしれない。CohenとServan-Schreiberのモデル（1992）によると，文脈表象は課題非関連の情報（たとえば，ストループ課題における色名を読むこと）に影響されず課題に関連する情報（文字を読む）を優位にさせることに寄与するとされている。発話スパン・テストでは一度に一連の単語が被験者に提示され，単語を再生することと，単語を用いて文章を作成することが求められる（文章を作成させることで，単語のリハーサルが困難になる）。このような手続きが単語を増やしながら繰り返される。文脈表象は新しい文章を生成するために用いられるので，この障害は文章作成も単語の再生も困難にさせることになるだろう。

他に統合失調症患者と健常者を比較した研究がある。Servan-Schreiber ら（1996）は AX-CPT を用いて，未治療の初発統合失調症患者と慢性期の患者とを比較した。AX-CPT はパソコンのスクリーンにアルファベットの文字が 1 文字ずつ提示され，被験者は A の後に X が提示された場合に反応することが求められる。それゆえ A は X の出現についての文脈的手がかりとなる。さらにこの課題では，2 つの操作がされており，1 つは A の後に X が続く系列が高頻度で提示されることである。この系列が高頻度で出現するので，X が提示されれば反応しようという反応傾向が高まると考えられる。統合失調症患者は B-X 系列（B の後に X が提示される）で誤答することが多く，A に対して文脈表象を駆動させることが困難であることが示唆される。もう 1 つの操作では，刺激間間隔を変えることで文脈情報を長時間保持できるかどうか検討した。統合失調症患者は刺激間間隔が長い条件で B-X 系列での X に対する誤答が有意に多かった。このことからも，患者は文脈表象を保持することが困難であることが示された。同様の結果は別の研究でも示されている（Cohen and Servan-Schreiber, 1992 ; Barch et al., 2001）。
　この領域についても一致しない知見がいくつかある。Elvevag ら（2000a, 2000b）は，CPT やストループ課題，視空間認知課題で心に留めるべき文脈情報の保持時間を操作して検討し，統合失調症の参加者が多くの課題で文脈処理に帰結できる特別な障害を示さなかったことを見いだした。

ワーキングメモリ

　Goldman-Rakic（1987, 1991）は統合失調症の基本障害をワーキングメモリの障害と考えている。彼女のワーキングメモリの定義は，Baddeley ら（1974）の保持している情報の処理よりも短期的保持を強調した説明，とは異なっている。Cohen らの文脈表象仮説のようなワーキングメモリが行動を誘導するような機能を強調している。Goldman-Rakic はさまざまな実行機能を評価する認知課題で見られる統合失調症の成績低下はワーキングメモリによる行動を誘導するための表象を保持する能力が障害されたためであると述べている。たとえば，WCST を適切に遂行する上で，カードを分類するための正答カテゴリーは眼前に見える形で示されるわけではないのでワーキングメモリによって保持されなければならない。あるいはストループテストの場合は，被験者は反応葛藤を抑制して文字の色名を読み上げ続けるために課題の教示をワーキングメモリとして保持する必要がある。ロンドン塔課題の場合は，目標とする最終的な塔の形態とこれまで行って

きた塔の配置をワーキングメモリとして保持しなければならないだろう。言語・デザイン流暢性課題の場合は，生起した表象を保持して表出する過程でワーキングメモリが必要となるだろう。

このように Goldman-Rakic の理論は，多くの課題について，適切に行うための方略がうまく使えない，保持できないと考えられる場合にワーキングメモリや実行機能の障害として説明できるだろう。しかしながら，必ずしもワーキングメモリを必要としない実行機能を評価する課題もあり，その成績低下をこの理論で説明するのは困難である（たとえば，Rushe et al., 1999）。

注意・処理資源の利用

Nuechterlein と Dawson（1984）は統合失調症の広範な認知領域の障害を注意・処理資源の利用の困難さとして捉えられると提案している。この理論は統合失調症で見られる行動成績の低下が適切な制御，心的な努力，注意や処理資源の適切な配分（たとえば，持続的・選択的注意，ワーキングメモリ）を必要とする課題でよく見られ，受動的・自動的処理（たとえば潜在記憶）を伴う課題では見られないことに一致している。注意・処理資源の低下は以下のような原因で生じると考えられる。

- 処理資源量は低下していないが，課題で求められる実行機能による反応が低下する
- 課題に関連しない刺激に対して不適切に処理資源が配分される
- 通常は自動的な処理で反応する課題状況で，処理資源を配分する制御処理が必要になった場合
- 処理資源量が減少している

この理論は最近のセルフモニタリングや方略の使用といった機能を評価する実行機能についての知見を十分に説明できるものではない。この理論に従えば，統合失調症患者は課題をこなす上で処理効率が悪いが，しかし質的には健常者と変わらない処理能力があるということになる。

トップ・ダウン的処理か，ボトム・アップ的処理か？

認知的な情報処理は複雑でシステム間の相互作用によって実現されている。認

知課題での成績低下はさまざまな認知処理，非認知的な要因（たとえば気分や薬物療法）で説明できるだろう。統合失調症の認知理論はこれまで報告されてきた多くの認知領域における障害を統一的に説明することを試みてきた。そのアプローチは認知理論ごとで大きく異なっている。たとえば，Hemsley の理論は Frith の理論と異なって，認知機能障害をトップダウン的，すなわち中央実行系による意識的な制御による処理ではなく，ボトムアップ的，すなわち自動的な処理過程の障害として捉えている。言い換えると Frith は主に意識的処理を強調したのに対して，Hemsley は意識的処理と潜在的（自動的）処理が関わるようなレベルでの認知処理に注目している。しかしこの理論だと，実行機能を改善させる過程を説明することができない。

　私たちがここで述べてきたモデルは主に精神症状とさまざまな認知機能障害を包括的に説明できるよう発展してきたものである。しかし社会生活機能との関連を明確に説明するモデルはないので，こうしたモデルが CRT の開発にどれだけ寄与するかは不明なところがある。私たちは一貫して実行機能はほとんどの認知領域の障害の基本的な部分を説明できると強調してきた。統合失調症では最適な行動を誘導するスキーマ（文脈表象の保持やワーキングメモリ，メタ表象を処理する）を保持することが困難であることは多くの研究者たちが同意していることである。私たちは，実行機能，とりわけメタ認知による制御が認知機能障害への介入のターゲットとなることを今後論じる。そしてこのアプローチがさまざまな状況でも適用できる汎用的なモデルであると論じる。そして実行機能を，認知機能障害と社会生活機能との関連を説明するモデルに位置づけて論じようと考えている。

　本章と前章を通して，グループ研究間で結果が一致しないという乖離（患者の個人差から由来する）について論じてきた。統合失調症の認知課題の行動成績は非常にばらつきが大きく，正確な評価は個人個人の認知機能における長所・短所を考慮に入れなければならない。認知機能障害の改善に取り組む臨床家と研究者は，どの認知機能検査を用いても成績低下の説明はいろいろあることを念頭に置かなければならない。そして治療プログラムを考える上で個人個人の長所・短所を考慮に入れた仮説を考え，それを検証するアプローチをすべきである。障害されている認知領域の背景にある過程について明確なモデルを作らないと認知機能改善の取り組みはいい加減で効果のないものになってしまうだろう。さらに，具体的訓練を考える上で潜在的記憶といった統合失調症において保たれている認知

領域を有効に生かすよう考える必要もある。本書の後半ではCRTの発展にとって重要である認知機能と機能的予後との関連についてのモデルについて触れ，介入によってどの認知領域がもっとも改善が期待されるかについて論を展開していく。

第4章
統合失調症の認知機能障害になぜリハビリテーションを行うのか？

Why rehabilitate cognitive deficits in schizophrenia?

　これまでの章で，統合失調症の診断の鍵となる認知機能障害について明らかにしてきた。認知機能障害の中心となる前注意，注意，ワーキングメモリ，長期記憶，さらに実行機能などは，その性質上，日常生活と密接なものである。たとえば，注意を維持することに問題があれば，テレビ番組や会話の内容を理解することが難しくなる。また，記憶に問題があると，買い物に行っても何を買ってくるのか，いつ病院に行くのかなどということを忘れてしまう。実行機能に問題があると，新しい状況を解決しようとするたびに大きな努力が必要となってしまう。認知の問題のある統合失調症の患者が望んでいるのは，認知機能障害がリハビリテーションの対象となること，また，効果的な介入によって現在の生活の質（QOL）がよくなることである。

　認知の問題をリハビリテーションの対象とする必要がある，ということが私たちの主張の中核となるものである。それは，その効果が現時点での機能に対してのみならず，統合失調症のその他の側面に対しても幅広く及ぶためである。全体的な転帰はもちろんのこと，生物―心理―社会モデルを構成する要因や，転帰に影響を与える要因に対しても，その影響が及ぶことが実証されている。一般に，認知は転帰を予測する因子として想定される。リハビリテーションの主要なターゲットとなるためには，認知がその他の予測因子に比して有意な説明変数となる必要がある。介入の主要なターゲットとするために，認知と機能の間に関連があることを確証し，さらに因果関係があることを提案する必要がある。そうすることで，認知における変化が，機能に影響してくる可能性があることを推定できる。

こうして，この関連性を実証しようとする研究は，次のような問題につながっていく。

Q1：認知的指標は，横断的にも縦断的にも転帰と何らかの関連があるのだろうか？

Q2：認知的指標は，リハビリテーション後の転帰に何らかの関連があるのだろうか？

Q3：認知的指標は，たとえば症状のような他の要因に比べて重要なウェイトがあるのだろうか？

介入のターゲットとする認知は，全般的な転帰に関連する，あるいは，特定の機能領域に関連するものである。認知は，転帰を直接変化させるというよりは，治療の中に組み入れることでリハビリテーションの進展の速度を左右する。例としては，職業的リハビリテーションや社会的スキルの学習に関わることなどである。図 4.1 では，このような関係についての予測モデルを示している。

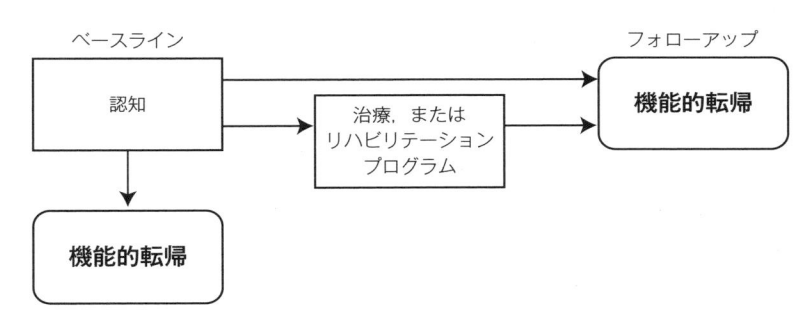

図 4.1　機能的転帰を予測する鍵となる認知的ターゲットについての関連図

転帰を考慮する場合，機能的潜在能力，機能的パフォーマンス，機能的転帰との間に区別をつける必要がある。機能的な潜在能力とは，行動を生み出す個人の能力のことである。機能的パフォーマンスとは自然な状況で実際に生み出された行動のことである。機能的転帰とは，潜在能力，パフォーマンス，能力の低下に対する社会や個人の反応の（総和の）ことである。このうち 3 つめの転帰の影響については，John Wing の用語，ハンディキャップ（社会的不利）として知られているものである（Wing, 1978）。統合失調症の患者の場合，その転帰は，症状（例：陽性症状を形成する幻覚や妄想）の寛解の程度を基にして測られる

ことが多い。これは、臨床的な転帰とよばれており、精神的苦痛や日常生活に関わるものとして重要である。機能的転帰全体は、さらに一連の特定の領域（例：仕事、買い物や予算をたてることなど独立した生活に必要なスキル、社会的生活）に分けることができる。あまり配慮されることはないが全般的な回復に重要となる領域には、生活への満足感（通常、生活の質（QOL）と称される）や自己効力感や自尊心などがある。このような転帰については、主観的な経験として示されてきた。

統合失調症患者の生活と臨床的な経過

　転帰の領域と、その中にある機能の範囲を明らかに区別するためには、どのような（臨床的な）経過が予想されるのかを最初に検討する必要がある。また、医療サービスや治療における変化が、通常の病状の経過に影響を与えるのかどうかということについても知る必要がある。たとえば、特別な治療が長期的な転帰に対しては有害な影響を与える可能性、ないしは、特別な医療サービスの構造（例：施設における治療）が、好ましくない転帰に結びつく可能性があるかもしれない。このようなことを考慮にいれない限りは、通常の病状の経過は影響を受け、潜在的な転帰を過小予測、あるいは過大予測してしまうかもしれない。統合失調症に対するいかなる新しい治療によっても機能の改善がもたらされるように、現実的な目標を設定することが可能であるだろう。この自然な経過は、一様に好ましくないものと考えられる傾向にあるが、実際は、多様でまったく異なるたくさんの転帰が次のようなものを含んでいることがわかってきている。

- 単一エピソードのあるもの
- 急性症状が寛解しているがエピソード的な経過を伴うものであり、予後因子から予測されるよりも機能がよくないもの
- 全般的に好ましくない機能（の状態）を背景としながらも症状が変動する慢性的な経過

　転帰に関するメタ分析の研究は、1985年から続いているが、Hegartyら（1994）は、医学的な介入は、統合失調症患者の転帰全体を劇的に改善することはないとしている。転帰とは、はっきりとした定義が難しいものであるが、Hegartyらは、転帰に関する3つの領域を示している。その3つとは、症状（回復した場合、寛

解した場合，残遺症状なしに回復する場合），社会的機能（社会復帰をしている場合，していない場合），および自立の程度である。1世紀にわたって，統合失調症と診断された人々のうち40.2%が3つの領域のうちのどれか，あるいはすべての領域において良好であった。Hegartyらは，10年を追うごとに回復率の変動がみられるのは，統合失調症の定義の厳密さによるものであると結論づけている。しかし，この要素が考慮に入れられたとしても，抗精神病薬の追加開発によって，社会的な転帰がよくなった患者の割合はたしかに上がっている。中等度から良好な状態になった患者の率は，20世紀の初頭には25％であったのが1990年半ばには35％にまで上昇した。このように，新たな治療が転帰の状態を改善しているという根拠は存在するのだが，さらに改善の余地もまだまだある。

　同様に，Dick Warner（2004）とGlynn Harrisonら（2001）は，統合失調症の患者の半分以下は，全体として良好な転帰があったと結論づけている。しかし，Harrisonらは，症状や障害が存在していても，患者の5分の1が仕事を継続することが可能であるとしている。その後の一連の研究では，転帰の多様性が再び示されているが，このときのベースラインとなった患者は，重度で慢性的な障害をもっていた。バーモント州で32年間に及ぶフォローアップ研究を行ったHarding（1987a）は，全体の2分の1から3分の2にいたるサンプルに，かなりの改善や回復をみた。同様に，長期滞在型のイギリスの病院における研究（Wykes and Dunn, 1992；Leff and Trieman, 2000）では，5，6年にわたって社会的行動や臨床的症状の評価ではそれぞれ大きな変化はなかったが，多くの患者に精神科治療への依存が少なくなる傾向がみられ，友人の数にも改善がみられた。Wykes（1994）は，自ら調査した慢性の患者のうち16％が現在雇用中であり，38％がベースラインでは高度に精神科ケアへの依存があるにもかかわらず，自宅居住が可能になったと報告した。

　これらの研究で報告されている転帰は，罹患後多くの年数がたってもさらに回復をみせている患者の場合は変動しうるものとなる。このような変動性は，反応のよい精神医療サービスの存在に影響されている可能性がある。たしかにWykesとDunn（1992）の研究は，卓越したリハビリテーションの中心をなすと考えられるサービスにおいて実行された。近年，長期的な転帰に関する比較が，Hardingの研究におけるバーモント州のグループと，メイン州のグループとの間で行われたが，その転帰は，この結論を支持するものであった。バーモント州の患者たちが良好な転帰を示したのは，コミュニティへの積極的な関与を重視した

先駆的なリハビリテーション・プログラムを利用できたためであったかもしれない。バーモント州の患者は，その他にも住まい，仕事，社会的な機会をさまざまに与えられていた。このような機会があったことで，伝統的な治療（DeSisto et al., 1995, 1999）のみ受けていたメイン州のグループと比べて，より変化に富む好ましい経過をたどった。このことから，もし適切な薬物治療（Hegarty et al., 1994）や，包括的なリハビリテーション・サービス（Harding et al., 1987a, 1987b）が提供されれば，慢性疾患の患者にとっても転帰は改善されうるといえよう。

統合失調症の経過に関する研究の転帰は，それぞれに異なるサンプリングの方法や分析の種類，診断の基準，さまざまな治療歴が用いられてきたことに影響を受けている。そのため，積み重ねられてきたさまざまな研究が，良好な転帰を示した患者の割合について同様の結論を示していることは，驚くべきことである。これらのデータは，統合失調症が悲観的な転帰をたどるとみなされていた古い時代の記述とは相反するものである。ここから示唆されるのは，次のようなことである。治療の転帰に関する明るい見通しが根底にあり続ける必要があること，また，仮に早い時期から機能の困難があった場合でも，支持的なリハビリテーションと回復のための医療サービスは全経過を通じて必要である。

当事者の視点からみた，臨床経過・転帰・リカバリー

良好な転帰や良好な機能を評価するには，疫学研究者や，ヘルスケアの専門家や医療サービス提供者らによって受け入れられるさまざまな定義がある。しかし，本書では，そのような評価について，当事者とあまた相談する必要性を強調してきた。良好な回復をきたす要素になりえるのはどのようなものと当事者は考えているのだろうか？　私たちが当事者と相談すると，そこには表 4.1 に示されるような動機がある。

表 4.1　患者自身の回復についての考え方
- 他の人のように恋人や仕事を持てるようになりたい。
- 友達が欲しい。
- 望むときに料理し，食事できるようになりたい。
- 宿泊施設ではなく，自分の家で生活したい。

研究者や臨床家たちは，このようなリカバリー（回復 recovery）の要素を，職

業機能，社会的機能，生活スキル（料理や掃除など），および精神医療のサービスへの信頼などの項目として位置づけている。これらは，精神医療サービスを利用している患者が切望することである。当事者は，これらの抱負が達成される途上をうまく表現している。それらは，リハビリテーションをとおしてのみでなくいわゆるリカバリーの過程のパラダイムによっても達成されるものである。リカバリーにおいて，障害をもった人々は，リハビリテーションにおいて積極的な役割を担うこと，および希望こそが成功の鍵であることを知らされる。Deegan（1997）は，リカバリーの過程には3段階があることを記している。それは，病気の否定，絶望，店に行くといったような小さな個人的な成功を生み出す希望，の3段階である。これは，受動的な受け取り手ではなく，積極的で責任感のある人々の考え方である。それは，リハビリテーションが受動的な人々に主になされるという，歴史的な考えとは対称をなすものである。リハビリテーションは患者のリカバリーの過程を自然に育むような環境を提供するものである，とするのが現代の考え方である。この定式化（フォーミュレーション）で，リハビリテーション・サービスと個人の接点からさらに転帰が生じる。それは，彼らの自由な裁量が増えること（エンパワーメント）であり，すなわち，リカバリーに自ら積極的に関わろうとする患者の能力が増えることである。

リカバリーの予測

　リハビリテーションの努力とリカバリーの機会をどの程度利用できるかに応じて，転帰は変化しうるものであるが，低いレベルや低い確率のリカバリーであれば改善することはおそらく可能である。そのような目的のためには，どのような要因が好ましい転帰と関連しているのかを明らかにする必要がある。このような関連要因に関する知識があれば，代償的なサポートやリハビリテーションを行う介入が転帰をよくすることを明らかにする助けとなる。この本で着目しているのは認知面であるが，認知を改善するどのような介入も，あらゆる治療の効果を阻害したり高めたりする，その他の要因を考慮に入れることを必要としている。治療は，ある特定のグループや，統合失調症の過程における特定の時期に制限される必要があるかもしれない。また，阻害要因を明らかにする研究が行われることで何らかの示唆が得られるかもしれない。リハビリテーションの介入がもっとも望ましい精神的風土において行われたとすれば，それは確実にリカバリーのパラ

ダイムと適合するものだろう。

　まず1つめに，リカバリーに影響を与える要因を査定するための参照枠を与えることを目的として，何らかの理論的なモデルをもつことが重要である。統合失調症にたいていあるのは，脆弱性とストレスの両方をもつものであり，精神病の症状エピソードの予測をもたらす，いくつかのタイプの要因を相互につなげるものである。遺伝子やその他の生物学的な要因は，統合失調症の診断的な枠内にあてはまる行動や経験を発現させやすい傾向の原因となるかもしれない（が，決定因ではない）。環境的な要因は，罹患しやすい傾向の表現に影響を及ぼすかもしれない。このようなモデルは，最初にZubinとSpring（1977）によって提案され，何度も修正が加えられてきた（例：Nuechterlein and Dawson, 1984）。次のモデルは，現在，3つの主な構成要因からなる。その3つとは，脆弱性要因，回復力の要因，脆弱性や回復力と相互作用をもつストレス要因のことである。脆弱性要因は，通常，生物学的要因（例：生化学的な異常）と個人要因（例：低い自尊心）にわけられる。回復力要因は，社会的要因（例：支持的な家族），生物学的要因（例：適確な薬物治療），個人要因（例：異常な知覚への対処技法）にわけられる。ストレス要因は，一般的に感情表出やライフイベント，刺激過剰な環境といった環境要因のことである。精神病性のエピソードが発現する傾向は，これら3つの要因のすべての相互作用によるものである。

　経過に関連する単純なモデルは1章で示したが，表4.2には関連要因の一覧を

表4.2　統合失調症の発症と寛解に関わる要因

	脆弱性要因	ストレス要因	回復力要因
生物的	遺伝子（例:COMT遺伝子）生理反応	出生前（例：母体のインフルエンザ感染，飢餓） 周産期（例：無酸素症） 麻薬の使用	薬物療法
心理的	認知的思考の乏しさ	ライフイベント 日常生活上の衝突	対処技法
		高度な認知的思考の要請（例：特定の社会的環境におかれた場合など）	メタ認知
社会的	社会スキルの乏しさ	家族や周囲のスタッフの非難，過干渉	社会的サポート（例：友人，家族，福祉サービス）
		長期的な問題（貧困，劣悪な住環境など）	

載せている．私たちのモデルである CRT に関わってくるため，私たちは，回復力要因にメタ認知をつけ加えている．メタ認知は，認知的な相違を認識し，これらの問題を克服したり，補正をするような行動の変化を同定するのに，非常に有用である．

　これらの種類のモデルは，症状の転帰に対処するために発達してきたものであるが，そのために，認知的要因はさらに細かく分けられる．

　（a）エピソードと関連する要因で，エピソード間について，正常とははっきりとした違いはないもの，（b）慢性的に変動する要因で，初回のエピソードの時期とそれ以前の時期からは明らかに異常があるが，病相期に際立って悪化するもの，（c）安定的な要因で，急性症状のエピソードや経過の進展に伴った変化はないが，正常の状態と比べればこの疾患のすべての段階において明らかに悪化するもの．2章では，この詳細について論じている．この区別は，その他の転帰とも関連あるものである．この後の概観では，ストレス脆弱性モデルにおける役割を明らかにするために，認知との関係におけるさまざまな要因について述べる．私たちは，その他の変数との相互作用や影響について特に興味を持っている．

生物学的な要因

　遺伝子要因が統合失調症に関与していると示唆されてはいるが，世界中の標本の中で遺伝子マーカーが追試されるようになったのはつい最近のことである（Bray et al., 2003）．これら遺伝子マーカーもまた，実行機能や記憶といった認知機能が減弱することに関連している（Eagan et al., 2001a ; Bilder et al., 2002b）．まだ明らかになっていないのは，認知の低下をもたらす遺伝子の存在が，統合失調症において，不良な転帰をもたらすのかどうかということや，これらのマーカーが治療の効率に，その他の障害に対する薬物治療の有用性や副作用に対して与えるのと同じように影響を与えているのかどうかということである．しかし，遺伝子の影響は，極限の潜在可能性とみなされることであり，認知機能に対する治療や教育を含めた，環境による影響によって何らかの変化があることもまた明らかである．

人口統計的，および罹病歴の要因

　統合失調症の発症は，しばしば思春期の終わり頃から青年期のはじめにおこることが多い．それは，教育，仕事，および社会生活が経験され，新しい反応の仕

方が学習される時期にあたる。発症の時期が早いという事実は，さまざまな方法で機能に影響を与えることになるだろう。この年齢では，統合失調症の発症にふつう伴ってくる奇妙な知覚に順応しようとするばかりでなく，急性のエピソードによって，病院で家族や友人と離れて時間を過ごすため，彼らは社会的な役割を広げる機会ものがす。記憶システムや社会的認知，実行機能は，思春期後期にも発達が続くため，早い時期の発症というだけで認知への影響も生じるであろう。そのため，認知システムは熟達しえず，認知スキーマの発達も遅れたり，崩壊したりする。

　認知システムは，年齢に伴い変化するものである。それらは，心の理論を含む，社会的認知のためにも良い。また，新しい問題に対処することについて，比較的適応しているより若い人々の認知システムと比べて，より具体的なプロセスをもたらす。さらに短期記憶への影響に関して，高齢者ではその効率の低下が目立つようになる。この加齢のプロセスの影響は，入院している統合失調症患者において強いことが示唆されてきた。しかしながら，最近の研究では，加齢が機能的転帰に与える影響は，大半の統合失調症の患者においてみられない。Palmer ら（2002）は，統合失調症の高齢者のうち 73％は独立して生活し，自分の必要に応じて食事をとっており，43％はふだん運転をしているということを報告している。年齢の認知への影響がどのようなものであろうと，年齢は合理的に機能するための完全な障害とはならないと考えられる。

　私たちは，生物学的な要因のレベルに介入することはできるのだろうか？　早期の発症や突然の発症を遅らせる要因を変化させる可能性は，当面わずかしかない。介入は，妥当と考えられるためには長い時間がかかり，特定の危険要因を明らかにすることに依拠している（Warner, 2003）。危険性の評価の正確さは，遺伝子型の表現や，遺伝子型が表現された環境的な状況，疾患の発症のプロセスに関連する脆弱性要因によるものである。しかしながら統合失調症は，疾患の発症より以前に明らかである成熟における発達的遅れに関連していることが知られている。たとえば，後に統合失調症となる人たちに，発症前に認知の問題があることが示された（Cannon et al., 2002）。これらの発達的問題は，早期発症や，それに続いて生じる教育や仕事の役割の途絶と相互作用をもつものであり，機能上の問題をますます悪化させる。しかしながら，治療に集中することで，いかなる脆弱性要因に対しての影響よりも，エピソード間やエピソード内での機能への影響がある。

環境的要因

環境の影響は家庭で経験するストレスを含んでおり，いくつかのメタ分析は，家族における否定的な感情表出が，疾患の経過に有害な影響があることを，患者が薬物治療を遵守しているにもかかわらず示している（例，Bebbington and Kuipers, 1994）。病院への入院のレベルの高さや症状悪化の率の高さは，感情表出（expressed emotion），つまり EE に関連している。続く研究はスタッフの EE が有害な影響をもたらすことを示している（Oliver and Kuipers, 1996）。認知機能障害の役割はスタッフと患者の関係における緩衝要因として認識されてきた（例：Heresco-Levy et al., 1999）。

生活上のストレスもまたエピソードが生じることに関連しているといわれており，認知機能障害はライフイベントに対する感受性に作用することから，この関連に影響をもっている。この場合，もっとも感じやすいのはもっとも障害のある人というよりもむしろ，もっとも障害の少ない人である（Myin-Germeys et al., 2002）。このレベルにおける介入にはライフイベントや喧嘩や慢性的な問題によるストレスのレベルを減らすための支持的なサービス，および家族やスタッフグループのための介入がある。後者は入院のレベルの人を減らす（Pilling et al., 2002a）。しかしながらこれらの効果は思考スキルによって影響されると考えられる。認知が環境や社会的ストレスに対する感受性とどのように関連するかについて近年興味がもたれているが，このような新しい研究の結果は介入のデザインに影響を与えるところまでにはない。

個人要因

個人要因に，ベースライン・レベルの機能に影響する病気の発症に先行して達成されるスキルのレベルと，リハビリテーションを通じて達成されるレベルがある。思考のスキルは，早期の発症に伴って奪われた可能性のある教育の機会による影響があるだろう。このことは職業的な転帰に直接的に影響する。これらの直接的な影響と同じように，認知スキルは障害に対する態度と相互作用する。たとえば，認知と薬物治療との間には直接的な関連があるという根拠がある（Jestes, 2003）が，認知もまた，病識のレベルに間接的に影響を及ぼす。病識は逆に，薬物治療に対する態度と治療のアドヒアランス（遵守）に影響を与える。

疾患の発症に続く認知スキルの低下もまた，自尊心に悪影響をもたらす。回復談を語るとき統合失調症患者は，診断を受けたときの影響に加え，自尊感情へ

の影響を報告する。これらの当事者はまた自分たちのリカバリーにおける希望の役割を強調し，それは経験的に示されてきた（例，Hoffmann et al., 2000）。認知は希望と関連しているがコーピングと関連した影響もあると考えられている（Lysaker et al., 2001）。自尊心や自己効力感や希望といった個人要因は，リカバリーに影響する要因としてばかりではなく，患者自身の権利として記述されるかもしれない。これらの要因を改善する介入は成功することもあるが，通常その効果は長続きしない。認知リハビリテーションは，その他の介入によるメリットを増やし，その持続性を高める。

認知は機能的転帰に影響があるのか？

　認知機能障害が役割機能の障害に先行する根拠がある（Hafner et al., 2003）。私たちもまた，脆弱性によって認知が転帰に影響することをみてきた。しかし認知が転帰に与える直接的な影響についての根拠を概観すると芳しくない転帰がある。一般的に予測要因とみなされているものと転帰との間の関係はしばしば患者の単一コホートにおける探索的回帰分析によって明らかにされた転帰とともに，横断的に測定される。そして確証的分析で，別のコホート研究から生まれたモデルはない。しかしながら同じ転帰を再現したいくつかの研究は一貫性を示している。長期的にデータを収集した研究は明らかに変数の予測力についての情報を提供しているが，これらはまだ不十分である。Green らは縦断的な研究と横断的な研究の両方を概観して，認知の実験室的アセスメントと機能の間に強い関連があることを見いだした（Green, 1996；Green et al., 2000）。37 の研究の効果量は，即時言語記憶で中程度であった。さまざまなテストの複合的なスコアでは，より高い効果量がある。このように概観すると，研究者たちは認知的マーカーとみなされているものと機能の転帰の定義の両方について視野を広げたといえよう。

　さまざまな機能の領域を検討する新しい研究の利点のために，私たちは機能をいくつかのカテゴリーに分けた。私たちは最初に機能の一般的な領域に転帰を分けた。その領域とは社会的な転帰，症状，職業的機能，生活スキル，精神医療への利用度やサービスの利用者によって強調される主観的な経験などである。これらのカテゴリーの中で，私たちは直接的な関連についての根拠や，ある領域におけるスキル学習に影響する認知的要因についての根拠を提供する研究を概観することを試みた。研究者の中ではこれらの転帰の領域がどのように測定されるかについて本質的な理解はあまり得られていない。そのため，特定の領域における簡

単な記述をそれぞれの節で行い，それによって現在の考え方を考察する。

社会的な機能の転帰

　統合失調症の患者では，社会的機能は不十分であることが多く，このことがDSM-Ⅳ-TRのような診断体系において目印とされることさえある（APA, 2000）。不十分な社会的機能はその他の精神病と関連するが，横断的研究でも縦断的研究でも統合失調症の患者により多く認められている（Harrison et al., 2001）。社会的機能の問題は疾患の発症時やエピソード間にしばしば見られる。症状の悪化のエピソードに伴ってそれらは変動するが継続的な機能の低下もまた何度もある。知的機能と同様に，社会的機能の不良が急性の疾患の最初の発症よりも前に存在することや（Davidson et al., 1999），産みの親が統合失調症と診断されている人々に存在しているという根拠がいくつかある（Hands et al., 2000）。したがって，統合失調症の罹患がまだ明らかでないときでさえも明らかな発達の遅れがあり，そのことは社会的機能のパフォーマンスが統合失調症の早期の徴候となりうることや，脆弱性の要因にすらなりうることを示唆している。当事者による目標であると同時に社会的機能の経過を変える可能性のあるどんな介入もまた，QOLを含む全体的な転帰に影響を与えると思われる。

　社会的機能にはさまざまに異なる定義がある。たとえば，ある評価システムは友達の数や信頼する人と連絡をとるかどうかや人生のパートナーを持っているかどうかを基準として用いる。これらはマクロ社会的な領域と呼ばれ，WykesとHurry（1991）によってさらに細かく分けられている。

- **社会的達成**———配偶者や養育，経済的独立などのその文化の価値基準によって期待される役割であり，それらは通常人口統計の特性としてチェックリストによって測定される。
- **社会的な役割遂行**———配偶者，養育者としての役割を遂行することは通常1～3カ月の大変長い期間をかけて測定される。
- **手段となる行動**———会話の主導権を持つ能力や社会的に許容される行動をとる能力といった，役割遂行に貢献する実際の生活における特定の行動は，通常1週間から1カ月の間で測定される。

　これらの包括的な測定は，個人がとった社会的行動の量や適切と考えられる個

人の社会的行動の型を一緒に加えた質問紙によって評価されることが多い。それらは動機づけや精神病の症状や行動が発生する文脈などのその他の要因によって影響される。それらはまた，現実生活の中で長い期間（1週間，1カ月あるいは一生），評価される。マクロ社会的スキルはミクロ社会的な領域におけるパフォーマンスと関連している。それは効果的な社会機能のための防護壁であり，社会的問題解決スキル（例：社会的手掛かりの知覚など）を含む。これらは通常，実生活の機能によってというよりも個人で行う課題やロールプレイによって短い期間測定される。これらの2つの明確な社会機能の領域の予測要因は変動するものであり，そのために別々に概観されてきた。

　マクロ社会的領域の観点では，統合失調症の人々は結婚したり，雇用されている傾向が通常の集団よりも少ない。社会的達成が低いということだけでなくそのような役割におけるパフォーマンスの質が一般の集団よりもよくないという根拠がある。この集団ではQOLもまた不十分なものである。「社会行動スケジュール」(Wykes and Sturt, 1986)での根拠が示唆していることは，慢性疾患の患者では不十分な社会的行動があり，精神医療サービスによるより多くの援助を必要としている人々は，社会的行動の問題をもっとも多く抱えている。

　ミクロ社会的領域の多くで統合失調症では障害がある。Pinkhamら（2003）は詳細なレビューにおいて社会的手掛かり知覚，顔の表情の感情認知や心の理論などにおける処理の障害についての根拠を提示している。これらのスキルは，社会的状況の中で何を知っているかについて推測するようなより単純な問題に加え，風刺，冗談，皮肉や複雑な社会的状況の理解にとって重要なものである。これらのスキルが特性要因であるというよりも状態要因であるということに関していくつかの根拠があり，言い換えればこれらのスキルは疾患の急性の状態では悪化し，エピソード間では希薄になるかまったく存在しなくなってしまう可能性がある（Pickup and Frith, 2001）。Pinkhamら（2003）もまた，これらの機能のミクロ社会的な領域と，機能の全体的評定尺度（GAF）によって測定されるような一般的な転帰の機能の領域との間に特定の関係があるという根拠を提示している。

　ミクロ社会的な機能の領域における問題は，認知機能とはかなり独立している可能性がある。たとえば，相貌失認のような特定の臨床的条件（Kanwisher, 2000；Fine et al., 2001）や，前頭葉損傷に関する研究，自閉症，アスペルガー症候群，ウイリアムズ症候群のような社会的能力と認知能力の解離に関わる症候群（Jones et al., 2000；Klin, 2000；Beadle-Brown et al., 2002）において，両者が解離している根拠

がある。認知的能力とミクロ社会的な能力はかなり独立しているので，統合失調症におけるそれらの可能性のある独立性を研究することや認知的予測変数があるかどうかを明らかにすることは価値がある。しかしながら，これらだけがミクロ社会的な行動にも影響を与えうる変数ではない。統合失調症のみならず，うつ病のようなそのほかの疾患にもみられる基本的な注意の処理に影響する症状のレベルもまた社会的機能に影響する（Deldin et al., 2000 ; Goddard et al., 2001）。

ミクロ社会的領域の予測

Q1：認知は，ミクロ社会的な問題のレベルに関連しているのか？

これまでの章で，初期の視覚的処理，言語的長期記憶や実行機能などを含む，非社会的領域における特定の認知機能と，社会的認知機能とがどのように関連しているのかを私たちは示してきた。実際には社会的な行動と社会的な認知は重なるが，ここでは社会的行動と非社会的な認知機能の関係についてみていく。

認知とミクロ社会的な能力の関係を調べた研究の大半は，パフォーマンスの低下が全般的な処理の問題によるものかあるいは特定の障害によるものかについて検討している。もちろんその2つの関係の結果は，実際は特定の障害の根拠を提供しているわけではない。なぜならば，それら2つは同時に生じるか，あるいは特別な障害は常にすぐ見い出されるとは限らないためである。研究の大半は横断的なものであり，単一の領域と認知的パフォーマンスについての測度を，統合失調症患者の単一のグループにおいて吟味したものである。言い換えれば認知的な測度のパターンとその他の疾患にもたとえられる個人のミクロ社会的な領域との間の特別な関係があるかどうかについてなされた研究はわずかである。また，前向き研究で，認知の変数の予測力に関する検討もわずかである。根拠がかなり一致しているにもかかわらず，多くの研究が社会的認知に関するミクロ社会的な領域を示唆していることに伴い，社会的な問題解決能力や一般的な社会的スキルは認知的パフォーマンスと関連しており，多くの実例において認知的パフォーマンスは症状の測度よりもより良い予測因子である。

受信スキル（例：個人間の情報を認識すること），処理スキル（例：別の反応を生み出すこと），送信スキル（例：問題解決の行動をとること）などは，「対人問題解決スキルの査定」（Assessment of Interpersonal Problem Solving Skills；AIPSS）の一部として測定されるものであり，注意の処理，特に維持的注意，言語記憶パフォーマンスおよび，実行機能などに関連することが示されてきた（Bowen et al.,

1994 ; Corrigan and Toomey, 1995 ; Addington and Addington, 1999）。非言語的スキルもまた反応抑制の要素や実行機能に関連している（Penn et al., 1995）。Stratta ら（2000）は反応を抑制するための文脈を利用する能力は社会的な転帰や症状に関連することを示した。

Q2 & Q3：認知的な指標は，転帰を予測できているのか。また，それは症状といったほかの要因と比べても重要なウェイトがあるのか？

Jean Addington によって実施された一連の研究は，この領域において不可欠な研究であることを例証している。Addington と Addington（1999）は記憶や言語能力，認知的柔軟性が社会的な問題解決能力と関係していることを示した。同じ被験者のフォローアップ研究において，陰性症状が関与する可能性をコントロールしてさえ 2 年半ののちに最初の認知的パフォーマンスと社会的問題解決との間に持続的な関係があることを見いだした。さらに統合失調症患者とその他の精神疾患患者との比較研究において，社会的問題解決能力と機能との関係が統合失調症患者にのみ認められることがわかった。その一致した認知的変数の主なものは言語的な長期記憶である（Addington et al., 2001）。

マクロ社会的機能の予測

Q1：認知は，マクロ社会的な問題の程度に関連しているのだろうか？

上述したようなマクロ社会的機能は人々が実行できるような社会的機能とともにその役割遂行の質がかかわっている。言語的記憶，ヴィジランス，実行機能は社会的な転帰を大きく予測するとされている（Green, 1996 ; Penn et al., 1997a ; Green et al., 2000）。主要な予測因子は，言語記憶であり，ウィスコンシン・カード分類検査（WCST）で測定される実行機能は，中程度の予測因子であるに過ぎない。しかしながら，Poole ら（1999）は WCST の遂行成績は病前の機能や結婚する可能性が低いこと，および社会スキルが不十分であることと関連していることを示した。この研究は 2 つの理由で興味深い。1 つめは，研究の参加者は薬物治療を受けておらず，実際の認知的な測定に対する薬物の影響が排除されている点である。2 つめに，さまざまな認知機能障害の間の相互作用についても調べられていることである。WCST の不十分な転帰と運動能力の障害が同じ個人に存在していた場合，好ましくない転帰が生じる可能性が追加されるというだけではなく，拡大するものであった。

Q2 & Q3：認知的な指標は，リハビリテーションの後の転帰に関連しているのか。そして，それは，いかに症状に匹敵するのだろうか？

　ミクロ社会的な領域で測定されたのと同じように，認知とマクロ社会的な要因との関連についての多くは，横断的なものである。いくつかの研究はまた，予測される要因に陰性症状を示唆している。しかしながら，陰性症状と社会的機能は同じ概念を測定しているようにみえるため，これらの関係の重要性を評価することが難しい場合がある。認知がリハビリテーションのターゲットとなるのならば，縦断的な研究が必要とされる。そこで分析において最初の社会的機能が調整され，認知的変数が転帰の予測因子として同定される。これらのデータはリハビリテーションで定評のあるイギリスの大きな先進病院における一連の研究から生じたものである。6年間にわたる症状と社会的な転帰についての認知の重要性が評価され，正しい反応を選び，別の選択肢を抑制する能力に障害がある患者は高いレベルの精神医療サービスを持続して受けている（Wykes et al., 1900；Wykes, 1994）。これらの研究において，症状も最初の社会的行動も認知の予測に値するものとしてつけ加えられたわけではない。

　同じような短期間の研究において，Smithら（2002）は病院から退院した人々を追跡調査して，症状と認知について3カ月の間隔をおいて1年間追跡した。図4.2に示しているのは，退院時のワーキングメモリが，回復する間に社会的行動の改善の程度についての予測因子となるということである。社会的行動のスコアは，雇用時には同じであったが，数年にわたって続けられた研究において，よいワーキングメモリをもつ人々の場合は20％の改善がみられた。その一方で，ワー

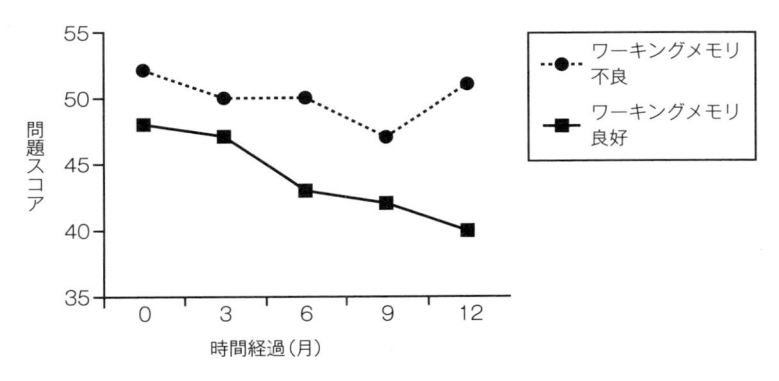

図4.2　回復期の社会的な行動に対する認知的影響（Smith et al., 2002 より引用）

キングメモリが不十分な人々の場合，改善はまったくみられなかった。無作為の回帰モデルで転帰においてもっともよく予測する2つの変数は思考障害などと関連する解体（disorganization）症候とワーキングメモリであり，陽性症状ではなかった。このデータのさらなる研究が示唆しているのは，解体症候とワーキングメモリは緊密に結びついており，最終的な分析では，ワーキングメモリとの関係のみが有意であった。メタ分析は，社会的な転帰に関する高い予測価値を持っているものとして，妄想や幻覚などの症状を同定してはいない（Green et al., 2000）

　症状もまた，マクロ社会的な領域の転帰を予測するものである。たとえば，患者のグループが障害のある場合とない場合にわけられた際，5年後の社会的な転帰が予測可能である（Tek et al., 2001）。障害のあるほうのグループは，QOL，社会的・職業的機能がより低下しており，陰性症状もより重篤なものであった。たしかに思考障害のような症状は，社会技能訓練（SST）によって培われるものを予測する。というのも，SST における改善の効果は症状の現れによって失われてしまうからである（Mueser et al., 1992）。しかし，症状や認知によって予測される社会的な転帰が異なる場合，Lysaker ら（1995）は，認知機能障害と陰性症状ではない症状が社会的スキルを予測するという考え方を支持している。

　社会的行動の転帰への，認知の直接的な影響は明らかなものである。しかし，おそらくより興味深いテーマは，認知的な問題もまたこれらのスキルを向上するために特別にデザインされた治療プログラムの転帰に対し，影響をもっているかどうかということである。いくつかの研究の転帰が示唆しているのは，言語記憶がことのほか重要であるということである。このことは，人がスキルを学ぶ進度を制限しているようにみえる。言語記憶の乏しい人がスキルの向上がないということではなく，言語記憶に何の問題もない人々に比べて向上の程度が少ないということである。職業リハビリテーションのプログラムでの社会的スキルの予測で，実行機能が有力な予測因子であるという根拠もある（Muser et al., 2004）。表4.3には，データに見いだされた社会的な転帰と認知との間の関係が要約されている。

　最近まで，社会的領域を予測する研究はほとんどなかった。疾患のさまざまな時期で認知と社会的転帰との関係のような，依然として答えの出ない問題はたくさんある（Wiersma et al., 2000；Harrison et al., 2001）。被験者の違い，評価の測度の違いによって，少しずつ異なる転帰に導かれる可能性がある。全体として，認知と社会的転帰には，直接的な関係があるように思われる。陰性症状は，この関連に貢献しているかもしれないが，相互作用を報告する研究もあれば，独立した

表 4.3 社会的転帰と認知の関係

社会的転帰の領域	認知的予測変数
社会的能力	注意の維持
社会的スキル	空間的ワーキングメモリ 言語的ワーキングメモリ 注意の維持 反応抑制
社会的スキルの習得	言語の長期記憶 言語的ワーキングメモリ

貢献を報告する研究，何の関連もないとする研究もある。陽性症状の影響があるとする報告は，ほとんどない。長期間にわたる転帰の予測についてのリハビリテーション・プログラムからの研究でもそうである。しかしながら，まだデータの中では充分に探索されていないが，おそらく，認知と症状的な行動の間の複雑な相互作用があるのだろう。

症状

認知機能障害は，統合失調症の診断を決定的にする症状，幻聴や妄想のようなもっとも華々しい症状でも，わずかでも共分散を共有していると考えられていた（Frith, 1992 ; Cuesta and Peralta, 1995 ; O'Leary et al., 2000）。関連があると推測されていたのは，認知機能障害と陰性症状との間が主なものであった。しかし，認知テストにおけるパフォーマンスの背景にある思考スキルもまた，妄想的な信念から生じてくる出来事の異常な解釈を決定するような場合に重要である。

関係を明らかにすることができないのは，目下の計画に伴うたくさんの問題によるかもしれない。1つめには，現在使用されている症状を測定する尺度の鋭敏性が不十分であることである。個々の項目では，症状と頻度の重篤さが混同されていることがあったり，同じように異なる症状に同じ重点がおかれたり，異なる重点がおかれたりする。認知測度と陽性症状ないし陰性症状の総和との間の関係は，総合スコアに幻聴や妄想，させられ体験のような重篤な症状が集まっているところに，多くみられる。この方法では，個人間のばらつきは隠される。特に，それは，特定の思考スキルに関連づけるような，より範囲を絞った研究においてみられるものである。精神症状評価尺度（PSYRATS, Haddock et al., 1999）や，声（幻聴）に対する信念質問紙（BAVQ, Chadwick et al., 2000）のような，より限定された心理学的な測度は，より鋭敏な関係を決める可能性がある。評価システム

の限界は，Jonson-Selfridge と Zalewiski（2001）によるメタ分析によって示されている。陰性・陽性症状スコアと 171 の認知遂行成績の効果量に有意な関連を見いだした。その際，陽性・陰性症状尺度（PANSS）によって評価された症状の強さと実行機能の低下が関連していた（テストの範囲を使用）。しかしながら，陽性症状と陰性症状と一般的な精神症状を含む多くの領域の症状を測る簡易精神症状評価尺度（BPRS）を用いると，何の有意な相関もみられなかった。

微細な関連が，より限定された症状の測度によって明らかにされる可能性がある。しかし，思考スキルが，症状の発展において因果的な役割を果たしており，そのため，関連がないことは，現在の体験への集中のせいである可能性がある。もし，思考スキルが症状の進展に因果的な影響をもっているのならば，診断をうけた人々の中での区別をすることは不可能であるだろう。というのも，統合失調症の人々は，同じような一連の症状を体験するはずであるからである。研究デザインは，このことを考慮に入れ，症状の状態と特性の測定（例：Johns and McGuire, 1999）を比較し，縦断的にデータを収集する必要がある。

最後に，思考スキルが症状の体験に及ぼす影響は，脆弱性要因としてのみであり，それによって通常の環境における思考スキルのわずかな低下が代償され，システムがストレスを受けたときにのみ，それは破綻してしまう。この種の関係についての研究は，縦断的なものであったり，環境のストレスが変化したときの一定の期間研究されるものである。

陽性症状と解体症状

Q1 & Q2：認知指標は，横断的・縦断的転帰および後続する治療とは関連があるのだろうか？

ここで概観してきたデータは，薬物治療の文脈のものである。Johnson-Selfridge と Zalewski（2001）の実行機能に関するメタ分析では，71 の研究で 172 の効果量を用い，すべての陽性症状の重篤度と有意な関連を示した。Kerns と Berenbaum（2002）もまた，1 つの症状アプローチを用いたメタ分析において，解体症候群と重なる形式的思考障害と，認知との間の特別な関係について示している。さまざまな課題や方法を用いて，実行機能と思考障害について調べた 26 の研究の効果量は，0.26 ～ 0.36 にわたっており，このほどほどの関連は，一般的な機能遂行の漸減の影響によるものではないように思われる。反応抑制と文脈記憶に明確に現れるようなその他の問題は，実行機能と思考障害の関連を強める。これらの

研究の大半は，慢性患者での結果である．発症初期の患者でもまた，陽性症状のレベルと処理のスピードとの間に関連がいくらかみられる（Rund et al., 2004）．また，Hoffら（1999）は，陽性症状の改善が認知の改善と関連があることを報告している．幻聴のようなその他の陽性症状は，抑制の困難に関連していることが明らかにされてきた．Watersら（2003）は，幻聴の重篤さと抑制に関する2つのタスクの成績との間に，明らかな相関があることを見いだした．課題遂行は，この特定の症状に関係しているのみで，陰性症状や陽性症状（幻聴を含まない）のスコアの全体の程度と関連がなかった．

解体のより一般的なカテゴリーは，自分の目的を実行することに困難を覚え，新奇刺激にいちいち集中を邪魔されるのが判明したときのものである．これは特に，適切な反応を選んで，優勢な反応を抑制することなどの多くの認知的問題と関係している（Cuesta and Peralta, 1995 ; Van der Does et al., 1996）．

研究の大半は横断的なものであり，認知的問題が陽性症状や解体症状の背景となっているとは断言しがたい．数少ない縦断的研究の1つで，Wykes（1994）は，このポジティヴでより長い期間の関係について示している．この研究では，反応処理（抑制や新奇反応）は6年の間をおいても症状の予測因子となり，最初の症状の程度の後でさえもおよそ23%の分散がこの分析において統制されていた．しかしながら，症状測度によって，この認知スキルと特定の症状との間の細かな関係については示されなかった．

要約すると，陽性症状と認知との間の関係についての転帰は入り混じったものである．研究の多くは規模が小さく，横断的なもので，同じ構成概念に対してすら異なる認知測度を用いている．また，入院患者と外来患者が混合している．Jonson-SelfridgeとZalewiski（2001）の研究のようなメタ分析は，実行機能とのなんらかの正の関係があることを示しているが，これらの要因のすべてによって，結果がさまざまにばらついてくる可能性がある．

Q3：認知的な指標は，他の要因と比べて，症状を予測するのに重要かどうか？

認知的問題と症状との間の関係は，多くの異なる方法で解釈される可能性がある．その関係は，特別な因果関係はない単なる症状のマーカーに過ぎないかもしれないし，その関係があることで症状を経験しやすくなるかもしれない．個人が病気にかかりやすくなったり，脆弱になったりするのならば，認知的要因のみを分別するのは難しくなる．それは，認知的要因は曖昧であり，ストレス脆弱性モデルにおけるストレッサーといったその他の要因があって初めてその影響が生じ

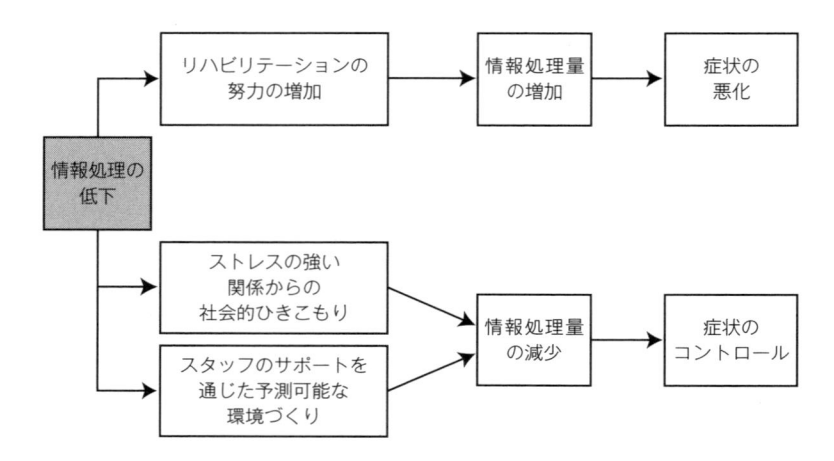

```
                    ┌─────────────────┐      ┌──────────┐      ┌────────┐
                  → │ リハビリテーションの │  →  │ 情報処理量 │  →  │ 症状の │
                    │ 努力の増加      │      │ の増加   │      │ 悪化   │
                    └─────────────────┘      └──────────┘      └────────┘
  ┌──────────┐
  │ 情報処理の │
  │ 低下     │
  └──────────┘
                    ┌─────────────────┐
                  → │ ストレスの強い   │
                    │ 関係からの      │ ─┐
                    │ 社会的ひきこもり │  │   ┌──────────┐      ┌──────────────┐
                    └─────────────────┘  ├→ │ 情報処理量 │  →  │ 症状の       │
                    ┌─────────────────┐  │   │ の減少   │      │ コントロール │
                  → │ スタッフのサポートを │ ─┘   └──────────┘      └──────────────┘
                    │ 通じた予測可能な │
                    │ 環境づくり      │
                    └─────────────────┘
```

図 4.3　症状についての認知処理の問題の作用様式

るためである。認知的変数がこのように作用するならば，症状に至る因果回路に明らかに存在するため，何らかの直接的な介入を行うことが重要である。図 4.3 では，これらの関係がどのように機能しているかを示している。

マーカーと脆弱性とを区別するためのデータで手に入るものは少ない。それは，環境のストレスを増加させる研究が，その効果が症状を増悪させるものであった場合重大な倫理的な意味をもつためである。しかし，認知領域における研究の数は少ないが，中には自然に発生するストレス要因に依拠している研究もある。最初の研究は Wykes（1994）によるもので，大きな精神科病院に入院後 6 年間の追跡を行ったものである。この研究における環境ストレッサーは，比較的サポートを受けている病院の環境から，個人的な決定を行う機会が多い地域社会への変化であった。Wykes らは，新奇反応の開始と優勢な反応を抑制する反応処理の程度を査定している。彼女らは，この能力が回を重ねても安定しているものであることを見いだした（Wykes et al., 2000）。しかしながら，処理反応の問題の程度が小さな人が地域社会に移行した場合，新しい機会に有利となり，症状に軽減がみられた。しかし，処理反応に問題がある人の場合は，それとは反対の転帰となり，陽性症状も陰性症状もともに増悪がみられた。基本的には，症状と処理反応には何も関係はないが，環境的なストレッサーが導入された場合には，双方の間の関連は顕著であった。ここから示唆されるのは，処理反応はより多くの症状形成と因果関係があるが，それはその他の環境条件との相互作用を通して生じるもので

ある。

別の研究では，ワーキングメモリの低下と，家族間での感情表出などその他の環境要因との間の相互作用について調べられている（Rosenfarb et al., 2000）。さらに，すべての被験者が寛解にあったため，ワーキングメモリのような認知的パフォーマンスと，ふつうでない思考は，基本的には関連がなかった。しかし，強く感情表出する家族との関わり（ストレッサー）がある間に異常思考を測定したとき，ワーキングメモリが低下している患者の場合，症状に増悪がみられた。しかし，認知パフォーマンスのよい患者の場合にはそのような影響は何もみられなかった。初期の視覚処理のようなその他の認知的指標には異常思考とのそのような関連は見いだされなかった。

そのため，認知スキルが症状の出現に重要であるということを示唆する研究もいくつかあるが，それはストレスシステムの連携があるときのみである。しかし，もちろん認知の明らかな影響の1つは，治療に対する遵守（アドヒアランス）であり，それは同様に症状のレベルに変化をもたらす。この間接的な影響は，Vauth（2004）によって検討されており，薬物治療への遵守に変化を与える要素と認知機能との間に関連があることを見いだした。より高次の概念的柔軟性は，他者からのサポートへの遵守に関連するものだった。その一方で，よりよい注意は，薬物治療の利点の認識に関連するものであった。これらの関係は，遵守を改善するための異なる治療的アプローチを示唆するものである。

陰性症状

Q1：認知的な指標は，陰性症状に関連しているのだろうか？

現在のデータは，認知機能障害と陰性症状とを関連づけている。しかし，共通の分散はたった15％程度である。（Addington and Addington, 1993；O'Leary et al., 2000）このような関係の多くは，反応のスピードと陰性症状との間にある。Johnson-SelfridgeとZalewski（2000）は，陰性症状の全般的な重篤度とウィスコンシン・カード分類テストで測られるような，実行機能との明らかな相関関係を示している。より最近では，Heydebrandら（2004）が，実行機能，精神運動のスピード，記憶および言語流暢性との間の関係を見いだしている。有意な関連が見いだされたのは，治療の後フォローアップされたのだが，発症したばかりの患者においてであり（Consits et al., 1997；Hoff et al., 1999；Schuepbach et al., 2002），慢性患者には見いだされなかった（Hughes et al., 2003）。

Q2 & Q3：介入後の転帰に認知的指標は関連しているのか？　その他の要因が関連しているのだろうか？

　これらの問いに関して直接的になされた研究はわずかしかない。陰性症状が減退した場合，認知的問題もまた減退する（Censis et al., 1997；Gold et al., 1999）。6カ月以上の間，陰性症状の顕著な改善をみた早期発症の患者の下位群において，認知的パフォーマンスは，健康な統制群のフォローアップでみられたものと近かった（Schuepbach et al., 2002）。ここから示唆されるのは，治療の反応，陰性症状と，注意や言語流暢性における障害の重篤度との間には，関連があるということである。

職業的機能

　職業機能は，特に測定の難しい領域である。というのも，世界中に存在する社会保障・厚生制度は，フルタイムの雇用に対する財政的な障壁を設ける傾向にあるためである。統合失調症の患者がフルタイムの仕事にふみきろうとする場合，もしその仕事で問題があるとわかったときには，得られるはずの恩恵が自分から剥奪されたと判断する可能性がある。このことは，明らかに意欲を妨げるものであるだろう。もちろん雇用は，経済的な背景に関連するものであり，雇用によって測られる回復は雇用の機会の数と高く相関するものである（Warner, 2004）。しかしながら，もろもろのこのような問題があるにもかかわらず，雇用に関する転帰を測定しようとする場合に，研究者はもっとも単純な尺度を用いる傾向にある（例：雇用されていない，アルバイトの雇用，フルタイムの雇用）。この状況は，援助つき雇用の枠組みや，賃金労働の機会がかたよった職業的リハビリテーションの枠組みの存在によってさらに複雑なものとなる。最近の研究は，職業のリハビリテーション・プログラムの一部として，仕事の量よりも質を測定している。このプログラムでは，地域経済が測定に与える影響があまりなく，異なる変数に関連するであろう仕事のさまざまな側面を分別することが可能となる。

　職業的リハビリテーション・プログラムや援助つき雇用，一般就労や在職における成功を予測する認知的な因子が，同じものであると考えなくてよい。自然な状態で行われる研究で，このプログラムに参加してもらう患者を選ぶことで，認知が転帰に与える影響は弱められてしまう。これらすべての要素にもかかわらず，文献を概観する限り重点がおかれているのは，仕事の転帰のための認知の重要性

である。ワーク・プログラムや一般就労において改善があった後にも認知は比較的安定しているため，仕事によって認知に変化をもたらすという説明には，何の根拠もない（McGurk et al., 2003）。また，McGurk と Mueser（2004）が指摘したように，仕事が個人の目的意識に直接的な影響を与えることが報告されることが多いが，認知に仕事が影響を与えるということについての患者本人による報告はまだ一切ない。

Q1：雇用の転帰は，認知と関連しているのだろうか？

McGurk と Muser（2004）が行った9つの研究すべてのレビューでは，職業的リハビリテーション・プログラムを利用していない人々の転帰について，現在あるいは最近の仕事の状態と認知が関連していた。これらは，概して横断的に行われたものであったが，前向き研究においてさえも，認知機能は有力な転帰の予測因子であった。仕事での態度と，仕事のできとの区別を行ったある研究では，高度の思考障害と WCST における芳しくない成績が，仕事をはじめた週の仕事への志向性が乏しいことと関連があることを示していた（Lysaker et al., 1995）。WCST でのよい遂行成績と，高い達成スコアとの間の関連も見いだされているが，表面的にはそれは当てはまらない。WCST の遂行成績がよくない場合は，仕事においても同様によくない傾向があるだろう。

Q2：リハビリテーションのプログラムは，認知によって影響されているのだろうか？

職業的リハビリテーションの研究では，特にプログラムを途中でやめていない患者の場合，様々な認知的変数を，その他の個人機能の領域に含められる傾向がある。職業的プログラムに参加するために，参加者はいくつかの基本的な機能をもたなければならない。それはたとえば，動機づけや，陰性症状が少ないこと，そしておそらくパラノイア様の妄想のような陽性症状が少ないことなどである。そのため，これらの枠に合致するサンプルは，無作為の集団とは異なる傾向にある。転帰が混合していることは当然のことともいえる。McGurk と Meltzer（2000）は，WCST で測定される実行機能や，ワーキングメモリ，不眠などは，フルタイム雇用の患者とパートタイム雇用の患者とを区別するものであったが，陽性症状はそうではなかったということを報告している。さらに McGurk と Mueser（2003）は，処理の速度と実行機能は重要な認知予測因子であることを見いだした。しかしながら，そのことに否定的な転帰を示す研究もある（例：Mueser et al., 1997）

職業的リハビリテーションに関する前向き研究もまた，同じような混合した転

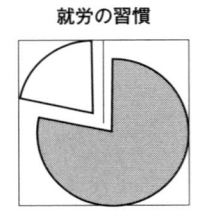

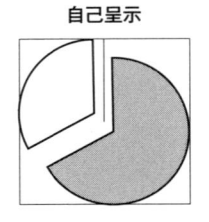

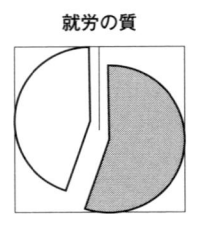

（灰色の部分は，認知的変数により説明されうる量を示している）

図 4.4　認知的変数は就労の予後をどの程度説明しうるか？

帰を示している。数名の研究者は，仕事での認知的障害に対する何らかの代償があると推測している。最近の Gold らの研究（2001）では，認知的指標は，仕事の成績が芳しいことと関連があることを示している。この場合の仕事とは，最短でも 6 カ月間，1 週間のうち半分以上の勤務をした場合として定義していた。包括的なテストバッテリーが，マーカーを同定するために用いられ，その転帰は処理速度が認知機能の主要な予測因子であることを示唆していた。言語記憶との関連はあるが，ほどほどの予測因子である。この研究によれば，記憶のスコアがもっともよかった人は失業中であり，もっとも悪い記憶スコアの 2 人は仕事をもっていた。繰り返すが，この理由はおそらく，記憶力の乏しい人は支持的な仕事環境やたしかな職種選択を行うことで，自分の問題を補うことができていたのであろう。

　さらなる疑問は，職業リハビリテーション・プログラムの中で，認知は変化の割合に影響を与えるのかどうかということである。Bell と Bryson（2001）は，仕事の領域のうち 5 分の 4 が認知によって制限される要素だということを明らかにしている（図 4.4 参照）。Bell と Bryson は，また，臨床的に明らかなレベル（25％の回復）にまで回復する人々を区別する認知的要素についても明らかにしている。しかし，異なる認知の測定は異なる仕事の領域と関連があった。明らかになってきた認知の測定は，他の研究から予測されるようなものとはいく分ことなっている。主な全体的な予測因子は，WAIS-R の符号問題の成績で，処理速度の測定をするものとされている。つづいて WCST での非保持的エラー率であった。言語記憶は，予測因子としては小さな寄与をしているのみである。

　最後に，Bryson と Bell（2003）は，職業リハビリテーションと関係する学習曲線について調べており，プログラムの前半では変数の 28％が，後半では変数の 19％が，認知的変数によって説明されうるものであったことを示している。症状

の影響は見いだされていない。最初の改善に貢献している主なものは，注意の維持，反応抑制，特異的思考であった。2つめの緩やかな改善に貢献しているものは，注意，言語記憶，精神運動スピードであった。この最後の研究は，アセスメントの時間依存性の性質を重視したものである。認知的予測因子は，課題の要求や親和性に応じて変化する可能性がある。職業リハビリテーションにおける下位群を決定するために，同様のアプローチは時間連続性の分析を用いた。KupperとHoffman（2000）は，毎週ごとの査定データの中で，5つの下位群を明らかにした。プログラムを通して高レベルの安定した機能を有するグループは概して，陰性症状，陽性症状をもっていることが基本として少なく，認知パフォーマンスもよかった。しかし，もっとも悪い状態の機能をもつグループは，認知パフォーマンスももっとも悪く，精神病理の程度も重篤であった。フォローアップ研究において，HoffmanとKupper（2003）は，一般就労の転帰にとってもっともよい予測因子となるのは認知機能障害と統制の帰属（locus of control）感覚であった。なお，著者らは統制の帰属感覚は，自己概念の代用であると示唆している。この研究における認知機能障害は，持続注意と視覚記憶テストによって測られている。

Q3：認知的要因は，他の要因（例：仕事の転帰を予測する症状）に比べて重要なのだろうか？

横断的研究よりも弱い関連を示すが，前向き研究で，陽性・陰性症状と，雇用との間に関連があることを示すいくつかの研究がある（McGurk and Mueser, 2004）。たとえば，BellとLysaker（1995）による一連の研究では，症状の関係が見られるのは，症状と転帰が同時に測られた場合のみである。同じ研究の中で症状と認知の予測を明らかにしている最近の研究では，認知的予測因子によって大多数の変数の説明がつくと考えられる（例：Bryson and Bell, 2003；Bell and Bryson, 2001）。

要約すると，仕事の転帰や特別な仕事の機能と認知は関連する充分な根拠がある。認知的問題を代償するシステムで説明できる職業プログラムにおいては，その関係は弱められるように思われる。認知的変数のもつ予測力はその他の多くの要因よりも勝るという根拠もある。包括的なアセスメントが不十分であることで特定の認知的指標を同定することができずにいる。それは，この機能の領域が最近になってようやく探索し始められたばかりだからである。

精神医学的治療からの独立

Q1：認知的指標は，治療への依存と関連しているのだろうか？

認知的な問題がある場合は，医療サービスを過度に利用することにつながるだろう。もっとも初期の研究は，反応時間を予測因子として用いている。Cancroら（1971）では，患者が急性の疾患で加療を行っていない時点で単純反応時間を測定しており，それは3年間のフォローアップで精神科病院で過ごした日数を予測した。反応時間（RT）の長さは，入院期間の長さと比例しており（r=0.50），思考障害の程度は病院で過ごす時間のもっともよい予測因子であったが単純反応時間（RT）は付加的に17％寄与するのみだった。ZahnとCarpenter（1978）によるさらなる研究では，より洗練された反応時間の測定手法を用いており，ここでも反応時間は病院で過ごす時間に関連していることが示されている。Spauldingら（1984）とWhiteら（1987）の双方における慢性患者研究では，反応時間の変数と転帰の変数との関係が明らかにされている。認知機能障害は，医療ケアにかかる経費と関連があり（Wykes et al., 2003），高度の障害があればそれだけ高い経費がかかることがわかっている（Patel et al., 2004）。

よくない経過をたどる人々の中では，実行機能に違いがあるという示唆もある。Reed（2002）は，WCSTを用いた縦断的研究で，もっともよくない経過をたどっている群ではWCSTでの検査により多くの問題がみられた。しかし，15年以上の慢性的な罹患の存在があっても，この関係に対してはなんの関与もみられなかった。FujiiとWylie（2003）の縦断的研究ではより幅広い認知的アセスメントを用いており，論理的記憶はコミュニティでの転帰の唯一の予測因子となり，トレイル・メイキング・テストBは15年以上の入院期間を唯一予測した。

Q2 & 3：認知的指標は，リハビリテーション後の治療への依存と関連しているのだろうか，また，認知的指標とその他の要因の関連はどのようなものだろうか？

入院後のリハビリテーションに関する一連の研究で，Wykes（1990, 1992）は，横断的には，反応処理がサービスの利用とのみ関連があるのではなく，縦断的フォローアップ研究でも利用の予測がつくことを示した。一連のこれらの研究では，病前の技能や病気の長さなど既往歴の変数に認知が加えられているが，症状（陽性と陰性）は予測には貢献していない。

命令する幻聴のような特別な症状の悪化がある場合は，精神医療サービスの利用は継続すると予測されるはずである。しかし，予測因子としては，症状の測定

は転帰の程度の説明とはならないだろう。それは，おそらく症状の測定の質がまだ大まかなものであるからである。その一方で，認知的変数との間には明らかに関係がみられる。

生活技能と認知的変数との関連
Q1 & Q2 & Q3：認知的指標は，生活技能やそれらのリハビリテーションと関連しているのだろうか？

料理をしたり，買い物や予算をたてたりするような生活技能は，精神医療への依存度との間に明らかに関係がある。自宅に住むことは可能であるが，自分自身で行えるケアの質は落ちてしまう。転帰に関するこのようなカテゴリーは，転帰の予測に認知が与える影響を調べるために独立して行われてきた。ここでの測定の主な問題は，多くは，測定法が設定された状況の中で遂行される技能を測定しているのであり，日常生活における実際のふるまいを測っているわけではないということである。日常生活では，始発スキルがうまくいっている機能の妨害となるかもしれない。研究期間に可能な機会が得られた個人を対象にしている研究であるため，現実の生活において観察者に評価される行動に依拠して行われる測定にも問題がある。

繰り返すがこの領域では，認知機能について，2つの関係と予測的な縦断的関係がある。たとえば，Dawn Velligan ら（1997）は，認知と症状，日常的な生活技能の転帰との関連を2つの横断的研究で調べており，認知は日常生活技能の約40％を予測できること，この関連に症状は何の寄与もしていないことを示している。縦断的研究では，Velligan（2000）らが実行機能と言語記憶が地域社会的機能に関連をもっており，その25％を説明している変数であるとしている。

多くの研究が生態学的妥当性のある生活技能の測度を用いているが，多くは日常生活とはかけはなれた課題を用いている。この領域における研究の大半は，平均年齢30〜40歳の患者群が対象となって行われたものである。Twamley ら（2002）の研究では，年齢幅を50歳以上に上げて行われている。特定の認知の測定が生活技能と関連づけられていたそれ以前の研究とは異なり，彼女らの研究で示されているのは，統計的に厳しい Bonferroni の補正を行ったあとでも，認知の能力をはかったすべての測度が技能アセスメントの成績と正の相関関係がみられたことである。このような転帰は，まだよく分化されていない認知の側面について行われたその他の研究（例：Patterson et al., 1998）で示された方向性に沿うものであった。

抑うつ症状との間には独立関係が一切みられなかった。精神病症状，薬物治療の程度，罹患期間との関連もみられなかった。この研究は横断的なものであるが，その他の研究にも支持されるものであり，実際に転帰を予測する認知の鋭敏さは年齢に伴ってあがることを示唆している。このようなことがなぜ事実となりえるのか健常な高齢者との比較がない限りは明らかではないが，適確に介入が行われた研究は，より高齢の精神病患者の機能的な潜在能力も改善できる可能性を示唆している。

主観的な体験と認知の関係（洞察と自己効力感）
Q1 & Q2 & Q3：認知的機能は，主観的な体験に関連があるのだろうか？
また，主観的な体験に認知的な影響はあるのだろうか？

洞察と実行機能との間に基本的に関連があることを示している横断的研究および，縦断的研究は多くある。（注意や記憶，現在の IQ との関連はそれほどでもない。）しかし，同じ程度の数だけ重要な関係を明らかにしている研究は少ない（David, 1999 のレビュー参照）。認知機能障害から予測される洞察には，重要な，しかし，わずかばかりの独立した寄与が考えられる傾向にある。しかし，これはサンプルの種類によるものであるし（慢性患者の場合はより強い関連が顕著となる），洞察について測定する特定のテストに左右されるものでもある。さらに示唆されるのは，認知と洞察は自動的な関連をもっているわけではない可能性があるということである。Starup（1996）は，認知スキルが乏しい場合と優れた場合の双方で経験されている不十分な洞察が曲線的な関係として存在している，と示唆している。近年では，多くの研究者が自己モニタリングやメタ認知能力が洞察に影響を与えることを示唆している（Drake and Lewis, 2003；Koren et al., 2004）。

量的な縦断的研究では，自尊心や自己効力感と認知との関連についての根拠は混在している。それらの要因が唯一の寄与因子ということを意味するわけではないが，この章の冒頭での引用および Davidson（2003）や Dykstra（1997）によると，質的な研究では，自己効力感と自尊心は実際に認知的問題と関連している。

認知的問題と洞察の不足に関する横断的な因果関係のモデルを支持している研究が多くある。それらが示すのは，認知機能が良好であれば，治療の後にかなりの程度，あるいは良好な洞察の改善がみられること（David et al., 1995；Lysaker and Bell, 1994, 1995），また，実行機能が改善された場合にも洞察の改善がみられる（Chen et al., 2001）ということである。しかし，認知と洞察の双方の変化に顕

著な関係はみられないと報告する研究もある（Kemp and David, 1996 ; Carrol et al., 1999）。

認知と機能は関連しているのか？

このレビューから，認知は転帰の異なる領域に関係しているということが明らかになったばかりではなく，縦断的な研究をした場合，依然として予測的妥当性があることがわかった。治療の転帰について複数回調査したいくつかの研究によると，その転帰もまた，治療様式ははっきりとしないが認知によって影響を受けている。

表4.4は，機能的転帰と関連があることが明らかにされてきた認知的なプロセスの種類についての，簡便なリストである。多くの思考能力はいくつかの領域に共通しているが，これらが得点の分散に同じ程度に寄与している（得点の分散に反映されている）かどうかは明らかではない。リストは長く，助けとなることは機能的転帰との関連が見いだされないこれらの認知的な要素を区別することである。しかし，不幸なことに，これらは活字になりえないタンスの引き出しにしまわれた研究になりがちである。それは，多くの研究が小規模で，それゆえに，効果量の解釈に影響を及ぼす有意となっていない結果を必要とするとき，これらの種類の研究は，報告されているポジティブな関係への見通しを与えることに有効であるだろう。

症状，特に，陽性症状は，転帰に寄与することは稀であるとされているが，より洗練された調査によると，データにはっきりと示された関連の数は増えているかもしれない。研究の大半は，ここにおいて，陽性症状がいずれにせよ薬物療法によって比較的調整されてきたと報告している。データに示された，症状のばらつきはそれゆえに小さい。そして，統合失調症と診断された人々の母集団の中で，

表4.4　機能的転帰に関連する認知的変数

認知的領域		
注意	注意の維持	方向づけ注意
長期記憶	長期の視覚記憶	長期の言語記憶
ワーキングメモリ	空間的ワーキングメモリ	言語的ワーキングメモリ
精神運動速度	反応抑制速度	
実行機能	概念学習	優勢反応の抑制
メタ認知	セルフモニタリング	メタ認知のコントロール

認知的変数がもっとも予想できる力をもっとも強くもち始めるのは，このような状況においてなのである。

陰性症状に関しては，その関係はより複雑なものである。その理由は，部分的にではあるが，陰性症状の定義と転帰の定義との間に，研究上の重複があるためである。たとえば，社会的な転帰をはかるときに実際は陰性症状の行動的な測定と同じものを用いることがある。症状と認知の相互作用的な関係についてなされた研究もわずかしかなく，それらを区別することはまだむずかしい。1つの例としてGreenwoodら（2004）は，認知的問題が主効果を示すのは，陰性症状が強い人々においてであるということを示唆している。彼女らの研究では，買い物ができるという技能は，特に陰性症状のある患者群にとって言語的ワーキングメモリの問題と関連している。これらの2つの変数は単に加算的というよりは共働的なものであると考えられる。

人々は年齢を重ねるにつれて，認知とスキルの関係は強まるように思われる。疾患の慢性化との関係なのか，より慢性患者の呈する症状の型と関係があるのかはっきりとはしていない。異なった思考スキルもまた異なるリハビリテーション治療の段階では重要なものである。思考スキルの1つの型はリハビリテーション・プログラムへの導入のときに重要になるし，また他の思考スキルは特別な学習のために重要なものとなる。これまで研究はしばしばこれらの時間依存性の認知の関係をみわけられずにきた。

このために，認知は，リハビリテーションのターゲットとなる3つの基準を満たしている。文献をみてもっとも残念に思えることは，多くの研究で認知をはかるのに大まかな測度を用いていることである。このことは，一般に認知というものが，転帰への道筋に明らかに存在しているが，特定の認知の過程を明らかにすることはまだ不可能なものであることを意味している。たとえば，予測因子としての記憶が明らかにされる場合，この関係の背後にある記憶の貯蔵，符号化，検索などの過程がそれにあたるだろう。あるいは，それは仮のスキーマを考案することに問題がある場合やメタ認知の調整はむずかしい場合であるかもしれない。認知過程に対する特別な実験的アプローチができるまでは，認知のターゲットを明らかにすることはできない。これは，2章，3章で論じた方向性と同じようなものである。2章では複雑な課題を用いて明らかにされている。たいていの障害が機能との関係の探索で用いられる複雑な課題によって同定されてきた。特定の認知的要素が明らかにされた3章では，アプローチについて主張している。

さまざまな機能の領域では，認知プロセスの中でこれまで明らかにされてきた特定の要因がわからないとしても，さまざまな認知的なターゲットに目を向ける必要がある。ここで検討された関係は，多くの研究者たちによって直接的に説明されてきた。それらが直接的であるならば，認知を変えれば転帰も変化するだろうと推測できる。しかし，なんらかの治療プログラムが要素の1つを変化させるために導入されるまではこの可能性を吟味できる研究手法があまりない。その関係は，直線的なものでもないかもしれない。たとえば，認知は変化を達成するために特別なレベル以上に変化しなければならないということかもしれない。Smith ら（2002）は，障害の程度がもっとも軽度であるような人々にとっては社会的行動における改善がいくたびかあったことを示している。しかしながら，どのようなものであれ採用されたすべての研究の手法によって認知が変化するかどうかが一旦明らかになれば，特定の閾値を発見することができるだろう。あるいは，転帰に正の影響をもつ3つめの要因に対して改善された認知が影響をもつかもしれない。したがって，どんな因果関係であってもそれを見つけ出すための次のステップは明らかである。それは，認知を変化させる治療を考案することである。

第Ⅱ部 認知過程の改善

Part II Improving cognitive process

第5章
実験室における認知機能の変化
Changing cognition in the laboratory

　認知は，機能の中の重要な要因である。しかしすでに議論してきたように，認知が変化することにはあまり期待がもたれてこなかった。たとえ一般大衆が，熱心に思考スキルを改善させようとしていても，これが真実であった。たとえば，Tony Buzan は今や，学習と記憶を改善する「マインドマップ」という方法を著したシリーズのおかげで，ベストセラー作家となっている（Buzan and Buzan, 1996）。また多くの駅の本屋には，名前や人物の記憶を改善する方法についての本が，少なくとも1冊は置いてある。認知スキルの改善のためのテクニックもまた，脳外傷や脳卒中の分野で確立されている。しかしこの分野においては，臨床実践によって，根拠に基づいた認知リハビリテーションの方法論を参照するべきではないかとの忠告がなされている（たとえば，Cicerone et al., 2000）。

　精神医学の現場では，このテクニックが認められるようになるまで長い時間がかかった。最初の心理学的なアプローチは，思考の形式そのものよりも，その内容に狙いを定めていた。Beck（1952）および，Shapiro と Ravenette（1959）はどちらも，苦しみとなるだけではなく日常生活に支障を来すような妄想的信念を変化させようとした。彼らの試みは，長いあいだ体系的に追跡されてこなかった。精神病のための認知行動療法が出現するまで，これらのテクニックは精神力動的アプローチに分類されていた。この精神力動的アプローチは，精神障害の原因が生物学的に求められるようになるにつれて，精神医学の世界，特にアメリカにおいて衰退していった。統合失調症患者のための，思考の形式を変化させるためのテクニック（認知機能改善療法：CRT）も，30年以上前に生まれた。

MeichenbaumとCameron（1973）は，陰性症状，思考の問題，および環境の中で行動の制御を失うなどの障害のある患者を治療に参加させることからスタートした。彼らの用いたテクニックはいくつかのステップに分かれており，教示を声に出して，それから無発声で教示を反すうすることによって，行動をある程度自動的なものになるまで学習することが可能である，という考え方に基づいていた。これは，子どもが自分の行動を導くための方法を探る発達心理学の中の理論に受け継がれていった。MeichenbaumとCameronの方法では，まず治療者が，教示を声に出して行動を制御する。次に，患者が教示を声に出して喋ることで，自らを制御する。最後に，患者が同じ教示を心の中で言う。この結果，相当な社会的引きこもりの状態にあった患者が，活動的になり，決断力を示した。このような肯定的な結果は，リハビリテーション心理学がリハビリテーション状況下における社会的行動を改善させるために社会的・金銭的な報酬を用いるようになるにつれて，発達的枠組みから行動的枠組みの中へと置き換えられていった。また，このテクニックは，認知スキルのようなほかの行動を導くために特別に用いられるようなこともほとんどなかった。

　続いて，他の認知プロセスが対象とされた。金銭報酬と言語的な励ましが，反応時間の改善に効果的であること（Steffy and Galbraith, 1980），統合失調症患者が符号化方略を用いると記憶が改善すること（Koh et al., 1976）が示された。しかしながら，これらの研究は主に，統合失調症の背景にある認知的問題についての理論を発展させ，検証するために用いられたのであって，治療方略を発展させるために用いられたのではなかった。段階的な気ばらし（ディストラクション）訓練（Adams et al., 1981）といったテクニックが，1つのケース研究において明るい展望を示した。それは明らかに，新たな治療法の基礎となるものであった。しかし，そのような実験結果の中にあった可能性もまた，長いあいだ無視されていた。図5.1では，認知機能改善療法についての入手可能な研究文献の数が，家族療法および認知行動療法と比較されている。認知的テクニックが何年もの遅れを取ってきたことは明らかである。

　統合失調症患者の認知スキルを改善するためのテクニックとして認知機能改善療法が興味を示されるようになったのは，1990年代中ごろから終わりにかけてのことである。ここ10年で，認知の改善を期待させるような論文が，かなり多く発表されるようになった。またこの流れを後押ししたのは，治療と理論の両方を支持する必要性であった。

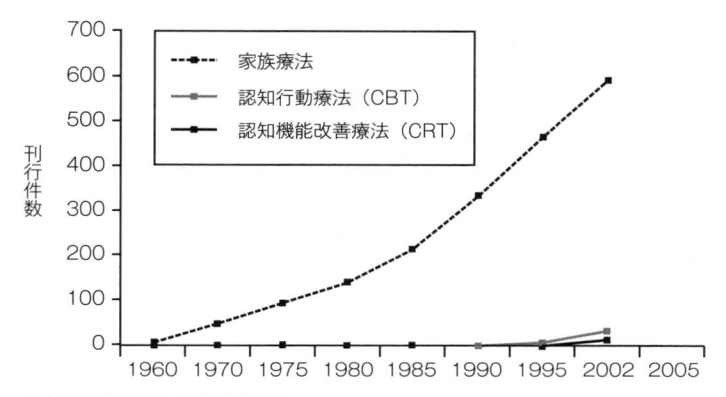

図 5.1　各心理療法における知見の蓄積

　統合失調症における認知機能障害の治療法については，かつてかなり悲観的な見方があった。発症早期の患者と慢性患者とで，同様の障害が見いだされたことが横断研究によって示された。縦断研究でも，変化はほとんど見いだされなかった。なかにはいくつかの認知スキルの悪化を示す研究もあった。認知機能障害が安定的な性質（第 2 章，第 3 章を参照）を有するために，改善の可能性はほとんどないだろうという推測がなされるに至った。これはまた，統合失調症における認知機能障害が，前頭葉の損傷後の障害と同様のものであるという理論によって後押しされた（Weinberger, 1988）。この当時，脳損傷患者の転帰は，以前と同じだけの思考スキルを回復できたかどうかという点から見れば，希望に満ちたものではなかった。また Goldberg ら（1987）は自身の論文において，統合失調症患者に対する治療的な望みの薄さを示唆していた。これらの研究では，統合失調症の入院患者に対してウィスコンシン・カード分類検査を正しく遂行するよう教える試みがなされている。図 5.2 は，その研究結果を示している。ここでは，訓練テクニックを変えても，課題遂行には何の効果もないことが明らかとなっている。ただし参加者に対して，明示的な教示とフィードバックを与えた場合は別である（図 5.2，4 ブロックめ）。しかし，参加者はこの明示的な教示を般化できず，そのために次の試行ブロックでは，遂行成績は元の値に戻り，その低い値が維持された。これは，統合失調症患者が前頭葉損傷患者と同様であるという証拠の 1 つである，と見なされた。

　しかし，1970 年代から 1980 年代，さらには 1990 年代における地域ケアへの動きによって，統合失調症患者に適切な設備を提供すること，彼らを活動的にさ

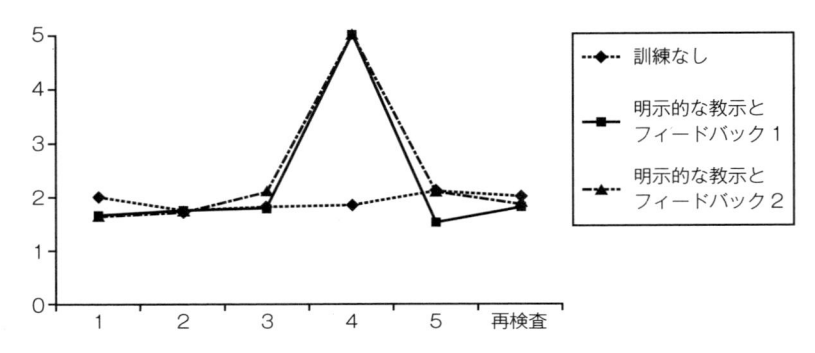

図 5.2　訓練あり／なし条件でのカード分類の遂行成績（Goldberg et al., 1987 より改変）

せることの難しさが強調されるようになった。リハビリテーション・プログラムでは限界があることは明らかだった。そしてこの限界は，統合失調症患者の認知機能障害に起因しているように思われた（第4章を参照）。このことが，リハビリテーションの可能性を広げられるかもしれないという希望のもと，認知の変化について検討する治療的なはずみをつけた。

　これら2つの流れ，すなわち地域ケアへの志向性と理論の発展が一緒になり，すべてが新しい，一連の研究が生まれた。統合失調症患者の認知は変化し得ることを証明するために，前頭葉理論に反駁しようとした研究者たちもいた。このような研究は実験室レベルでの研究と呼ばれる。そこでは多くの場合，実施する検査は1つに絞られ，検査は厳しく統制された環境の中で行われる。それ以外の研究は，より臨床的な志向性を有しており，リハビリテーションにおける変化率を制限しないように計画された。この2つの研究グループは互いに平行に進んでいるが，別個の流れの間で互いに参照し合うことは行われていない。だが，成功するプログラム発展のために，これらの研究は相補的な証拠を提供している。これらについては，次章以降で別々に評価していく。

CRTのアセスメントについての歴史的な問題

　ここで説明した研究は，統合失調症に対する私たちの視点のみならず，認知機能改善プログラムのデザインにも役立つものである。答えるべき問いは明白である――成功する訓練テクニックとは何か。プログラムは，たとえ研究対象が少人

数であったり，探索的な分析であっても，しばしば公表のための権利を受けやすい。他方，好ましい結果の出なかった研究は，研究者の頭の中にある「タンスの引き出し」にしまわれることが多い。興味深いことには，統合失調症のための認知機能改善の領域において，ふつうこのことは問題となってこなかった。これは時代精神のおかげであった。好ましくない研究結果（改善が見られないものなど）が理論を支持するので，編集者たちはこのような研究結果を好んで公表しようとしたために，「タンスの引き出し」は忘れ去られたのであった。そのため認知機能の改善は，成功と同様，失敗をも説明する研究の恩恵にあずかることができた。また多くの場合，このようなプログラムの参加者は，より支持的な環境に移ること（Wykes and Dunn, 1992）や職を得ること（Jaeger et al., 1992），社会スキルを伸ばすこと（Mueser et al., 1991）での失敗を経験していた。失敗は，自己効力感と自尊心を低下させる。この2つは，QOLを高めることが知られている。また，より高いレベルのスキル訓練に参加する意欲，専心する意欲にも影響する。成功体験を増やすことに加えて，失敗を減らすこと，この2つがもっとも効果的な結果をもたらすための鍵となるのである。しかし，好ましくない発見が発表されたことは，特に理論発展の早期においては，治療効果の評価を行うメタ分析に影響した。そのため，統合失調症に対するその他の認知的治療法とは違って（たとえば，認知行動療法），認知機能の改善は，初期の研究が示した好ましくない結果を論駁するために，大きな効果量を生み出さなくてはならないのである。

認知機能の改善についての実験室研究

　この章で概説してきた研究は，もとは改善テクニック自体を探求するために計画されたわけではなかった。背景にある認知機能障害を正確に概説するためのものだったのである。たとえば，記憶力の向上についての研究は，弱い記憶力のうち，能力の低さに起因している側面はどれか，方略的プロセスを始められないことが原因であるものはどれか，ということを定義するためのものであった。認知的転帰もまた，参加者の生活のその他の側面からは切り離されて研究されており，リハビリテーション・プログラムの中に組み込まれることは決してなかった。多くの研究は，課題遂行に少しでも改善が見られるかどうかを試すように計画されていた。そのため，機能改善はとても短い期間でなされ，その改善も同じ課題によってアセスメントされるという傾向があった。般化を検証している研究例はほ

とんど見当たらない。複数の課題で検証している例は，もっと稀である。

認知的な柔軟性

Goldberg ら（1987）が 44 人の慢性入院患者を対象に行った最初の研究は，インパクトがあった。この研究によって，特定の神経心理学的検査——ウィスコンシン・カード分類検査（WCST；Berg, 1948）に集中して用いられる傾向が導かれたのである。この検査は，まず，統合失調症における認知機能障害の背景には前頭葉に起因する困難があることを支持する証拠を生み出すにあたって，きわめて重要な役割を果たしてきた。また，認知機能障害は変化し得るという治療的な楽観主義をも増長させた。もし Esta Berg が，彼女の開発した検査がどれほど統合失調症の研究にインパクトを与えたかを 1948 年の時点で知っていたとしたら，きっと彼女はその検査を「バーグ・カード分類検査」と名づけたに違いない。

WCST では，変化する一組のルールに従って，カードが異なるカテゴリーに分類される。これはしばしば「実行機能」の検査とも呼ばれ，概念学習やプランニング，モニタリングやワーキングメモリ，そして思考の柔軟性などが含まれる。課題遂行成績は，多くの方法で判断されるが，通常は正しく分類されたカテゴリーの数，保続的誤りの数，そして概念的な応答の数によって評価される。実験室レベルでの研究における実験パラダイムは，異なるテクニックによって，課題の中の全体にわたる変化が見られるのか，もしくは課題の中の一部のみに変化が見られるのかを研究するためのデザインであった。

さまざまな研究者が，WCST の研究における効果をレビューしてきた（たとえば Wykes, 2000；Kurtz et al., 2001；Wykes and van der Gaag, 2001）。図 5.3 では，カテゴリー分類の効果量を対象としている 9 つの研究について Kurtz ら（2001）が行った，フォーマルなメタ分析から得られた効果量が示されている。カテゴリー分類では 1.08，保続的誤りで 0.93，概念学習で 0.90 の効果量が平均的に得られた，と Kurtz は述べている。これはかなり大きな効果である。これらの研究は，方法論的な相違を互いに有しているので，何によって機能改善がうまくいったかを特定することは，Kurtz らには困難なことであった。しかし明らかになったのは，少なくともこの課題については，神経心理学的検査の遂行を改善することが可能であるということであった。

3 つの研究が，この領域における特定の問題を強調した。1 つめは Rossell と David（1997）がデザインした新しい研究で，さまざまなタイプの介入が WCST

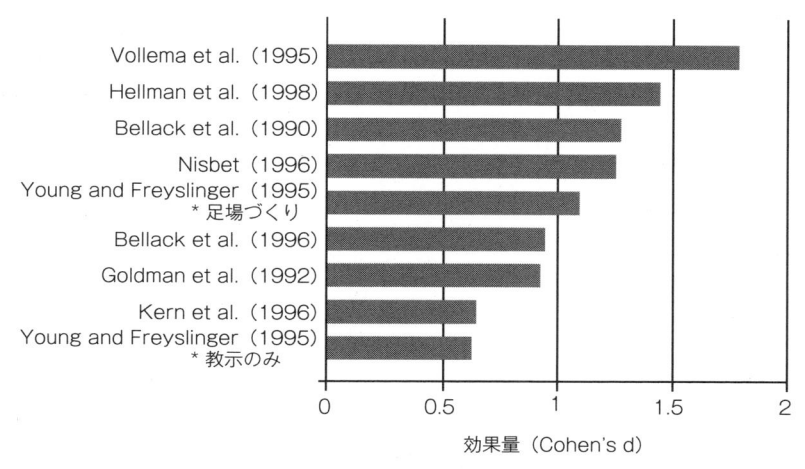

```
Vollema et al.（1995）
Hellman et al.（1998）
Bellack et al.（1990）
Nisbet（1996）
Young and Freyslinger（1995）
    * 足場づくり
Bellack et al.（1996）
Goldman et al.（1992）
Kern et al.（1996）
Young and Freyslinger（1995）
    * 教示のみ
```

0   0.5   1   1.5   2

効果量（Cohen's d）

図 5.3　課題の 3 側面における WCST の効果量（Kurtz et al., 2001 より引用）

の課題遂行成績を上げるかどうかを研究するものであった。彼らが対照群として用いたのは、平均年齢 76 歳の高齢者であった。彼らは、同様に検査におけるつまづきはあったが、一般人の中から選ばれていた。両群において、よい課題遂行のための訓練の主な要素は、プランニングを増やすこと、課題に取り組む際の速度を整えること、およびエラー検知であった。他の研究と同じように（たとえば Stratta et al., 1994）、応答の言語化によって、反応における改善が見られた。これは、足場をつくる教示を用いてカテゴリー化を教えると改善が見られたことと同様であった（以下を参照）。しかし、健常統制群のみが、課題の中に含まれる言語的情報を増やすことによって 1 つのテクニックを利用することができた。このことは、Young ら（2002）の追試によって確認された。言語的情報が増えるのは、統合失調症患者にとって負担となる情報が出てくることになるのかもしれない。それは長期間では、課題遂行において不利益なことである。

　2 つめの研究は、課題遂行を改善させるための 1 つのテクニックを用いている。それは元々、学習障害を有する子どもに複雑なスキルを教えるために使われたテクニック、すなわち誤りなし学習である。Kern ら（1996）は、統合失調症患者を 2 群に分けて訓練を施し、比較している。1 つめの群では、参加者に、モデリングとフィードバックだけでなく、課題について 2 つの標準的な説明がなされた。2 つめの群では、課題について事前の呈示がなされることはなかった。両群は、「自身 self」と「検査者 other」による手掛かりを用いる誤りなし学習の原理に基づい

た訓練を受けた。これによって誤りは減少したが，誤りがなくなることはなかった。WCST訓練についての呈示を受けていた群では，その前に課題に取り組んだときには，たくさんの誤りをおかしていたにもかかわらず，著しい改善が見られた。分類されたカテゴリー数の平均は，訓練前が3.2であったのに対して，訓練後は4.6であった。また，保続的誤りは半減した。だが，もっとも興味深い結果は，訓練の効果が4週間以上も持続していたことだろう。RossellとDavidの研究に比べれば，この研究に参加した患者は，障害の程度が小さかった。前者においては参加者は，訓練前には1.4カテゴリーしか分類できなかったのである。このことは，最初に示される課題遂行のレベルが，効果の持続に影響することを示唆している（Stratta et al., 1997b）。

　最後に述べられるのは，重要な研究のうちでもより新しいものである。Youngら（2002）は，WCSTの課題遂行改善のために，足場をつくるものと対照的な教示の有用性を研究した。彼らの研究において，3群が比較された。うち2つは，2セッションにおいて同じレベルの教示（足場をつくる教示，および直接的な教示）を受けた。統制群では，分類ルールを1つ多く見つける機会が与えられたが，教示はなされなかった。足場をつくる教示を受けた群が，直接的な教示を受けた群と異なっていた点は，与えられた教示が協力的なやり方で呈示されたこと，開かれた質問が用いられたこと，教示のトーンが変化したこと，および選択の機会がより多く与えられたことである。分類されたカテゴリーの数の平均は，すべての群において向上していた。足場群は0.6カテゴリーから事後テストでは2.9に，直接教示群は0.6から1.6に，統制群は0.6から2.1へと増加していた。このうち統制群と足場群の変化のみが統計的に有意であった。統制群に見られた改善は，1つの決定的な因子——直接的な教示群では，負担となる情報がない状態で発見がなされた，という側面——があったことでもたらされたのだと，著者は説明している。自尊心の向上は足場群のみに見られたが，この群では研究が続けられた間，好ましい影響が維持された。しかしこのような変化は，最初の改善とも改善効果の持続とも，直接には繋がらなかった。ただし，足場群で見いだされた自信の回復は，訓練を受ける人々にとっては，認知的および社会的な改善に繋がるような，別の形のさらなる訓練に専心するにあたって励みとなる可能性がきわめて高い。よってこの研究は，訓練の2つの主な効果を強調している。すなわち，協力によって達成される発見と注意の必要性の度合いを定めることである。

　Goldbergらが1987年に研究をなしたときには，WCSTの課題遂行が改善する

表 5.1　WCST の学習に効果をもたらす訓練の種類

訓練の種類	効果を示す報告
注意要求の調整	Young et al.（2002）
誤りなし学習	Kern et al.（1996）
（言語化による）自己教示	Rossell and David（1997） Stratta et al.（1994）
足場をつくる教示	Young et al.（2002） Rossell and David（1997）
発見の要素	Young et al.（2002）

可能性は悲観的だと見なされていた．それから15年が経過して，そのような見方ははねのけられてきた．ある種の訓練は，他と比較すればより多くの学習効果をもたらすように思われるが，まだ改善の余地がある（表5.1を参照）．金銭的な強化が，課題遂行に害をもたらすことを示唆する論文もいくつか存在する．このような強化が，概念的な問題から，課題と関係のない情報へと注意を逸らしてしまうためである．Vollemaらの研究では，金銭報酬と教示とを一緒にすることも情報量を過剰にし，その結果，情報は負担となって課題遂行に効果的でないものとなってしまう可能性があることを示している（Vollema et al., 1995）．分類されるカテゴリーの数は，正常な範囲内に含まれるまでに増加させることができるが，それは患者のベースラインがどれほどだったかに依拠することが多い．

　臨床的，あるいは人口学的な特徴が一様でない集団において，好ましい研究結果が得られた．これは最初のGoldbergら（1987）による研究で対象とされた群と同様である．Strattaら（1997）とWiedl（1999）の研究では，分類されたカテゴリーの数においては訓練前に非常に低いレベルの値を示し，また訓練も役立たせることができない，「治療できない」グループの存在が示唆されている．この遂行の不良なグループというのはだいたい慢性的で年齢層も高いのだが，Youngら（2002）の研究は，足場づくりに基づいた訓練が彼らにとって有益であることを示している．訓練後に改善効果が維持されるかどうかについては，ほとんど研究がなされていない．しかし，近年の多くの研究においては，その効果が減少していく例もあるものの，改善効果が訓練後も長い間——研究によっては1ヵ月あとまで——持続することが示されている．

記憶の訓練

　統合失調症患者における記憶の問題は，しばしば記憶力を改善させることに特化した研究の結果の中で記述されてきた。この問題の中には，リハーサルや，精緻化された入力方法（符号化）のような，想起の手助けとなる方略をまったく使うことができないことが含まれている。Bauman（1971a, 1971b）による初期の一連の研究は，記銘方略が役に立つものかどうかを調べるために計画された。1つめの群には，方略を工夫する方法に関する情報が呈示された。もう1つの群にはただ「精一杯取り組むこと」というメッセージが与えられたのみで，特に教示は与えられなかった。その結果，2群の間で想起を比較すると何の差も見いだされなかった。このことで，記銘方略についての教示を与えても，役立つ訓練法とはならない，という推測がなされた。しかし，Baumanのさらなる研究（1971b）とKohら（1976）の研究では，治療的な光が見いだされた。Baumanの最初の研究では，与えられた——もしくは，簡単に仄めかされただけかもしれないが——記銘方略を参加者が本当に利用していたかどうかを確かめる手立てが欠けていたのである。もちろん同様に，研究に参加していた統合失調症患者は一様ではないので，教示を受けなくてもこの方略を用いることができた人が，統制群の中にいた可能性がある。2群間に差異を見いだすチャンスが失われたのは，このためかもしれない。Kohら（1973）は，50の単語それぞれについて，心地よさを7件法でしるしをつけてもらうといった，簡単な手続きを用いた，精緻化された記銘をテストした。この記銘の強化によって，臨床群と健常統制群の両方とも，想起の度合いが増大した。Bauman（1971b）も，意味的まとまりの異なる単語のリストを用いた。グループ分けが明確になされているリストというのはすなわち，関連性のある言葉がまとまって配置されているものである。それぞれのリストが呈示されたのは，両方とも統合失調症患者の群であったが，このようなリストが呈示された群は，書いてある単語は同じでもグループ分けがなされていないリストを呈示された統制群よりも，多くの単語を想起することができた。このようなリスト学習訓練法が行われるのは，意図的でない想起状況と呼ばれる状況下においてである。参加者は，リストを覚えるように要求されている，とは考えていないのである。意図的な想起状況では，より精緻な記銘や記憶方略が利用されるだろう。しかし，統合失調症患者についての研究の多くにおいて，そのような方略は自然に用いられていることはない。

　練習も，想起を増大させ得る。聴覚言語的系列位置記憶課題を10週間練習さ

せたのちに，8人の統合失調症の参加者のうち2人の平均スコアが，標準的なレベルにまで向上したという結果がある（Wexler et al., 2000）。Bellら（2003）は，コンピューターを用いて同様の研究を行った。彼らは呈示するリストの長さを段階的に増していったが，課題遂行が基準点にまで達した時点で，次のリストに移行した。ワーキングメモリの大幅な向上が，障害の著しい群とそうでない群との両方に見られた。事後テスト時，およびフォローアップ時の効果量は0.3から0.75の範囲であった。統合失調症群の半数が，訓練を受けたあとには標準的な遂行得点をおさめていた。これは，いくつかの群においてはベースラインの遂行得点より，上昇していた（Bell et al., 2004）。得点の向上が見られた群が，標準的な範囲よりもどれほど低かったのかが明らかでないため，変化率の判断はできない。向上が見られた群の全員が，標準的なレベルからほんの少し下っただけならば，彼らがより高いレベルを達成するのにそれほど多くの練習は必要でなかったことは明白である。それに加えて，この研究の参加者はコンピューターを用いた別の記憶力訓練もかなり多く受けていた。このことも，前述の増大に寄与しているだろう。そうとはいえ，課題自体への介入がほとんど構造化されていない状況で，このような記憶の課題遂行が向上したことは，1つの達成なのである。

　O'Carrollら（1999）は，努力を要する状況下において，リスト学習訓練法を用いて誤りなし学習をテストした。参加者は，文字のペアから単語の末尾を予想するよう要求される（たとえば，BRで始まる単語と問われたら，参加者はBRINGを予想しなくてはいけない）。誤りなし段階では，参加者は同じ文字のペアを呈示されるが，その答えである単語自体も教えられる。この研究では，統合失調症の2つの群において，参加者個人の記憶遂行能力についても説明がなされた。正常な範囲の群と，記憶に障害を持つ群とである。この2群が，一般地域社会からの参加者の群と比較された。誤りあり学習でスコアが向上したのは，記憶の障害がない群および健常な統制群のみであったのに対して，誤りなし学習は記憶に障害のある群においても有効であることが見いだされた。この結果によって，誤りなし学習が顕在記憶の障害ある患者にとっても有益である理由についての議論が巻き起こった。ソース・モニタリング・プロセスにおける問題，もしくは健常な部分の残存している顕在記憶機能がこのような学習を補助していること，などが可能性として挙げられる。これは1つの研究結果が，介入なしには明らかでない記憶障害についての仮説を生み出す，ということのよい例であろう。

　同じような精緻化された記銘手続きは，Corriganら（1995）のビデオを用いた

表 5.2　記憶課題に効果をもたらす訓練の種類

訓練の種類	効果を示す報告
精緻かつ強化された符号化方略	Koh et al.（1976） Corrigan et al.（1995）
課題の難度が上がっていく練習	Wexler et al.（2000） Bell et al.（2004） Bell et al.（2003）
誤りなし学習	O'Carroll et al.（1999）
自己教示	Corrigan et al.（1995）

社会的手がかりの想起についての研究で採用されている。参加者は，ストーリーの要点を作ること，それを彼らの言葉で表現することを要求される。その際，くりかえしていうための指示的手がかりが，記憶を助ける工夫として与えられる。ビデオ観覧のあと，参加者はビデオのストーリーを声に出して繰り返しいうよう要求される。キーとなる要素のすべてを報告することができない場合は，情報を引き出すために訓練者が問いを投げかけ，情緒的記述語のキーワード・リストが呈示される。言語化手続き（情報を声に出して復唱する）とともに行うと，精緻化された記銘は社会的手続きに関する記憶力を増大させた。

　要約すれば，記憶を手助けする訓練テクニックは数多くあるようだ（表 5.2 を参照）。これらは，認知の柔軟性のための訓練テクニックと重なる面を持つ。精緻化された記銘方略が，新たな記憶課題に般化されるかどうか，向上した遂行得点成績のパターンが追跡時にどれほど保たれているのか，などについては，ほとんど研究がなされていない。訓練テクニックの多くは，1つの研究の中で一緒に用いられている。しかし方略の総和が，それぞれを単独に用いる以上の効果を有するのかどうかは，明らかでない。練習によって遂行得点が向上しても，その練習にもかかわらず時間が経てば課題遂行に変化が見られず，得点は低かったことを，多くの研究が示している。

注意の訓練

　近年まで，注意の持続は，日常生活に存在する課題をこなすにあたって重要な役割を果たすにもかかわらず，機能改善の研究対象となることはほとんどなかった。この領域での課題には，注意と同様に記憶が働く側面もいくつかある。たとえば Wagner（1968）が行った小さな研究では，随伴強化および注意訓練課題の

練習が用いられた。この課題とは，サンプル課題との遅延マッチングである（ワーキングメモリ課題の常套手段とみなされている）。訓練後のさまざまな検査において，訓練を受けた群と仲介的な統制群，および治療を受けた通常群とが比較された。4から5の指標において，改善が見いだされた。この研究からは，低い遂行得点の中の変化のうち，課題に対する不注意や注意散漫によって引き起こされたものがいくつかあることを示唆している。しかし，見本訓練課題との遅延マッチングにおいて，より精緻化された記銘を発展させ，それが転帰で課題に般化された可能性もある。

　Benedictらが行った2つの研究では，コンピューター・ソフトに基づいた訓練プログラムを用いた注意課題における得点の向上が見られた。BenedictとHarris（1989）の小研究では，25セッションの訓練の効果と1回の注意統制，および訓練を受けていない統制群が比較された。反応時間の短縮は，治療をほどこした群においてのみ示された。それに続くBenedictら（1994）の研究では，後天的な脳損傷患者のためにデザインされた市販ソフトを用いた15セッションの訓練が行われた。このソフトのプログラムは，高いレベルの注意の持続を必要とする課題に対して集中的な練習を用意しているもので，この課題には訓練の効果が見られなかった。この研究からは，統制された認知機能における練習が，注意課題における遂行能力を高めるという結果は得られなかったと，論文の著者らは述べている。これは，認知機能の他の領域における機能改善の効果と同様の結果である――練習だけでは，有益な訓練ツールとはならないようである。

　Benedictらの研究とは対照的に，Kernら（1995）はもっと楽観的な結果を見いだしている。彼らの研究では，注意範囲テストの困難を克服する可能性を探求している。この検査では，参加者は，配列が変化した直後に，そのスパンの大きさの異なる配列の中にあるターゲット刺激を同定しなくてはいけない。この課題は，早期の視覚的注意によるところが大きい。統合失調症の診断を受けた患者群において見られるこの障害は，統合失調症の特性マーカーとなり得るだろうと思われてきた。つまり，この障害は長きにわたって不変であるばかりでなく，定義によれば修正も不可能，ということである。しかしKernらは，金銭的な強化と教示がともに与えられれば，注意範囲テストにおける課題遂行に向上が見られることを示した。ただしこの2つが別々に与えられる場合は，効果はあらわれない。効果的な訓練状況では，課題遂行レベルは，同じ課題に取り組んだ健常な統制群と同程度であった。効果的な訓練については，ORMと呼ばれるソフトウェア・パッ

表 5.3　注意課題に効果をもたらす訓練の種類

訓練の種類	効果を示す報告
自己教示	Corrigan et al.（1995）
顕著な手掛かり	Corrigan et al.（1995）
他の訓練方略場面の中での練習の繰り返し	Medalia et al.（1998） Corrigan et al.（1995）
教示とともに与えられる金銭的報酬	Kern et al.（1996）

ケージを用いた，コンピューターによる注意訓練についての研究でも見いだされている（Medalia, 1998）。ORM は，後天的な脳損傷の患者に対して使われてきたソフトである。

　これまで概説してきた他の領域よりも，注意に関する研究結果は複雑なものである（詳しくは表 5.3 を参照）。向上を示唆する結果もあるが，悲観的な研究結果も存在する。検査における行動を正常にすることができると示す証拠はほとんど見いだされていない。また，これまで見てきたような訓練には限界がある，とする向きもある。しかしもしそうであれば，配列の呈示とターゲット刺激の想起が遅延した場合にしか，注意範囲テストの遂行得点は向上しないだろう。ただし，瞬きの驚愕反応のような，一見すると統制下にはないような反応ならば，修正することは可能である。この驚愕反応は，注意を喚起させるような刺激に対して，注意するように，もしくは注意を逸らすようにとの指示を参加者に出すことによって起こさせる。しかしこの教示は，注意刺激とエア・パフが 60 ミリ秒以上のときにのみ，効果を有する（Filion et al., 1998）。つまり特定の刺激に対する注意ならば修正が可能であるが，これはかなり限局された刺激特性にのみいえることである。また重要な特性は，障害の度合いに依存するだろう。この領域における研究はまだ初期段階にあり，これらの問題は熟考される必要がある。

　訓練後の変化を見る実験室レベルでの分析は，多くの場合は治療を施していない統制群との比較がなされているが，その結果は概して良好である。認知機能障害は広範囲にわたって，さまざまなテクニックの対象となってきた。さまざまな訓練テクニックによって，障害を改善することが可能である，という新たな治療的楽観主義がそこにはあるようである。そのテクニックが，本質的に健常な遂行得点（たとえば，健常な統制群の 1 標準偏差の範囲内）に結びつくかは明らかではない。そのような比較がなされることが稀だからである。しかし，そのような比較がなされた数少ない研究においては，認知的にはふつうであると見なされ得

る患者の数は増加してきている。ただしその他の研究では，直接的な比較はなされないものの，統制群と比較すると，多くの参加者たちは訓練後は相当な遂行得点の低下を見せたことが示唆されてきた。得点向上の度合いは，こなした課題の数と参加者の特性によるところが大きいだろう。

訓練された個人の認知スキルは，転帰の指標では特定されない。むしろWCSTや注意範囲テストのような認知課題の遂行において達成されるようなマクロな行動は，「実行機能」や「注意」，または「記憶」といったものを反映しているように思われる。これらの研究で用いられたテクニックが，認知モデルの特定部分を対象としているかどうかは不明である。しかし多くの研究で，転帰の指標をより詳細に調べることによってこれを確かめることは可能である。たとえば，メタ認知プロセスの改善は，認知の1つの要素，もしくは要素の組み合わせに特化した訓練テクニックではなく，すべての検査およびすべての訓練テクニックにおける改善の原因となるだろう。

ある課題から別の課題へのスキルの転移

実験室研究の多くは，1つの検査における訓練の効果を検討してきた。しかし，検査の得点向上が，同じような要素を含む別の課題へと般化されるかどうかを試みる研究も，数は少ないが存在する。そのような研究は，近年数を増してきている。明らかに，1つの課題での遂行得点の向上が，より効率的で，かつ般化され得るプロセス方略のおかげであるとも思われないし，また他の課題で行われるような概念学習が起こっているとも考えられない。般化を確かめるにあたっては，より難しい問題がある。般化課題における難易度，あるいは特定の認知プロセス方略への依存度のような，その背景にある遂行特徴である。般化課題を公平に行うためには，これらを平等にする必要がある。よって，たとえばもし，1つの課題での学習が，その訓練された課題とは見た目上の類似性しか持たないのに般化されたり，単純な課題における課題遂行がより複雑な課題へと般化されたりしたら，それは驚くべきことである。ただし，単純な神経心理学的課題における少ない訓練によって般化が達成されるとしたら，より複雑な訓練手続きをデザインするための参考となるであろう。

Bellackら（2001）はスキルの転移を研究し，1つの課題について訓練を受けた群が，訓練を受けていない統制群よりもすぐれて，般化課題における得点向上を

見せたことを示した。般化レベルの違いは，課題の特性の相違によって説明され得る。WCSTのようなより複雑な課題についての訓練を，ハルステッド・カード分類検査のようなより単純な課題に般化させることは，その逆よりも起こりやすかった。また，高いレベルの般化は，遅延記憶課題や簡易知能状態テストにおける遂行得点が高いかどうかに左右されるように思われた。これは，般化を向上させるものを含めた訓練パラダイムだけでなく，訓練を受ける側の個人的特徴（の重要性）をも暗示している。Youngら（2002）は，訓練されたWCSTと同様の特性を共有しない，その他の課題における特質的な効果をテストすることと，般化をテストすることとは，同様のものであると結論づけた。彼らの報告の中では，足場をつくる教示を与えられた群のみが，似たような要素をもつほかの課題において著しい向上を示していた。また足場群では，般化課題のうちの1つの根底にある抽象的な概念を理解した人数が，より多かった。これは概念学習が起こったことを示すものである。しかしながら，トレイル・メイキング・テストやストループ検査のような，一般的な認知プロセスの要素をほとんど用いない課題には，般化はまったくなされなかった。般化の効果は訓練に特化しており，関与や注意などの得点向上のための訓練を受けたことによる不特定の効果には特徴的でなかった。

　機能改善研究において，多様性が起因するものとして参加者の個性が調査されることはほとんどなかった。これは機能改善方略がうまくいくかどうかということにも，また他の課題に般化する能力にも影響する。記憶における困難は，他のスキル（たとえば社会スキルなど）を学習する際と同様に，般化のじゃまをする特性をもつものとして強調されてきた。これは，潜在学習であると考えられている。この概念は，Vygotsky（1962）が教育に有益なものとして最初に提唱した。潜在学習は，発達的能力ではなく潜在的な能力に属しており（Grigorenko and Sternberg, 1998），個人が新しいスキルを得ることのできる範囲を，動的なアセスメントを用いて評価している。Vygotskyは，ある特定のタイプの教授法からは学ぶことのできない子どもがいるかどうかに興味をもっていた。これはしばしば仄めかされるように（たとえばWiedl, 1999），学習できない人々が存在するということを示唆しているのではない。むしろ，学習が特定の認知スキルと個人のスタイルに影響されることを示しているのである。この概念はまた，思考スキルを新たな課題へと般化させることにも関係するだろう。おそらくその有用性は，群レベルではなく個人レベルの変化を分析することにかかっている。認知のスタ

イルや思考能力というような，参加者のその他の関連特性もまた，複数の次元において変化し得るだろう。

実験室研究における訓練の問題

　方法論はかなり異なっていても，特定の訓練テクニックには，得点向上に寄与するもの，一貫しない得点向上を示すもの，そして得点向上とはほとんど関連のないものがあると思われる。Wykes（2000）は18の研究を検討した。そのほとんどは，WCSTを用いていた。いま現在，このデータの集成に加えられるべき研究はもっと多くあるが，うまくいく訓練プログラムのカテゴリーは変化していない。研究の中には，訓練パラダイムが明らかに重複しているものがある。それゆえ好ましい結果が出ているものの，それぞれの寄与の度合いを分けて取り出すことができないものもある。図5.4では，好ましい結果と訓練要素との関係が示されている。これは，このような要素を用いたすべての研究のうち，好ましい結果が見いだされた研究の数を単純に数えることに基づいている。これを見ると，報酬を与えることも練習も，変化の可能性がある方法ではない。

練習

　もちろん練習を行えば，認知スキルを増大させることができる。しかしその効果は，1つの課題に特化する傾向がある。このことは，100年以上前にThorndike

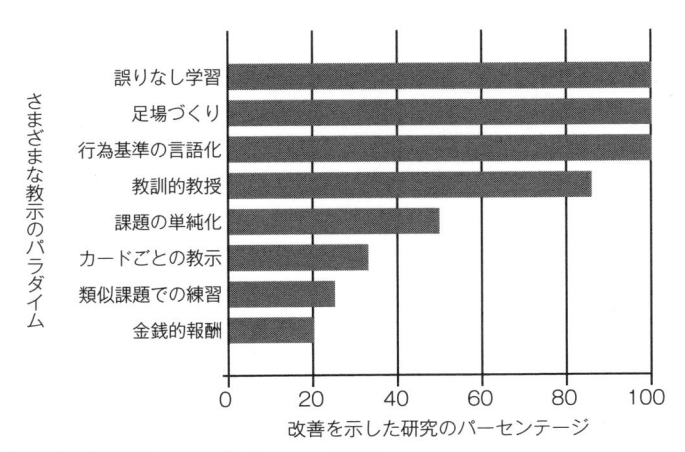

図5.4　教示パラダイムの成功率（Wykes, 2000 より）

とWoodworth（1901）によって指摘されていた。数カ月間の練習によって，数唱範囲を7から79にまで増やした記憶術者も，このことを明らかに示した。彼はすべての練習が終わってしまったのちには，ふつうの人と変わらない数の文字しか覚えられなくなったのである（Ericsson et al., 1980）。課題の要素のうち，練習を通して増えるものはおそらく，将来的には変化しないものから構成されているのだろう。

　練習によって生じる学習については，あまり理解が進んでいない。認知や行動における自動化が進むのだろう，というのが推測の1つである。つまり，初めは意識的な制御のもとにおかれていたプロセスが自動的なものとなる。この無意識下のプロセスには，以前ほどの認知的努力を要しない。現実生活での例として，自動車の運転を学習するプロセスが適当だろう。初めは，ギアやクラッチ，アクセルを動かすのに，相応しい時間間隔の流れを作ることに努力が集中する。練習を重ねて，その人が熟練者に近づくにつれて，それぞれの作業はより効率的になり，認知的な努力を以前ほど要さない，無意識的なものとなる。すると店までの道を覚えておくというような作業に，意識的なプロセスをより多く割くことが可能となるという効果が得られる。Shallice（1988）の考えでは，練習がもたらす効果とは，競合スケジュールを発達させることである。これは，その作業に適しているもので，監視注意システム（Supervisory Attentional System：SAS）を自由にして，他のプロセスからの要請に応えさせるものである。この自動的プロセスが働くには，用いられる認知プロセス方略がかなり効率的なものとなる能力を有しているか，もしくは課題遂行の背景にあるプロセスが比較的障害がないことが必要である。これら2つの要素の両方が欠けていると（統合失調症ではこのことがうたがわしい），もっとも単純な課題でない限りは，練習が重ねられても課題遂行が手助けされる見込みはない。この場合，プロセスに関する問題を最初にアセスメントするならば，単純な課題を構成するプロセスが具体的にあげられ，障害がないことが示されるべきである。

　もう1つは，練習によって，特定の課題をより効率的にこなすための，より適切な認知プロセス方略を発展させるための時間を猶予することができる。たとえば視覚プロセス課題では，適切な走査システムが練習によって取り込まれる。このシステムにはおそらく，実行機能，およびメタ認知的統制が含まれているだろう。ただ，この効率的な方略の自発的な採用は，場当たり的なものである。個人の特徴に左右されるばかりでなく，日一日と課題を完遂するときに生じる偶然の

変数による。たとえば私たちは，一般的に多くの人々が表などを覚える際の言語的記憶を向上させるために，リハーサル方略を用いていること，そしてこの方略を用いると，表の最初と最後の部分の単語が想起されやすくなることを知っている。これは初頭効果，および新近性効果としてよく知られている。しかし，同じ課題においても，初頭効果と新近性効果の現れ方は個人によって異なるし，1人の人間に異なる課題を与えても，それらが1つずつこなされれば効果の現れ方は異なってくるのである（Della Sala and Logie, 1997）。このような個人間の差異によって，一般集団の中で効率的な方略の使用に多様性があることが示された。この多様性は統合失調症群の中にも存在するであろうし，適切な方略が始発されるかどうかも，まだ明らかではない。さらに，ワーキングメモリの障害は一時的なスキーマを保持する能力を弱める。そのため，方略が働き始めても外部からの的確な支持がなくては，きちんと実行されないだろう。

　練習の効果についてのこれらの説明は両方とも，機能改善の専門家たちが訓練の方法論として採用する際に報告してきたものである。これらは，参加者のうちのごく少数しか実際には改善を示していないという，研究における発見の多様性を説明してくれるだろう（Stratta et al., 1994；Wexler et al., 2000）。ただし，方略が具体的に示されたときに練習が役立つのだろうし，方略がより自動的なものとなるには，多くの時間を練習に費やさなくてはいけないだろう。ここでの自動化とは，無意識的プロセスとなることだけでなく，問題解決のための方略が，同様のいかなる課題に対しても使うことができるように，スキーマの中で標準化されることも意味している。このアプローチはおそらく，練習が明白な指示に引き続いて起こるものであるということを意味している。なぜなら，転移に役立つスキーマは指導なしには発展しないからである。たとえ競合スケジュールが練習によって成り立つものだとしても，それが発展してきた特殊な状況でしか適用されないだろうし，新しい状況の中には適用されないだろう。言い換えるならば，スキルの転移は練習のみによって援助されるものではないだろうということである。私たちの考えでは，認知機能障害を有する統合失調症患者にとっては，練習のみを行っても新しい，かつ効率的な方略を学習することも，柔軟な応答を発展させることもできないだろう。しかしこれらはすべて，日常生活における問題解決に不可欠なものといえる。

正および負の強化

　金銭報酬を用いた正の強化は，動機づけを回復させるための方法として紹介されてきた。しかし同様に，間違った反応が示された場合には，お金は取り上げられる（負の強化）。ここでの仮定は，動機づけが課題への関与を高め，効率的な情報処理方略が始まる機会を増やす，というものである。WCSTの場合には，作業の中でも特に，参加者が負のフィードバックに気づくことに失敗するような部分に対する注意の持続を，報酬が助けると考えられている。負の強化，つまりお金を失うことは，誤りの持続を低下させるようである。ただし，1つのタイプの間違った応答のみを減らすことで正しい応答が必然的に生まれる訳ではない。かえってランダムな応答が増えるだけであろう。課題完遂のために本質的な，かつ長時間保たれる改善効果を援助するような概念学習は，起こらないであろう。強化の比較に関する初期の研究の1つに，Meichenbaumが行ったものがある（1966）。彼は64人の統合失調症患者を4群に分け，そのうちの1群にのみ，抽象概念の検査に対する応答に随伴して正の強化を与えた。他の3群には，非随伴性の正もしくは負の強化，および非抽象的応答に対する負の強化がそれぞれ与えられた。随伴性の正の強化が与えられた群のみにおいて，訓練された課題における抽象的な応答の数の増加が見られた。この群はまた，抽象思考能力を必要とする，WAISの下位検査の1つである類似においても，遂行得点の上昇を示した。正の強化だけが認知リハビリテーションに適しているだろう。しかしこれは，容易に認識できる要素が存在しており，かつ複雑な反応が要求されないような課題に限定されるだろう。

　この研究には，学習されるべき知見がもう1つある。すなわち，負の強化の位置づけである。この結果からは，随伴性の負の強化には効果がないことが示された。これは，示される反応の大半が間違っている場合には，負の強化が情報としての価値をほとんど持たないか，もしくは強化を与えないというアピールだけでは，参加者が好ましい結果につながる行動（ここでは，抽象的な解釈）を特定するのは難しいということであろう。

　Meichenbaumの同様の研究（1969）では，抽象性の改善の程度は，社会的強化よりも随伴性で実体のある報酬を与える方が高まることが示された。特に抽象的な課題においては，実体のある報酬の方が参加者にとって際立ったものとなるのだろう。Meichenbaumが働いていた環境では，個人にはほとんど実体をもたない報酬が提供された。そのため，彼の研究の中で提供された報酬は，高い効力を有

していたことだろう。だがそれでも，そのような高い効力をもつ報酬が，ある課題から別の課題へとスキルが転移するのを助けられるかどうかは，明らかではない。

報酬は重要ではあるが，そのせいで課題の中のよい成果と関係のない部分に注意が向けられ得る場合には，学習の妨げにもなる。WCSTを例に挙げると，反応タイプを変化させることで負の強化は減り，正の強化が生じるが，期待される概念学習は生じないであろう。この種の非本質的な強化は，教育的環境においては役立つものではないということが示されてきた（Amabile et al., 1986）。したがって認知リハビリテーションのプロセスは，とりわけその目的が持続的な効果をもたらすことである場合には，各個人にとって意味のある，かつできる限り本質的なものではなくてはならない。

誤りなし学習

誤りなし学習のここでの定義は，学習がなされている間，高度の成功を保証することで，課題遂行の向上をはかるテクニックである。これには，複雑な課題を遂行することに困難を抱えている学習障害をもつ人々を教育するために用いられた反応の後ろ向き連鎖から，著しい記憶の障害をもつ人々についての研究まで，さまざまなタイプのテクニックが数多く含まれる。健忘症患者のためのテクニックを最初に発展させたのは，BaddeleyとWilson（1994）であった。彼らは顕在記憶が抱える問題の影響を弱める一方で，障害されていない潜在記憶を利用した。統合失調症の患者は，どの反応が誤りで，どれが正しいかどうかを覚えていることに困難を有している。誤りなし学習は，正しくない反応の数を減らすことで，このような混乱を避ける。正しくない反応は，潜在記憶の中で符号化されているがために，顕在的な想起において識別されることがないのである。これが訓練テクニックとしての練習と異なる点である。練習においては，参加者がほとんど誤りを起こさずに課題を遂行したとしても，それは単なる偶然なのである。

O'Carrollらの研究では，記憶に障害をもつ人々にとっては，反応推測を含む学習のための，努力を要するアプローチを行うことには，有効性はないことが示唆されている。これは反応の可能性が多過ぎる場合においてである。統合失調症患者にはより多くの選択肢を与える方が，関与が増すと信じられていたために，このような努力を要するアプローチが，リハビリテーション環境に組み込まれてきたのである。関与は回復するにせよ，参加者個人の特徴がこの訓練パラダイムと

相互作用を起こし,有効性が下がることが起こり得るのも,また明らかである。

セルフモニタリング

　行為を言語化することによるセルフモニタリングの基準では,参加者が課題についての教示と,彼らの中でそのとき生じている反応とを声に出して復唱することを要求するという方法を用いて,プロセスが記述される。これによって,数多くの異なる手助けが参加者に提供される。まず,課題の教示のための自然発生的なリハーサルが効果的にもたらされる。リハーサルは,特に参加者の記憶能力が低下しているような場合には忘れられがちなものである。これははっきりとした行動であるため,訓練が行われている間,訓練者がその正確さをチェックすることが可能となる。第2に,これによって行動の脱抑制に対する統制の支持が提供される。脱抑制の状態では,参加者は計画されていない反応を始めるために,最初の誤りをしてしまう。いくつかの課題においては,このような最初の誤りは埋め合わせが難しく,かつ正しく完遂するためにはより多くの認知的努力が必要となってくる。最後に,言語化はセルフモニタリングを起こすことのできる方法である。すなわちそこでは,1つの行動がなされたとすれば,なされるべき行動が課題のための行動プランと比較されるのである。このような,方略使用に対して復唱されるヒント,与えられる刺激およびフィードバックは,課題遂行の最低ラインの特徴だけでなく,個人のプロセス様式の特徴を考慮して,さまざまな能力レベルの人々の課題遂行を向上させることが可能である。これが,統合失調症の重症入院患者に対して,注意および行動の様式を改善させるために Meichenbaum と Cameron(1973)が行った研究での独自の方法論の一部であることは,記述しておかなくてはならない。これについては,次章で議論されている。

足場づくり

　足場づくりは,とりわけ子どもの人生の学習段階の初期に実践される場合には,もっとも成功すると教育学の文献で記述されている訓練方法である(Wood, 1998)。努力を要するプロセスは,能力の限界に達するまで課題の複雑性を増すことによって促進される。努力の程度は設定されるべきだが,高度の成功が保証され,誤りは最小限になる。これは「課題における責任が教えられる側に移るにつれて,チューターが支持の度合いを低め,援助を滴定し,そして随伴的に指導をシフトさせることによる,動的かつ2方向性のプロセスである」と表現される

（Young et al., 2002）。この言葉自体は一般的なプロセスを表しているのであって，課題完遂のために提供される特定のタイプの支持を表しているのではない。学校のクラスにおいては，子どもの認知レベルおよび認知発達の段階が考慮されるであろう。統合失調症患者に対しては，その個人の認知的側面の長所と短所が，同様に考慮されるだろう。足場づくりの鍵となる要素は，課題の支配権をチューターから教えられる側に移行すること，および課題遂行の責任を吸収することである。この協同的なスタイルと，チューターが注意の向けられるタスク要求を統制することが，教訓的な教え方との違いである。

　教訓的な教え方は，WCSTの向上に関する実験室研究においては，しばしば金銭報酬のようなほかのテクニックとともに用いられてきた。いくつかの研究においては，これが著しい効果をもたらした（たとえば，Bellack et al., 1990）。しかしながら，その教示の記述を詳細に検討してみると，教訓的なものだったとはいえ，それらの教示は参加者の課題の部分ごとに対する理解に依拠した相互作用様式の中で呈示されていた。つまり，足場づくりとの類似が見られたのである。もし参加者が理解していなかった場合は，さらに訂正と説明が与えられていた。言い換えれば，教え方は訓練レベルに応じたものだったのである。

訓練要素の結合

　訓練の要素を結合させると，1つの要素単独よりも著しい改善効果が生まれるようである。たとえばCorriganら（1995）は，覚醒と記憶の訓練を組み合わせた。この研究では，フォローアップ時においても，覚醒の訓練のみを受けた参加者よりも，両方の訓練を受けた参加者の方が，社会的手がかりを多く想起できた。同様に，報酬と教示も認知を回復させるようである。なぜならそこでは，概念学習を導く説明がなされるのに加えて，正しい反応へは焦点が当てられ，正しくない焦点には焦点が当てられないからである。

訓練に関するその他の問題

参加者の特性

　参加者の特性は，成功するかどうかに影響するようである。研究の中には，Goldbergのオリジナル研究のように，慢性の入院患者を含むものもある。その一方で，外来患者のみを対象とした研究もある。そして，これらのグループの間には，

症状および全般的機能における差異が存在するようだである。特定の課題遂行特性においても，サンプルの間には違いが見られる。たとえば，同じ訓練プロトコルが用いられた場合でも，WCSTにおいて分類されたカードの数の平均は異なっていた。Bellackら（1990）の研究では平均1.5だったが，YoungとFreyslinger（1995）の研究では平均0.43であった。これでは，たとえ同じような訓練構造を評価する意図を持っている研究同士にも違いが見られても当たり前である。ただし，このような差異にもかかわらず，結果には何らかの一貫性があるようである。しかし異なる訓練方法に対する応答における，個人間の違いは特定されていない（表5.3）。

潜在学習

潜在学習は，与えられた訓練プログラムを利用するための能力である。CRTプログラムの転帰への影響をもち得るものの1つとして，これまで示唆されてきた（Green et al., 2000）。Strattaら（1997）もWiedl（1999）も，彼らの訓練パラダイムにおいて，潜在能力が低いと考えられる人々のデータをいくつか提供した。しかし他の研究では，潜在学習のための動的な指標が実際に転帰を予測するという発見はなされていない（Woonings et al., 2003）。実際Wooningsらは，転帰を予測するためにもっとも役立つ指標は，課題遂行の訓練後のレベルであると示唆している。

般化

スキルの般化もしくは転移は，一連の研究においては詳細に検討されていない。初期のオリジナル研究の大半は，同じ課題について検査と訓練を行っている。新たな検査が行われた場合は，混合した結果が出ている。それは用いられた訓練パラダイムと関係があるようである。何人かの研究者たちは，訓練の直接の効果がなくても，向上を成立させた練習には般化の効果があるだろうと結論づけている。たとえば，Lopez-LuengoとVazquez（2003）は，注意訓練課題と，訓練のなされていない実行機能課題において，向上を見いだしている。ただし訓練のなされていない注意検査では，効果は見られなかった。彼らは，認知機能を改善するには練習が有益な方法となり得ると結論づけている。しかし私たちは，行動様式が不明瞭であり，練習それ自体よりも訓練の不特定の影響に，これが関連しているのであろうという結論を出している。Bellackら（1996，2001）は，般化における練

習の効果はほとんどないことを見いだしている。しかし，足場をつくるような教示に基づいた般化を報告する研究が，いくつか出現してきている。

認知リハビリテーションについて，実験室研究は私たちに何を教えているのか

　大概のメッセージは，楽観的なものである。これらの文献を通して，認知リハビリテーションによって，著しい認知機能障害をもつ統合失調症患者に標準的検査の得点向上をもたらすことが可能であるという報告が示されている。個人の特性は，与えられた訓練パラダイムのタイプと明らかに相互作用を起こしている。これは，潜在学習を定義したVygotskyが示唆したことである。しかし，課題遂行の結果によって障害の程度が著しいと分類された人々においても向上を報告している研究が増えるにつれて，学習に対するより楽観的な見方が広がりつつある。私たちが見つけなくてはいけないのは，認知的障害のパターンに合わせて訓練パラダイムを正しく分類する方法である。しかし，第3章で定義されたような特定の認知スキルの構成要素における訓練効果は，いまだ検証されていない。さらには，認知の強さと障害のパターンとの関連の中での，訓練に対する反応についての研究は，認知的治療を仕立てるのに役立つと考えられるが，行われてはいない。

　これらの実験室研究は，検査で見られたような改善が，日常生活における認知的問題に般化され得るか，というような，より臨床的な方向性をもった質問には答えていない。ここには一般的な問題解決だけでなく，これらの研究の参加者が，たとえばテレビ番組に集中する能力やどの薬を飲むべきかを覚えていられるというような著しい改善の存在に気づくかどうか，ということも含まれる。また日常生活での多くの作業の完遂のためには，複数の認知プロセスが必要であることも明らかである。人は，適切な刺激物に注意を払わなくてはいけないし，不適切であったり余分であったりするものからは注意を逸らさなくてはいけない。特定の効率的な情報処理方略を使うだけでなく，作業の間ずっと注意を持続させなくてはいけない。これらの般化に関する問題は，より臨床的な方向性をもつ研究において考えられるべきである。それについては，次章で概説される。

第6章
臨床場面における認知機能の変化

Changing cognition in clinical settings

　実験室で行われる研究から，認知機能訓練などの介入によって認知機能検査の成績が改善するという知見が得られており，改善効果に関連するさまざまな訓練要素が存在することが分かった。しかしこうした研究は，記憶や注意といった単一の認知領域に注目していたり，もしくは1つの課題しか行っていないなど，包括的に認知機能を評価していない。したがって，この章では複数の認知機能検査を用いている研究や，要素的な認知機能を評価し，訓練に用いていない認知課題の成績や精神症状の評価などの認知機能全般に般化が行われているかを検討している研究について述べる。さらに，認知機能訓練の方法と，認知機能の改善と機能的予後の関連を説明するモデルについても検討している研究を取り上げる。1つの検査の成績が改善するかどうかを示すのではなく，認知機能訓練を行った後に認知機能検査の成績と機能的転帰が明確に関連して効果が持続していくかどうか，つまり認知機能が改善した後に社会的機能が改善するかどうかを検討することが重要である。認知機能訓練が終了してたった数日では改善効果が現れることはないという理由だけならば，こうした研究は時間に注目しただけの研究になるだろう。これらの研究は，認知機能障害を安定した不変の機能と捉える実験室レベルの認知科学的研究とは異なって，変化しうるものと考えている。臨床研究のほとんどは相互関係がなく，並行して行われてきている。そのため，課題遂行でほとんど効果が示されていない訓練プロトコールが全般的にプログラムに取り込まれてきた。
　訓練プログラムにはさまざまな設定法がある。表6.1に主要なタイプについて示した。表の列には訓練の方法が記されているが，臨床的なプログラムにはこれ

表 6.1　認知機能改善療法・プログラムの様々な設定法

種類	方法	治療者	長さ	他のリハビリテーションとの組み合わせ
個人	対人での情報提示	マンツーマン	1セッションのみ	組み合わせない
2人ペア	紙と鉛筆	1対多	10セッション以内	包括的プログラムの一部
集団	コンピューター	不在	10セッションを超す	他のプログラムと並行
上記の複数の組み合わせ	ビデオ			
	上記の2つ以上の組み合わせ			

らがさまざまに組み合わされているため，訓練の結果についてどの介入法が有効であったかを解釈することが難しい。そして，訓練プログラム間で効果の相違をどう評価するかということだけでなく，複数の認知機能スキルの中から何をターゲットとするかという問題がある。認知機能訓練は練習効果や課題への方略の学習といった要素を含むし，実験室レベルの研究では明確に扱ってこなかった新しい要因が存在するだろう。しかしながら，私たちはこうしたさまざまなレベルでの不均一な状況を超えて，認知リハビリテーションの効果について論じたい。

臨床的プログラムはどのようにして成功するか？

独自性の高いアプローチ
単一事例の検討

グループ研究からは多くのことを知ることができるが，しかし個別の事例からは訓練パラダイムの経過だけでなく結果についても洞察を得ることができる。単一の事例検討は認知リハビリテーションのもっとも初期の研究で報告されている。その研究で対象となった男性患者は自尊心の低下だけでなく思考障害（crazy thought）が見られた。この患者は他者との会話についていくことが難しく，話題からそれたことを考えてしまったり，内容を忘れてしまって混乱したり，また硬直した姿勢で奇異な話し方をしていた。Adams ら（1981）は患者の認知機能の改善と社会的スキルを質的，量的に向上させるための治療プランを提案した。その治療計画には，段階的に外的刺激に注意を向けたり，アイコンタクトのような

社会的コミュニケーションを向上させる訓練と認知機能を向上させる訓練が含まれている。認知課題は，視覚，聴覚，発話などを含めたさまざまなものを用いており，訓練を通して課題成績が改善するか評価された。さらに，内的な表象に適切に注意を向けさせ，異常な思考内容には注意を向けさせないような課題も用いられた。気ばらし（ディストラクション）課題は，治療を進めるにしたがって複雑さが増していった。認知機能の改善の有無は，訓練に用いられていない課題を用いて訓練開始後1カ月目，3カ月目，6カ月目の時点で評価された。患者の報告によると訓練によって会話についていくことが容易になり，自信が増したと述べている。さらに抑うつ症状も改善し，パートタイムの仕事に就くことができた。この報告以降，個々の患者に則して作られた訓練プログラムを行った研究はわずかしかない（たとえば，Spaulding and Sullivan, 1992）。むしろ，訓練プログラムの計画を重視して集団を対象としたグループ研究が多く報告されるようになった。

認知過程改善のためのオペラント的手続き

Silversteinら（1999，2000）はさらに特殊な訓練方法を開発している。彼らのアプローチはさまざまなスキルを向上させるプログラムを通して注意機能を発展（以下，シェイピング）させるというものである。このシェイピングは，さまざまな強化を通して特定の一連の行動を誘導する手続きである。通常のオペラント条件づけのように，強化子（報酬）を得るために完全な一連の行動が実行されるまで待つのではなく，一連の行動が実行され始めたり，最終段階に達したところで強化子が与えられる。具体的には行動の長さ，行動の形態，強度といった側面を強化する。この手続きを用いた初期の研究（たとえば，Menditto et al., 1991）でも，注意ではない認知機能を向上させるプログラムを通して注意機能を改善させられることを論じている。Spauldingら（1986）はシェイピングの手続きをプログラムに取り込んで，9人中7人においてより複雑な言語のリハビリテーション・プログラムに導入することができるほど改善効果があったと述べている。Silversteinら（2001）の検討では，まず4週間以上にわたるベースライン期間において個々の患者の言語的および非言語的行動の中でもっとも問題となる障害が何かを評価してから，個別の行動プログラムを考案する。それからシェイピングの手続きを開始し，セッションの中で個々の到達目標を超えている場合は15分ごとにトークン（後でお金に換えられるチップ。強化子として用いられる）が与えられ，セッション終了後には実際のお金に換えられるようにした。参加者が目標を達成し続ければ，強化子（報酬）を与える基準が高くなるようにした。この訓練による行

動の効果について，シェイピングの手続きをとり入れたプログラムに参加したほぼすべての参加者で改善を示していた。

　こうした手続きは認知機能障害が大きく，それほど多くの訓練プログラムをこなすことができない患者を対象に行われてきた。このような患者がより適切にプログラムに参加し始められるように，単純な行動療法的技法を用いた認知の再学習が追加される。こうした研究報告は，残念ながら非常に少なく，対象の例数も非常に少ない。なかには，認知機能がどれだけ改善したかを示していない研究もあり，どの要素が改善に寄与しているかを知ることができない。また，改善効果が治療後もずっと持続するかどうかについても明らかにされていない。対照群も含めた大規模な研究によって，大きな認知機能障害を持つ患者において，こうした手続きが特異的に認知機能を改善させるのかどうかが明らかになるだろう。

　オペラント条件づけの有効性については，Meichenbaum ら（1966, 1969）が比較的大規模な例数で検討している。彼らは，統合失調症患者に実用的な強化子（金銭的報酬）を与えながら認知機能（抽象的なことわざの理解）を訓練すると，その認知課題だけでなく他の課題（WAIS の下位検査である類似問題）にも般化したことを報告している。さらに，強化子について褒められるといった社会的な報酬を与えられると患者の異常な発話が減少した。一般的ではないが，効果の評価は 1 週間後になされ，その効果が持続していることを示した。

　こうした適切な行動の遂行後に与えられるオペラント条件づけによる手続きは，複雑な認知過程（抽象的な思考）から持続的注意といった単純な過程まで改善効果がある。こうした強化子という環境に随伴する刺激を用いることは，認知リハビリテーションに重要な役割を果たす。

自己教示訓練

　Meichenbaum と Cameron（1973）は，オペラント条件づけの手続きを踏まえながらも Luria（1966）が最初に提唱した認知機能の発達的変化の概念を取り入れた訓練プログラムを提案した。このプログラムのモデルでは，認知機能障害を行動の認知的制御の障害として捉え，自己教示を伴う訓練プログラムを通して向上出来ると考えている。行動はまず治療者によって分析，モデル化されて訓練者の指導を受けながら，参加者が声を出して自己教示しながら行動していく。自己教示はだんだんと内言（心の中で自己教示を言う）にするようにと促される。訓練は拡張されていき，自分の行動や考えたことをモニターし，人とのコミュニケーションにおけるサインなどに反応できるようになっていった。思考障害からくる

発言は42%まで減衰し，さらに抽象的思考の水準が上昇し，干渉条件での数字の再生が改善した。この方法は，メタ認知が機能的予後と訓練効果が広く般化する上で重要な役割を果たしていることを初めて示した研究であるだろう。本節を要約すると，それぞれの研究者が考案した独自のアプローチはどれも神経心理学的検査の成績を改善させることに成功している。

手続き重視のアプローチ

これらのアプローチは訓練プログラムを実行する際に手続き・方法に忠実に従うアプローチである。個人的な特徴の差異については実験室的研究では重要な変動として考慮に入れるがこれらのアプローチでは取り入れない。このアプローチによる訓練プログラムはしばしばリハビリテーションの全体のプログラムの中に組み入れられることがある。

統合心理療法（Integrated psychological therapy : IPT ; Brenner et al., 1994）

IPTは基本的な認知処理の低下が，社会的機能のような複雑な行動の問題に寄与するということを前提としている。たとえば，注意の障害は概念の理解に影響を与える。そしてそのことが社会的なスキルを低下させ，それぞれの社会的役割の遂行を困難にさせると考えられる（Brenner et al., 1994）。IPTは臨床用によく考慮されたプログラムであり，ドイツ語と英語のマニュアルがある。プログラムはさらに5つの社会的認知，基本的認知を改善させる5つの下位プログラムからなっている。それぞれ，認知的分化，社会知覚，言語的コミュニケーション，社会的能力，対人的問題解決といった認知機能に関するプログラムである。

認知的分化は包括的な認知領域，注意機能（選択的注意，注意の転換，持続的・焦点的注意），概念（抽象化，概念形成，区別，再生）などを指す。訓練プログラムは集団を対象に指示的に行われるので，社会的接触を増し社会機能を向上させると考えられる。このアプローチのコントロール研究では，社会機能については改善が見られないがほとんどの報告で認知機能について改善効果があった（Brenner et al., 1994）。実際に最近の報告では認知機能の改善は下位プログラムによるとは結論づけられないと述べられている（Hodel and Brenner, 1994）。認知リハビリテーションは訓練プログラムの遂行を通して程度の差こそあれ続いていくので，あたかも他の下位プログラムによって改善したかのように見えるかもしれない。こうしたデータからは認知機能が改善したことは明らかであるが，社会スキルがそれによって向上したかどうかはわからない。いずれにしても，これらの

データは基本的な認知機能の改善がフィードフォワード的に社会機能を改善させるというモデルがとても単純な捉え方であることを示している。

　最近の多くの研究は下位プログラムの効果について検討している。Spauldingらはより厳密なコントロール研究を行い，下位プログラムの効果の特異性について検討した。彼らは支持的心理療法を受けている群と，支持的心理療法と生活技能訓練の両方を受けている群に対する下位プログラムの効果を比較検討した。セッションは45分，60回のものを1週間に2～3回で，半年以上にわたって実施された。効果については認知機能から機能的転帰まで多岐にわたる領域について評価された。結果は，下位プログラムの認知機能障害への特異的な改善効果はごくわずかではあったが，社会的スキルに対して効果があったことを示している（Spaulding et al., 1998, 1999a, 1999b）。彼らはこれらの結果を受けて，介入によって転帰に関する認知機能の変化だけでなく，転帰の予測変数になるかどうかについても検討した。有意な関連は「トップダウン的調節」の変化と社会的能力との間で見られた。つまり，注意や前注意的処理というボトムアップ的な認知処理にかかわる機能ではなく，実行機能などの高次の認知機能が改善していた。より最近の報告（Spaulding et al., 1999b）では，社会的適応の改善はカード分類検査の成績改善と直接的に相関することが示されていた。また言語性記憶の改善は心理社会的スキルの獲得と相関していた。

　この研究では認知機能障害が2次的な障害，たとえば妄想などに寄与するという理論を検証している。誤帰属といった社会的認知のバイアスは，妄想症状の重症度と相関していたが，実行機能の指標であるWCSTの保続の誤答数で測られた認知的困難によって増強されていた。治療プログラムによって妄想も認知機能障害も改善したが，社会的認知のバイアスはなお残っていた。このことは，精神症状と実行機能には安定した関係（因果関係ではないが）があり，ある機能が他の機能に影響するというモデルを修正すべきであることを示唆している（Peer et al., 2004）。

　Van der Gaagら（1992, 2002）はBrennerらの研究を元に下位プログラムの効果について検討した。しかし彼らのプログラムは実験的研究向きで，統合失調症の認知機能障害に適用される内容で，集団ではなく個人に施行されていた。彼らのプログラムはIPTを踏まえ，多くの特殊な訓練方略をとりいれている。たとえば前述したMeichenbaumとCameon（1973）によって効果があると示された自己教示法だけでなく，EkmanとFriesen（1975）の補完的アプローチも取り入れている。訓練プログラムは20分程度のものを週に2回，合計で22回行う。最初に知

覚機能について訓練され，次いで記憶，社会場面の認知について訓練される。宿題もセッションごとに与えられる。彼らの報告では，他者の表情の理解が改善しており，実行機能（迷路課題，語流暢性，WAIS の絵画配列）への般化がみられたが，注意や記憶には影響がなかったと述べている。

　認知機能の改善を目指した下位プログラムを用いた最近の Penades ら（2003）の研究では，10 名の対照群と 27 名の介入群（認知機能と社会的認知の下位プログラムを治療の前後で受けている）との比較検討を行っている。結果は介入群で認知機能の改善効果が見られたが，直接的な群間比較は行っていなかった。介入群の 63% ではプログラム終了後ではなんら認知機能の低下を認めなかった。また，実行機能の改善と対人コミュニケーションの得点について相関係数が 0.59 という有意な相関が見られた。このことから，認知機能の改善は社会的認知機能の改善と関連することが示唆された。Ueland と Rund（2004）による青年期の患者を対象にした小規模な検討では，介入群では認知機能の改善は見られたが対照群との比較ではそれほど違いがないことが示された。これらの研究は，例数が少なく検定力が小さいため，効果量以外の違いを見いだすことができなかったと言える。

　これまでの研究を概観すると，統合心理療法はその特異的な改善効果はそれぞれの研究や実験計画によって異なるが，認知機能を改善させる効果があるといえる。そして実行機能については方法論的に厳密な課題で検討しているものはほとんどないが，複数の研究で改善することが示されている。近年，認知機能は何も介入していない対照条件においても向上しうると考えられてきているが，こうした改善は訓練プログラムを通して将来，社会的行動が改善していく過程において見られるものと思われる。

認知機能促進療法（Cognitive enhancement therapy）

　認知機能促進療法は集団療法と個人療法を融合した手続きで進められる。治療を進める上で，脳損傷患者に用いられる題材だけでなく，包括的アプローチをとりいれる。この治療は発達の異常が社会的学習に悪影響を与えるという神経発達的な過程をモデルとしている。多くの訓練プログラムは入院患者を対象としているが，この治療はより機能が高い安定した外来通院患者を対象としている。最初に個々の患者について（a）寡黙，（b）解体，（c）無動のいずれかに分類して対象とする特異的な問題を特定する。たとえば，無動に分類された患者は比較的幻覚は見られないが妄想的思考は持続しているような一群である。またこうした群は社会的問題に対する柔軟な反応を身につけることが難しく，頑なな認知的ス

キーマを持ち，あいまいな状況に耐えられない傾向を持つとして特徴づけられる（Hogarty and Flesher, 1999a）。

　認知機能促進療法の目標は，ロールプレイのような人為的に作った状況で社会的役割に基づく反応を形成させる訓練ではなく，患者にとって意味があるという実感を伴い自己志向的な経験をさせることで，社会的認知機能を保持していくことである。それゆえ，訓練プログラムは治療者が同席するが参加者同士がお互いを手助けするようないくぶん独特なスタイルで進める。加えて，参加者は個別のコミュニケーションや就業に関する問題にどう対処したらよいかを議論するようなグループ・ミーティングにも参加する。訓練プログラムは，心的外傷後ストレス障害患者用のコンピューター化されたソフト（Bracy, 1995）に基づいた記憶と注意機能を改善させるプログラムを用いている。それぞれ異なる困難さを持つ参加者同士をペアにさせ，協力してコンピューターのプログラムに取り組んでいく。成績が一定になるよう保ち続け，3カ月後にさらに6〜8人程度の集団に組み込んで，共同で訓練プログラムをこなすようにさせる。集団用の訓練プログラムはさらに6カ月行い，たとえば他の人に新聞の記事を要約して説明するといった骨子をつかんで解釈ができるようになることに焦点をあてる。グループセッションでは参加者や治療者は，発話者が自分の意図がはっきり伝わるよう励まそうとする。発言をしない参加者はセッションの間は静かにしているが，ノートを取ったりフィードバックを言うことが求められる。社会的認知機能を向上させるグループセッションにはそれぞれ15分の心理教育が行われる。こうして訓練プログラムはまずペアでコンピューター用のプログラムに取り組んでいる間，認知機能と社会的疎通について訓練を受ける。そしてさらに高次の認知機能の訓練としてグループセッションに加わる。認知機能促進療法の訓練プログラムはさまざまな機能をターゲットとしている点では統合心理療法と類似している。

　認知機能促進療法は比較的長期間に及ぶが（2年まで），その効果を検討した研究が最近報告されている（Hogarty et al., 2004）。2年間の評価では，処理速度と，記憶，柔軟性，言語，操作技能を含めた一般的な認知機能において有意な改善が見られた。さらに3つの認知的な表現型についても効果があることが示された。精神症状には改善が見られなかったが，臨床的に観察される社会的認知機能や社会的機能能力は有意に改善していた。

　イェール大学のBellら（2001a）は同様の認知機能訓練プログラムを用いて検討を行っている。彼らのプログラムはコンピューターのソフトだけでなく，グルー

プセッションも行っているが，それらを段階的ではなく，同時並行で行っている。そして訓練プログラムに臨むにあたって参加者同士をペアにすることをせず，参加者の骨子をつかんだ解釈を重視することはしない。彼らの手続きは，特に作業によるリハビリテーションに注目している。コンピューターのソフトによる訓練は1セッション45分を週に5回実施され，参加する度に金銭的報酬が与えられた。報告では，平均参加回数は43回で，中には2倍以上のセッションに参加した者もいた。認知機能促進療法と作業療法を受けた群について，作業療法のみの群と無作為統制試験を行ったところ，有意な認知機能障害の改善が見られた。こうした研究者は評価のために多くの認知機能検査を実施しているが，加えてどれだけの参加者が課題成績が正常範囲に達したかについても評価している。追加して認知機能を改善させる介入を受けた一群は，効果量はさらに大きくなり，正常範囲に達した参加者数の割合は45％から77％に上昇した。訓練による改善効果はプログラム終了後6カ月持続し（Bell et al., 2003），開始時の認知機能の重篤さとは関連していなかった。また最近の別の報告（Fiszdon et al., 2004）では，訓練プログラムの効果は特異性が高く，訓練の対象ではなかった反応時間課題での成績上昇が見られなかった。

　こうした統合的な治療について，公になっている知見を見ると認知機能障害には良い影響があり，効果も長期間持続するといえる。現在進行中の2つの研究に従事している研究者は私信で，認知機能障害の改善は就業や社会生活機能の転帰に大きな影響を与えると述べている。認知機能の改善のメカニズムは不明だが，認知機能リハビリテーション・プログラムは包括的システムの中で他のリハビリテーションに密接に影響を及ぼしているに違いない。情報処理能力が改善すると他の訓練の結果に影響を与えるだろう。要約（骨子をつかむこと）が行動の改善の基礎にあるかどうかは不明であるが，明らかなのは参加者が身につけているのはメタ認知，セルフモニタリングといった1段階上の視点から自分の認知機能を捉える能力であり，これは参加者が他の参加者の訓練に積極的に関わろうとするようになった時に明確に見られる。事象の全体像を強調する教示はこうしたメタ認知やセルフモニタリングの効果を強調する。

　HogartyとFlesher（1999a）の報告では，参加者を認知機能障害の表現型によって下位群に分けているが，それぞれの群が訓練プログラムによって認知機能がどう変化したかについては示されていない。Bellらは認知機能障害の重篤さは訓練プログラムによる改善度の違いに影響しないと述べている。注意すべきこととし

ては，HogartyとBellの報告ではともに訓練プログラムを高い水準で施行できる精神症状が安定した外来通院患者を対象としていることである。個々の参加者の認知機能障害の改善は訓練プログラムによるものといえるだろうが，参加者を分けて認知機能障害がもっとも重篤な参加者がこうした訓練プログラム（最初から対人的コミュニケーションが必要とされる）によって認知機能が改善するかどうかを検討することは重要だろう。

教育用，および認知機能改善用のコンピューターソフトを用いたアプローチ

頭部損傷患者に対してコンピューターのソフトを用いた認知機能訓練がなされるようになり，他の認知機能改善療法（CRT）を行っている研究者も認知機能改善用のソフトを用いて検討してきた（たとえば，Bell et al., 2001a）。コンピューター用のプログラムは他には使いやすく，非常に興味を引きやすい教育用ソフトがある。改善用ソフトも教育用ソフトも認知機能の改善に効果があり，統合失調症患者にとって興味を引きやすい内容であることが報告されている。ここではコンピューター・テクニックは認知機能の訓練として用いられているが，他のスキルの訓練にも用いられるようになればコンピューターを用いた訓練についてレビューする必要が出てくるだろう。そして，訓練の効果について課題内での変化だけでなく，他の課題への転移が起こるかどうかについて検討する必要があるだろう。

コンピューター・ソフトによる訓練プログラムは，練習効果とプログラムに含まれるさまざまなレベルの作業による改善効果をモデルとしており，特定の課題，作業による特異的な改善効果についての理論を元にしているわけではない。ソフトはむしろ表面的妥当性や，興味を引く内容かどうか（特に教育用ソフトについて），課題が包括的であるかどうかという基準で選ばれている。なかには注意（APT ; Sohlberg and Mateer, 1987, ORM ; Ben-Yishay, 1987），記憶，概念化（Captain's log ; Sandfbrd and Browne, 1988）を訓練するように特化したプログラムも提案されている。こうしたコンピューターを用いた訓練の問題の1つとして，訓練プログラムは特定の認知機能の改善を意図しているにもかかわらず，研究の目的によって参加者が主な訓練の対象とする機能と一致するわけではないことが挙げられる。それゆえ，それぞれの研究が同じ課題プログラムを用いないと改善効果について適切に比較することができない。

コンピューター・ソフトによる訓練プログラムを用いた初期の研究の1つはBurdaら（1991）が脳損傷患者を対象に行っている。彼らは患者群をソフトによ

る訓練プログラムに参加する群と，通常の治療を受ける群に分けた。訓練プログラムに参加した群はコンピューターの技術者の指導を受けながら，30分のセッションを3回受けた。結果は，訓練プログラムを受けた群では記憶と認知的柔軟性が有意に改善した。彼らの研究では，さらに通常と異なる評価法を用いており，参加者に主観的に感じる認知機能障害を報告させている。やはり訓練プログラムを受けた群では自身が感じる認知機能障害は改善していることが示された。同様の手続きを用いて Hermanitz と Gestrich（1991）は患者群を無作為に3群に分けて検討している。それぞれ，ソフトによる訓練プログラムを受ける群，前述した統合心理療法に新聞記事についてグループで議論するセッションを加えた群，そして通常の治療を受ける群を設けた。結果は，ソフトを用いたプログラムを受けた群，統合心理療法を受けた群で有意な認知機能の改善が見られ，この2群間の比較では差は見られなかった。同様の知見は，Brown ら（1993）も報告している。ソフトによる訓練プログラムの非特異的な効果を検討したいくつかの研究では，注意機能に対して改善効果がなかったとする報告（Medalia et al., 1994）や，注意への改善効果が見られたが，記憶の訓練プログラムソフトを施行して向上したスキルが他の認知課題には般化しなかったという報告（Benedict et al., 1994）がある。

実行機能の訓練

こうした訓練プログラムによる介入は，行動計画や複雑な問題解決に寄与する実行機能を訓練するように開発されてきた。実行機能は統合失調症で低下していることが知られている。このセクションでは，実行機能の多様な機能的要素を反映する認知処理を扱った訓練プログラムを紹介する。

実行機能の改善をターゲットとした訓練プログラムはいくつかあり，最初にOlbrich と Mussgay（1991）が報告している。彼らはコンピューターではなく，紙と鉛筆を使ったプログラムを用いて，参加者に数字の足し算・引き算をさせたり，複数の単語から共通した特徴を抽出させたり，ルールに従って数字と記号を連合させるといった適度な難易度の課題を行い，比較検討した。この研究では，記憶だけでなく計算，推論，概念形成といった認知処理が動員された。統制条件では，絵を描かせる単純な創作活動を行った。参加者はこれらの課題を個人で行い，後で単純および複雑な認知機能検査で効果について評価された。統制群と比較した結果，単純な課題については両群とも同程度の改善を示しており，臨床症状の改善によってもたらされたものであった。より複雑な課題については，訓練群で有

意に改善していた。しかしながら、社会的行動については改善効果が見られなかった。

この研究の後，Brownら（1993）は作業療法士が行っている訓練をもとに注意の制御を高める訓練を発展させた。これらの認知課題は以下に示す特徴に基づいて選ばれた。

- 課題の種類
- 課題の教示の量や理解のしやすさ
- 所要時間
- 問題解決や意志決定が必要かどうか

最終段階のプログラムは60分のセッションを毎週3回，それを12週行った。課題の教示は常に定型的な内容にし，やさしい課題から難しい課題へと進めていった。この研究では，まず参加者を単盲検で無作為抽出し，作業療法の訓練だけの群を統制群とし，介入群ではさらに注意の制御を向上させるコンピューターによる訓練を行った。結果は，両群とも認知機能の改善が見られたが，介入群では初期から改善効果に違いが見られた。しかしながら，両群で平均年齢が異なっていたので，統計分析にこうした改善効果は参加者の年齢を共変量にすると見られなくなった。いずれにしても，こうした構造化されたプログラムによって特定の実行機能を改善させることが示された。1つは練習効果とおそらく作業療法による導入が影響したかもしれない。しかしこれらについては評価することはできない。観察された改善効果は注意課題だけでなく，記憶課題でも見られた。加えて，効率の良さ，動機づけや自信についても改善効果が見られた。この研究は，厳密な手続きで個々の認知リハビリテーションの効果を評価した最初の研究で，非常に情報量に富んだものである。他方で，作業療法士の報告からは，介入におけるさまざまな問題（計算，記憶，コンピュータープログラム音声の指示の理解）が指摘された。

実行機能を改善させるための訓練プログラムはDelahuntyとMorice（1993）によって前頭葉実行機能プログラムが作成されており（Frontal/Executive Program；FEP），紙と鉛筆を用いた手続きで，進行するにつれて複雑さが増すような内容であった。実行機能は認知的柔軟性，ワーキングメモリ，行動計画に細分化されて，それぞれ8，16，20セッションかけてプログラムが実施された。1時間程度のセッションではそれぞれ特定の認知機能の改善をターゲットとした複数の課題

を行う。認知的柔軟性の課題では，さまざまな情報を利用したり，無視する，再利用するなどの判断が求められる。こうした処理は眼球運動，知覚，概念，動作の柔軟性にも影響を受ける。ワーキングメモリは，認知的構えの保持，構えの操作，遅延反応課題などを扱った課題を行う。行動計画は課題に応じて構えを形成したり，転換したり，推論や課題への方略を考えさせる課題を行う。

　訓練プログラムの効果は，認知的柔軟性の領域について3例の事例検討によって報告された（Delahunty and Morice, 1993）。結果は，6カ月の訓練でWCSTの保続誤答数が正常範囲に改善していた。また3人とも訓練プログラムの後，社会機能が改善したと報告していたが，さらに6カ月間観察されたところ，いくつかの領域では低下してしまった。また，認知的柔軟性をターゲットとして，8人の患者を対象にした検討では保続誤答数と行動計画能力が改善した（Delahunty et al., 1993）。3つの認知領域をターゲットとした包括的な訓練プログラムを行った最初の検討では，22人の患者が無作為にFEPプログラム介入群と通常の治療を受ける群とに振り分けられた。この研究で変わっているところは，FEPプログラム介入群で治療開始前に2つの評価を行っていることである。これは表面的には練習効果について評価しているのだが，これでは通常治療群の患者は効果の評定のための検査を1回多く受けることになり，その練習効果と訓練プログラムの効果と区別できなくなる可能性がある。この研究では，成績について横断的，縦断的な比較の2通りの解析が行われた。両方とも介入群でWCST，散文再生課題，ロンドン塔課題で成績の改善が見られた。

　FEPプログラムの手続きを考案する中で，前頭葉，頭頂葉のネットワークが関わる認知処理だけでなく，運動や知覚が関与する認知処理の練習効果によって脳の可塑的変化が起こり認知機能が改善すると考えられた。この種の練習効果は実際，頭部損傷や脳血管障害による損傷の回復に効果があることが示されてきた（Cicerone et al., 2000）。1990年代中頃から，こうした訓練プログラムを用いたアプローチは私たちのグループにとって，単に神経系を活性化するだけでなく，私たちのアプローチに適した認知機能の方略を向上させる手続きであると感じられるようになった。そして訓練プログラムはこうした側面について強調されるようになった。治療者が参加者に対して課題に適した方略を見つけるように誘導し，参加者もだんだんとそのように取り組み，最終的に意識せずとも方略をこなせるようになる。こうして方略的に課題に取り組むことを強調しているが，課題の方略についてこれが良い，悪いといった方法があるわけでなく，利用できる方法が

いくつか存在するだろう。視覚，言語，運動処理を伴うさまざまな課題を通して，参加者は方略的態度で取り組むことができるようになる。それぞれの認知領域は新しい題材を取り入れて少しずつ変化してきており，ワーキングメモリについては記憶機能の向上をターゲットとするものとして再定義された。プログラムはワーキングメモリや，短期記憶，長期記憶を対象とし，4つのセッションに短縮された。プログラムの最終版は英国とオーストラリアのグループの協力を得て完成した（Delahunty et al., 2002）。

このプログラムを用いた最初の臨床研究は2例の事例検討であった。それぞれ症状が重篤で，プログラムの全体に参加し加えてSPECTと神経心理学的検査を受けた患者を対象としていた（Wykes, 1998）。2人とも効果測定の検査では認知機能が改善していたが1時間程度のセッションではそれぞれ特定の認知機能の改善をターゲットとした複数の課題を行う。機能画像（SPECT）は語流暢性だけで計測されたが，賦活パターンに変化が見られ，神経活動と他の検査における成績のプロフィールの変化が観察された。この結果は，練習効果ではなく，課題に方略を持つことによる神経活動の変化が2人で異なっていることを示している。

修正型FEPプログラムと，集中的な職業訓練を行う認知機能改善療法（CRT）との効果を比較する最初の無作為統制試験が行われた。この研究デザインによって，認知機能へ非特異的な影響を与えると思われる治療者との接触による効果について検討できる。作業療法は与えられた課題に積極的に関与することが求められるが，認知機能への影響について特定の機能に対してしか効果もたらさない。というのは，Brownら（1993）は注意機能の改善を目的とした一連の作業療法によって認知機能が軽度に改善することを報告しているからである。訓練は40セッションあって，約12週にわたって行われた。訓練後の評価では，大部分の領域でCRTの効果があることが示され，特に記憶，行動計画，認知的柔軟性で改善効果が見られた（Wykes et al., 1999）。図6.1に，認知的柔軟性と記憶に対するそれぞれの訓練の効果を示した。こうした認知機能の改善効果について，認知的柔軟性の群間の差はなくなったが（これはCRT群で低下したというより，統制群で成績が向上したためである），訓練が終了してからの6カ月後にはほとんど変化は見られなかった。訓練によって精神症状などには直接的な改善効果は見られなかったが，認知的柔軟性の課題で広範に改善を示した患者では社会生活機能も改善していた。この効果はフォローアップ時まで持続した。訓練によって自尊心が大きく改善した患者は，フォローアップするとこうした効果が見られなくなっ

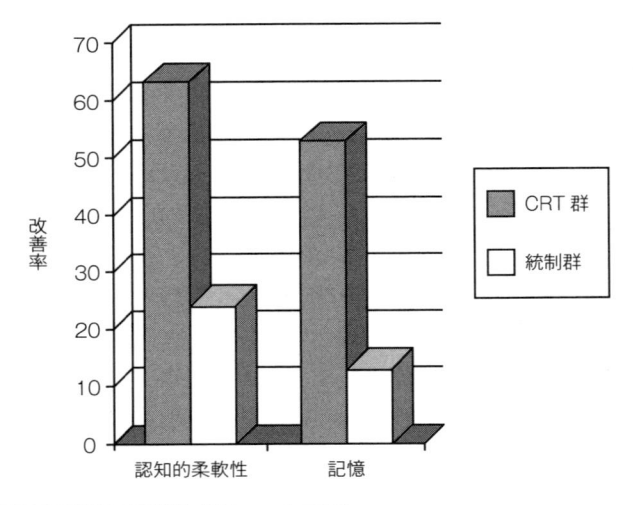

図 6.1　CRT による直後の改善率（Wykes et al., 2003）

た。このプログラムは，包括的なリハビリテーションの一部として行われたわけではなく，訓練後，多くの患者が訓練時に受けた社会的報酬がないような通常の社会生活へと戻っていった。それゆえ，自尊心の改善は不安定で，今後の訓練プログラムの開発によって確実に向上させることが求められる。85人の患者を対象に，無作為統制試験を行った私たちのグループの検討でも（まだ未発表であるが），CRTによって認知機能障害が改善することが示された。改善効果は40歳未満で大きく，病前IQによって規定されるものでは無かった。

　いくつかの研究や総説では記憶は機能的転帰と関連することが報告されている（たとえば，Green et al., 2004）。Reederら（2004）は認知機能の領域ごとで改善の意義について定義しており，記憶はCRT前後のそれぞれの横断的分析から特に社会生活機能と関連があると述べている。しかしながら，CRTによって記憶機能は改善するが，機能の変化には関連がなかった。むしろ別の認知領域の変化との関連があり，刺激に対する反応処理とでも言うべき認知機能が社会生活機能の改善に寄与していたと言える。言い換えると，Spauldingの研究では，認知的スキルの自然な改善はCRTによって起こる改善とは同じプロセスをたどるわけではないと言える。私たちは，訓練プログラムでは他の場面でも生かせる方略的な認知処理が提示されることによって起こる改善，つまりメタ認知スキルが向上したのだろうと考えている。Reederらの結果について，記憶と社会機能との関連を

説明するモデルについて，3つの解釈の可能性がある。1つは，改善が見られた社会機能には，記憶機能の大幅な改善が寄与していると考えられる。2つには，社会機能と記憶機能には双方向的な機能的関連があると考えると，結果の因果関係について間違った考察をしうることが考えられる。3つには，記憶の改善は確かに生じるが，それは他の社会的状況に般化するようなスキルではないことが考えられる。

CRTの効果を説明する理論を明らかにするために，訓練の前後でワーキングメモリ課題遂行時の機能的MRI（fMRI）を比較する検討を行った。CRT介入群では，健常者や統制群よりも前頭葉での活性化が有意に増大していた。非常に興味深い結果としては，fMRI中に計測された記憶課題ではない記憶課題でもっとも大きな改善を示す患者がいたことであった（Wykes et al., 2002）。

要約すると，紙と鉛筆を用いた実行機能の改善を目的とした訓練プログラムは認知機能や社会機能をある程度改善させるといえる。CRTについては社会機能の改善と関連があることが示された。CRTと他の認知機能訓練プログラムの違いは，さまざまな認知処理が必要となる認知課題でどういう処理が必要かを明確に認識する必要がある点である。CRTでは，方略的に認知課題を行う必要性をプログラムの中で促しているが，他の訓練プログラムの，特にコンピューターを用いた訓練では，方略的な意図を持つのは偶然に任せることになる。

環境調整

テキサスのあるグループはこれまで紹介したアプローチと異なる認知機能障害の改善を目的とした検討を行っている。彼らは，患者個人の認知的スキルを変えようとするのではなく，認知的負荷をそれほど必要としないように環境を調整することを試みた（Velligan et al., 2000）。彼らのアプローチは認知適応訓練（Cognitive Adaptation Training：CAT）と呼ばれ，まず患者はさまざまな心理検査を受け，それから認識している問題を解決できるよう環境を調整する。介入は支援スタッフが訪問して，環境の調整・改善を行う。たとえば，週の特定の曜日は服をまとめて整理するとか，すべき作業が書かれたラベルを部屋に貼って確実に思い出せるようにするとかを行う。こうした環境の調整によって，記憶や注意，行動計画の負荷を軽減することが可能になる。統制群とCATの効果を比較した無作為統制試験ではCAT介入群で，精神症状と集団への適応において改善が見られた。

薬物療法による認知機能障害の改善

　薬物療法による認知機能への影響についても，本章で触れる必要がある。第2章で薬物療法が認知機能に悪影響を与えるかについて論じ，一般的には認知機能障害を生起させることはないだろうと結論づけた。しかし，近年では薬物療法によって認知機能が改善するかどうかについて関心がもたれるようになってきた。

定型抗精神病薬による治療

　ハロペリドールなどの定型抗精神病薬の精神症状に対する改善効果は疑いもないが，認知機能障害への効果の知見は一致していない。ほとんどの研究では，定型抗精神病薬は認知機能障害に対して改善効果が見られなかったとする報告が多い。しかし，Greenら（2002）による厳密な研究では，少量のハロペリドールで治療して2年後に比較すると認知機能障害は効果量で約0.2の改善（ごく軽度の改善）が示された。

　定型抗精神病薬は副作用があり，程度が微妙なものであっても運動制御に悪影響を及ぼし，運動速度を必要とする認知機能検査では成績低下に寄与するだろう。KeefeとGold（2004）は定型抗精神病薬で治療を受けている群では，課題を行うことで得られる練習効果がまったく欠如していて，他方で精神症状が改善されるので認知コストが高まるというトレードオフの関係があると考えている。定型抗精神病薬による治療は精神症状に効果はあるが，認知機能障害に対しては効果がほとんどないというのは驚くべきことである。

非定型抗精神病薬による認知機能の改善効果

　近年，第2世代抗精神病薬による認知機能障害への改善効果に関する研究の報告が急速に伸びてきている。現在まで，データが利用可能な研究に基づいて研究デザインや分析を補ってメタ分析した報告が3つある（Keefe et al., 1999；Harvey and Keefe, 2001；Woodward et al., 2004）。Woodwardら（2004）は，39の研究を比較的厳密にメタ分析しており，注意，運動，実行機能，言語流暢性，ワーキングメモリ，言語性長期記憶，視覚性長期記憶に改善効果があることを報告している。また，薬剤間で異なる認知機能検査に対して改善効果があることが示された。表6.2はそれぞれの第2世代抗精神病薬による認知機能障害への選択的な改善効果を示したもので，結果が一致した報告が2つ以上あるものについて示した。

表 6.2　様々な薬物療法における一致した認知の変化　(Woodward et al., 2004)

認知機能	薬物の種類			
	クロザピン	リスペリドン	オランザピン	定型
注意	あり	—	あり	—
運動機能	あり	—	あり	—
ワーキングメモリ	—	あり	—	—
視覚記憶	—	—	—	—
言語記憶	—	—	—	—
言語流暢性	あり	—	あり	—
実行機能	—	—	あり	—

　これまでの研究からはまだ十分に確実なことは言えないが，すべての第2世代抗精神病薬が同じ効果を示すわけではないと言える。さらに厳密な二重盲検法を用いたオランザピンとリスペリドンによる認知機能障害への改善効果を比較した検討では，ハロペリドールとクロザピンよりも，臨床的に認知機能が改善したと感じた患者の割合（0.5標準偏差以上であった）や全般的な認知機能障害の尺度で優れていた（Binder et al., 2002）。なおこの研究では，薬剤間の臨床症状への効果の違いが認知機能への効果を説明できるものではなかった。

　要約すると，薬物療法による認知機能障害への改善効果は中等度であり，それぞれの薬剤の特性によって改善する認知機能の領域に違いがある可能性が高いと言える。薬剤による認知機能の改善の臨床的意義についてはよく分かっていない。そして，薬剤の効果は比較的短期間（約14週）で現れ始めるので，それが練習効果から由来するのかどうかについては分からない。たとえ練習効果があったとしても，薬物療法によって患者が認知機能を改善させることを可能にすると言えるので，薬物療法を肯定的に捉えてよいだろう。しかし，望まれる健全なあり方は認知機能検査の成績の改善が，臨床的意義はどうであれ，確かに患者の大多数において顕著な障害が回復したことを意味することである。

認知機能を改善させる付加的薬物療法

　最近，中枢神経刺激剤を用いて認知機能障害が改善したという報告がいくつかなされている（たとえば，Barch and Carter, 2005）。報告の中には，陰性症状は改善したが陽性症状は悪化したという報告がある（アンフェタミンやメチルフェニデートを用いた報告）。新しい薬剤であるモダフィニルは，二重盲検法で注意

の構えの転換やその他の認知機能障害に改善効果があったことが報告されている（Turner et al., 2004）。こうした研究結果は今後，統合失調症で認知機能を促進する新しいアプローチの開発を進めていくきっかけになるだろう。

　認知機能訓練のような心理的な介入による改善効果を検討した研究では，対象となった患者はさまざまな薬剤が用いられていて統制されていない。何らかの改善効果がある場合は，薬物療法の内容との相互作用を考えなければいけないが，それを検討している報告はほとんどない。Wykesら（1999）は新規抗精神病薬（多数がクロザピンを用いていた）と認知機能訓練とで有意な相互作用があったことを報告している。同様に Reederら（2004）も，薬物療法の内容と改善に相互作用があり，新規抗精神病薬を服用している群で改善が増大していることを報告している。しかしながら，改善にもっとも寄与しているのは認知機能訓練である。もっとも効果的な認知機能障害の治療法を確立するためには薬物療法との相互作用について検討することが強く望まれる。

臨床プログラムで用いられる訓練の認知領域

　大半の臨床プログラムでは実験室で行われる認知課題と同じ認知領域のものが用いられている。実験室レベルの認知課題との主な違いはその内容である。訓練で用いる認知課題は複雑さや難易度が増すようになっており，必要な認知的スキルの種類はさまざまに異なっている。また別の切り口で考えると，臨床プログラムでは治療者は参加者を支持したり，教示を与えたり，ほめたりするなどの点で積極的に関与するだろう。KrabbendamとAleman（2003）のメタ分析のレビューでは効果量を測っているが，私たちは治療者の関与の有無について検討し，支持や教示のあり方と関与がない場合とで比較した。効果量は2つの群では差が見られなかったが，認知機能の変化の効果量の平均は治療者が積極的に関与する場合は約2倍程度であった（治療者無しの z 値：0.36, 治療者ありの z 値：0.69, 検定量：t=1.86, p=0.125）。

　治療者の関与は治療手続きの種類によって変わることが KrabbendamとAlemanによって明らかにされた。課題へ方略的に取り組む態度を訓練する手続きでは，すべてではないが治療者の関与が大きく，効果量も大きいことが分かった（平均して 0.52）。反復学習をさせる手続き（効果量：0.34）とは有意差はなかったが，報告によっては反復学習の効果量が 0 のものがあり，彼らはその効果は安定しな

いと述べている。方略的に取り組む態度を訓練する手続きはどの報告でも練習効果と関係しないことが示されているが、そのことよりもこのアプローチについて効果的な手続きや、認知課題の施行に先立ってどううまく例示すべきかなどについて議論されるべきだろう。

　集中的な課題方略を訓練するアプローチはさまざまな認知領域への改善効果を示す一方で、反復練習を中心としたアプローチは単純な結果しか示されていない。単純な改善効果は通常の治療によっても改善するのでメタ分析の妥当性に影響を与える可能性がある。Twamley（2003）のメタ分析では、先行研究を2つの次元で評価している。それは訓練プログラムにコンピューターを用いているかどうか、方略に関する教示をしているかどうかである。著者らは効果量について信頼区間を示していないが、否定的な結果については、コンピューターを用いた群で多く見られたと述べている。コンピューターを用いた研究の効果量は小さかったが、特にコンピューターを用いて課題方略を訓練する研究でもっとも小さかった。彼女らはさらに課題方略を持たせる訓練を行っていて厳密なデザインで進めている研究を分析しており、精神症状から認知機能までさまざまな領域で改善効果があったことを報告している（Meichenbaum and Camerion, 1973；Spaulding et al., 1999；Wykes et al., 1999）。

　いくつかの研究では明示的な自己教示を行わせるものがあるが、課題方略を持たせることを強調しているものが多い。これら2つの手続きがどれほど認知課題の成績改善に寄与しているかは明確にはなってないが、メタ認知や行動モニタリングだけでなく、適切な行動そのものの強化に寄与しているだろう。

　すべての訓練プログラムはさまざまな行動や認知処理を強化する側面を持つ。コンピューターを用いた訓練プログラムは明らかに正反応の行動を強化するので、コンピューターを使った作業の有効性はもっと論じられるべきだろう（Medalia et al., 1998）。こうしたプログラムにおける治療者の役割は参加者を励ますという社会的報酬を与えることによってプログラムによる改善効果を促進することにある。いくつかの研究では、強化子として金銭報酬を与えているものがある（Bell et al., 2001a）。ただし、参加したことに対してであって、課題の成績によって変わるものではなかった。他方でWykesら（1999）の集中的で長時間にわたる訓練プログラムでは参加者に報酬は与えられなかったが、訓練そのものが報酬に相当するような強化過程があるので、途中でドロップアウトする者はほとんどいなかった。

コンピューターを用いた訓練プログラムのほとんどは課題の解法，作業内容が決まっているので，課題にあたって参加者の選択の自由度については注意を向けられることはない。他方で，課題方略を訓練するプログラムでは認知課題の解法はさまざまあって，参加者に解き方を選ぶ余地がある。Wykes ら（1999）の研究や，いくつかのコンピューターによる訓練プログラムでもこうした課題解決の自由度の問題を強調して論じている。これは，参加者は課題解決過程を見いだし，それを繰り返し発揮できるようになることが求められるので，認知機能の改善の核心に関わることである。しかしこれまで明示的にこのことは扱われてこなかった。プログラムの課題の解決の自由度はできるだけさまざまな余地が生まれづらい最小限のものにすべきである。

　さまざまな訓練プログラムを区別する主な基準は，情報の提示法ではなく課題方略を訓練する・反復練習の手続きを持つかどうかである。他の基準はこれらのうちどちらか一方の手続きを持つかどうかである。課題方略を訓練する手続きは認知機能をもっとも改善させるものだと思うが，この手続きのどの側面がさらに効果的な認知機能の変化に関わるかについてはまだよく分かっていない。

臨床プログラムにおける認知機能改善療法による認知機能の変化

認知機能検査での改善

　認知機能の訓練プログラムの効果についてさまざまなレビューやメタ分析が報告されている。初期のレビューは，対象基準が狭かったり，研究が非常に少なかったり，プログラムが適切に実施されていないものがあった（たとえば，Hayes and McGath et al., 2001；Suslow et al., 2001, Plling et al., 2002b）。しかし 1990 年代以降は多くの研究が報告され，メタ分析がなされて認知機能の改善効果について比較的中等の効果量があることが示された（Kurtz et al., 2001；Krabbendam and Aleman, 2003, Twamley et al., 2003）。主な報告の効果量の平均を図 6.2 に示した。これらはそれぞれ異なる研究，結果を基にしている。Kurtz ら（2001）の報告は，実験室レベルの認知課題である WCST の改善を示した研究をもとにしており，他の 2 つのメタ分析の報告は対象基準が少し異なっている研究をもとにしている。Krabbendam と Aleman の報告は 543 人の参加者のデータを分析している。彼らは，それぞれの研究の効果量から訓練プログラムの効果について均質性があり，認知

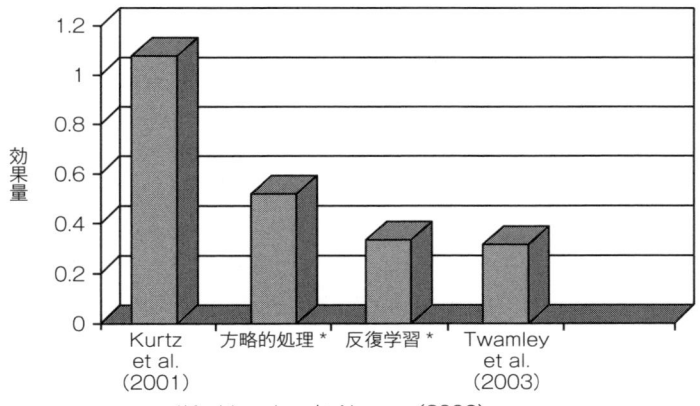

図 6.2　メタ分析による CRT 後の認知的転帰の効果量

機能障害は改善できるものであると結論づけている。

　さらにレビューでは認知の要素を合わせて分析しているので，認知機能の改善効果は大まかな指標として捉えるべきである。現在は CRT の介入による効果に関するデータが増えてきているので，認知機能への影響についてより詳細な分析が近いうちに可能になるだろう。大切なのは認知機能を直接的に改善させるだけでなく，社会的機能などの全般的な機能を改善させることをターゲットとして認識すべきことである。

精神症状——陽性症状，解体症状および陰性症状

　認知機能訓練によって精神症状が改善することが報告されてきた。前述した Adams ら（1981）の単一事例の検討では，異常思考と抑うつ症状（Beck のうつ病評価尺度で評価）は 3 カ月後の訓練によって改善し，6 カ月間持続した。Spaulding ら（1999a）の報告では BPRS（簡易精神症状評価尺度）の解体症状が改善しており，Wykes ら（1999）の報告では聴覚性幻覚が改善した。さらに Bellucci ら（2003）と Bark ら（2003）の報告では陰性症状が改善していた。Twamley のメタ分析では精神症状に対する改善効果の効果量は 0.26 で比較的中等度の効果があることが示された。

社会的機能

SpauldingとWykesの報告では認知機能訓練によって社会的機能が改善していたが，直接的に訓練と関連するというより訓練によって認知機能が改善したことによって社会的機能に影響していたと考えられる。改善に時間がかかるような社会的機能（たとえば人間関係など）について十分な期間をかけて評価している研究はほとんどない。Twamleyのレビューによると，社会的機能を効果評定の指標にしている研究は3分の1にも満たないが，これらの研究の社会的機能に対する効果の効果量は0.51であり，中等の効果があると言える。

作業能力

作業能力に対する認知機能訓練の効果を検討した研究は2つあり，まだその効果について少ししかデータが得られていない。Bellら（2004年）は151人の外来通院患者を対象に，作業療法のみと作業療法と認知機能促進療法を行う2群に分けて検討を行っている。作業療法のプログラムは就業に役に立つ内容であった。認知機能促進療法の介入がある群では労働時間が長くなり，1週間あたりの報酬が増大した。この研究では，いずれの介入も受けていない統制群との比較も行っているが，介入群では注意機能を評価する符号課題で成績が優れていた。認知機能の改善は訓練の終盤で現れ終了後6カ月間持続していた。認知機能訓練を付加した群ではフォローアップ期間でも労働時間が数時間延びたが，作業療法のみの群では逆に数時間低下していた。これらのことから，CRTは作業能力にも効果があると言える。

自尊心

自尊心はこれまでのどの研究でも詳しく検討されてこなかった。Wykesら（1999，2003）は，CRT介入群では，治療者の支持的な接触だけの介入群よりも介入の終盤で自尊心が向上していたことを示した。しかしこの自尊心の改善は6カ月のフォローアップ期間では持続せず低下してしまった。このことは驚くことではないだろう。というのはCRTは別のリハビリテーション・プログラムと組み合わせておらず，CRT終了後は何もフォローが無かったため改善した自尊心が戻ってしまったと思われるからである。いずれにしても自尊心の改善はCRTをさらに発展させることや，他のリハビリテーションに組み込んでいくことで持続すると思われる。

認知機能リハビリテーションは独立して行うべきか，それとも統合して行うべきか？

　認知機能障害への訓練による介入は他のリハビリテーションとは独立して検討されてきた。しかし，SpauldingとBellの研究のように，他の介入と同時，または少し先んじて認知機能訓練を行うという複数の介入を行う必要があるかもしれない。認知機能の改善は他のリハビリテーション・プログラムに対する動機づけを高め，成功体験をさらに増していくと思われる。このようにして，他のリハビリテーションの効果を制限する要因が減少すると言える。もっとも優れたリハビリテーションはそれ以上改善の余地がないことであり，認知機能訓練と他のリハビリテーションとの統合を検討する際には微妙な効果をしっかりと評価することが大切だろう。全般的な機能が長期間低下している場合は介入が他と独立している結果であるのは明らかであるが，認知機能の改善と全般的な機能の改善の関係はまだよく分かっていない。CRTによって改善する認知機能が他の活動へ般化する過程のモデルを確立しなければ，ターゲットとすべき認知領域と，全般的な機能の改善に寄与する訓練要素を明確にすることは難しい。

第7章
認知機能の変化がもたらす効果
What is the effect of cognitive change?

　認知機能改善療法（CRT）が認知機能に影響を与え得ることと，症状や，社会的・職業的機能に関する機能の改善が認知の変化に続いて起こることが今や明らかになってきた。リハビリテーションの専門家にとって，これら好ましい実証的な結果があると，成功したプログラムをそのまま用いることは容易であろう。しかし，認知と機能的転帰の両方においてその効果量は中等度である。そのため，もし効果を改善し，個人間の変動を減らし，リハビリテーションを行う設定の一貫性を高めようとするのであれば，より洗練されたモデルを求める必要がある。認知が機能にどのような影響を持つのかが分かれば，機能の改善を最大限にするためにCRTを発展させられるかもしれない。

　前章では，認知の変化に対するさまざまなCRTアプローチの背後にあるモデルを概観してきた。それらのモデルは練習によって神経回路を強化すること（たとえば，Delahunty and Morice, 1993 ; Bell et al., 2004）や認知のコントロールを改善すること（Wykes et al., 1999）から，より熟した思考スタイルと結びついた教示を提供すること（たとえば，Hogarty and Flesher, 1999a）に変わってきた。個々の治療については，認知のターゲットは主に統合失調症で障害されている過程であり，認知機能障害のモデルによって，訓練における強調点が変わってきた。したがって，神経発達モデルをとる人々は，CRTは思考の発達を次の段階により前進させると期待した。より生物学的なモデルをとる人々は，脳の可塑性により，機能障害の神経回路を補う，またはうまく統制されていない神経回路を再起動する，という神経構造への影響を練習が持つであろうと想定した（Spaulding et al., 1998）。基本的な過程における変化がほとんど起こりえないと考えた人々は，認知の問題の影響を軽減するために，環境的なモデルを採用した。

これら各々のモデルにおける認知スキルは，機能面の転帰を考える上での重要な要素の1つであると想定され，このことはいくつかの介入研究においてはっきりと検証されてきた。しかしこれまで見てきたCRTに付随する転帰の改善は，CRT特有の性質にのみ関連づけられるのではなく，それ以外の要因によってもまた影響を受けているのかもしれない。したがって，さまざまな転帰における種々の治療が起こし得る作用の仕方を検討する必要がある。最大の効果を生み出し得る介入のための特定のターゲットを定めるためには，この過程は重要である。

　認知と機能の関係の根拠は，4章において概観した。これらの研究結果が因果関係に光明を投じているため，本章では認知の変化に付随する明らかな関係に焦点を当てていく。認知機能のモデルは，生物学または心理学の専門用語で記述されてきており，最近では観点のいくらかの収束がなされてきている（たとえば，Phillips and Silverstein, 2003）。しかしながら，本書の目的のため，ここでのモデルの記述は心理レベルにとどまっている。

認知の変化の症状への影響

認知と症状との関係はあるのか？

　認知と症状の関係のモデルでは，特に陽性症状との関連において，実行機能が強調されてきた。Frith（1992）の示唆では，セルフモニタリングの障害が，外的な力に対する内的に生み出された意志ある行為の誤った帰属へとつながり，させられ体験やある種の幻聴や思考吹入といった結果をもたらす。また，他者の信念や意図をモニターすることができないと，関係妄想やパラノイアや3人称の幻聴につながるといわれている。Goldman-Rakic（1991）は，目標，教示，または概念の形で適切な「心の中の」内的表象を保てなければ，因果関係の誤った解釈や感覚体験の異常な認識へとつながるであろうとより全般的な主張をしている。Hemsley（1987）もまた，陽性症状の構造における自己制御メカニズムの障害を示唆し，幻覚は，長期記憶からの過剰または不適切な刺激が意識へ侵入することから生じることを示唆している。そして妄想は，出来事にともなう異常な経験によって生じる誤った推論スタイルを用い，構造化されていない曖昧な感覚入力や記憶を説明する試みの結果であると考えられている。これらすべての理論家は，陽性症状が感覚体験や内的処理の異常な自己制御と，その結果として起こる内的・外的現象の知覚についての誤った推論によって生じると示唆してきている。

関連する説明は，解体症状についてもなされてきた。ワーキングメモリと文脈処理に関心ある理論家たちは，思考障害が以前の発話やその文脈を心に留めることの失敗を反映し，会話中の意味の流暢さの破綻につながると主張している（Goldman-Rakic, 1991；Cohen and Servan-Schreiber, 1992；Barch and Berenbaum, 1996）。Frith（1992）もまた，内的な活動の生成と制御における問題は，結果として混乱し，支離滅裂，まとまりのない，ないしは保続的な行動をもたらし，環境刺激に対して不適切さを導くと論じている。Hemsley（1987, 2005）は，過剰で無関係な情報が意識に入ることによって，思考や行動の組織化が困難になると述べている。さらに，それぞれのケースにおける（さまざまな形での）自己制御の問題は，解体や支離滅裂といった症状へとつながる。

最後に，陰性症状は，内的処理を用いる行動制御の完全な失敗によって起こると考えられている。Frith（1992）にとっては，これは意志ある行為を生み出すことを失うことを意味し，Hemsley（2005）にとっては，認知システムの情報過多の苛酷さが，すべての目標志向的活動を行うことの失敗につながることを意味する。そして，ワーキングメモリと文脈処理の理論家にとっては，内的表象は自発的行動の生成をもたらすことがない。これらのモデルは，症状が認知機能障害の結果として直接的に起こるということを一貫して示唆する。したがって，関連する認知機能障害が減ずれば，症状は軽減するはずである。

症状との直接的な関係の根拠はあるのか？

統合失調症における症状と認知機能障害の関連についての横断的研究は，相反する結果を生み出してきている。特に，陽性症状と認知機能障害の関連についてはしばしば否定的な結果が示されてきた（第 4 章参照）。横断的研究による関連は，認知機能障害と症状の直接的な関連についての心理学理論にいくらかの支持を示すが，両者の関連を証明するためには，症状に与える認知の変化の影響を調べる縦断的研究が必要とされる。認知の改善と症状の軽減の縦断的関連についての根拠は少なく，CRT の 2 つの研究に由来する。認知と症状の直接的な関係と一致する根拠は，Wykes ら（1999）によって示され，著者らのグループによるより大きな研究において追試された。どちらの研究においても，認知の柔軟性の改善は，幻聴の軽減につながった。

さらに分析すると，Reeder ら（2004）は，反応の選択における（内的というよりもむしろ）外的または環境的手がかりに依拠する傾向の増加が，症状の重篤度

の軽減と関連することを見いだした。しかしながら，この関係は，CRTを受けた人々にとってのみ当てはまり，ベースラインにおいては明らかではなかった。全サンプルでは，言語的ワーキングメモリの低下は，陰性症状の強さや，治療を受ける前の全般的症状の重篤さに関連していたが，言語的ワーキングメモリにおける変化は，症状の変化とは関連がなかった。これらの結果には多くの重要な示唆がある。まず，外的にひき出された反応の増加と症状の軽減との関連は，CRTを受けることによって和らげられたように思われる。CRTの中で教示された正確な自己制御と経験の解釈を改善させる認知方略を一貫して使用することにより，疾患の経過中に起こる可能性のあるより構造化されていない認知の変化よりも，症状により大きな効果をもたらすと考えられる。言語的ワーキングメモリにおける改善と症状の軽減との関連が見いだされなかったことは，ベースラインにおける最初の関連にもかかわらず，言語的ワーキングメモリと症状の重篤さの関係が間接的なものであることも示唆している。言い換えれば，第3要因または媒介要因が，転帰での効果をもたらすためにこの特定の認知機能にとって重要であるのかもしれない。

認知と症状の間を媒介すると思われる要因

媒介要因は，1章と4章で述べられた統合失調症のストレス脆弱性モデルの一部である。このモデルは，ストレッサーへの反応が認知機能と症状の関係を媒介するかもしれないことを示唆する（Zubin and Spring, 1977 ; Cromwell and Spaulding, 1978 ; Nuechterlein and Dawson, 1984）。認知機能障害は，環境的なストレッサーに直面した際により再発しやすい傾向のある人の脆弱性の要因として働くかもしれない。この提案を支持する縦断的な研究結果は4章において概観されているが，現在までの研究では，再発の脆弱性について認知の改善による影響を検討してこなかった。

Hemsley（1987）は，回避型コーピングが，この媒介要因の構成要素となるかもしれないと仮定している。会話の貧困や社会的引きこもり，および遅滞のような陰性症状は，はなはだしく障害された認知の影響を最小化するために使われるコーピング方略の結果であると考えられる。したがって，より積極的なコーピング・スタイルなしでは，認知の改善は陰性症状の軽減につながらないかもしれない。

研究されてきた最後の推定上の媒介要因は，認知の1つの側面，つまり社会的

認知である。Spauldingの研究では社会的認知バイアスと治療後の妄想症状の関連が検討された（Peer et al., 2004）。その結果，社会的認知バイアスと実行機能の問題の存在によって増幅された妄想症状との間に相関がみられた。治療後，認知と症状の両方において改善があったが，社会的認知バイアスには変化がなかった。実行機能の問題は転帰の予測変数として頑堅であったが，社会的認知バイアスはその予測力がなかった。このことは，社会的認知バイアスの存在は重要であるが，それらは単に他の認知的問題の存在の有力な予測変数になるにすぎないことを示唆している。

認知の変化による機能的転帰への影響

認知の改善による機能への直接的影響はあるのか？

統合失調症における認知と社会的機能との関連についての高い表面的妥当性は，その二者間の直接的なつながりを仮定し，推定上のつながりを説明するための理論モデルを全般的に明確にすることはできないながらも，研究者にその二者間の横断的・縦断的関係を模索させてきた。

相関研究によって，社会的機能・職業的機能，リハビリテーションの可能性，精神医学サービスへの依拠，そして費用の観点から，認知と機能的転帰のつながりの明確な根拠が示されてきた。多くの薬理学的・心理学的治療研究もまた，特定の認知の変化による機能的転帰への影響を検討することによって，因果関係を確認しようと努めてきた。

認知の変化による機能的転帰への影響は，CRTの4つの研究において評価されてきた。これらの研究のうちの2つは，Brenner（Brenner et al., 1994）の統合心理療法（IPT）プログラムの認知的モジュールを検討したものである。最近の小規模な研究（n=27）において，Penadesら（2003）は，実行機能の改善は対人関係上の社会的行動と生活スキルにおける改善とが有意に関連し，言語的・視覚的長期記憶の改善は，個人の自律性における改善に結びつくということを示した。IPTと支持的心理療法を比較する，より大規模な無作為統制試験（n=94）において，Spauldingら（1999b）は，全サンプルにおいて，カード分類の改善が，対人関係上の問題解決スキルのアセスメントにおける改善を予測するということを示した。さらに，言語的長期記憶は社会的問題解決の改善を予測したが，これはCRTを受けた人においてだけであった。この後者のケースにおいては，社会的

機能と認知とのつながりは間接的であり，CRTはその二者の間の仲介として作用するようである。つまりCRTは，日常生活スキルにおける変化の予測において重要な改善それ自体というより，改善を起こす方法であるということを示唆している。

著者らのグループは，実行機能と記憶をターゲットにしたCRTプログラムを検討する3つの無作為統制試験を行ってきた。CRTとコントロールの心理療法とを比較した最初の無作為統制試験の予備的な分析によって，全サンプルについて認知の柔軟性と記憶における改善が，社会的行動スケジュール（Wykesら，1999）における問題の減少の予測に役立つことが示された。認知と社会的機能の関係を媒介する要因の役割を検討するために，一番目と二番目の無作為統制試験から得られたデータについて引き続き分析が計画された。Reederら（2004）は，ベースラインの言語的ワーキングメモリは後の社会的機能を予測するが，言語的ワーキングメモリにおける変化は社会的機能における変化を予測しないということを示した。その代わりに，（内的な手がかりよりもむしろ）外的なフィードバックによって反応する傾向の増加は，社会的問題の減少に結びつくが，これはCRTを受けたグループのみにいえることであった。同様に，通常の治療とCRTを比較した最新のより大きな試みにおいて，著者らのグループは，CRTを受けた人のみ，記憶の改善が社会的機能の改善につながることを示した。これらの発見は，Spauldingの研究から得られた根拠と一致し，CRTは認知における改善と社会的機能とのつながりを適度にする可能性があることを示している。

Bellら（2004）による最近の研究では，数唱における改善（つまり標準になった遂行成績）は，全サンプルについて，有給の仕事の時間数の予測に役立ち，直接的な関係を示唆した。しかしながら，標準になったワーキングメモリの遂行成績を示し，認知的介入を受けた人たちにとっては，仕事の成果における改善の連続であっただけである。このことは，治療による適正化効果を支持するものである。

間接的な関連の根拠もまた，治療の別の領域に由来している。つまり，認知機能が改善した薬物治療研究の領域である。たとえば，Velliganら（2003）は，伝統的な抗精神病薬による治療と比較したクエチアピンの研究において，クエチアピンを受けた人々に特異的に実行機能および記憶の有意な改善がみられたが，日常社会的機能においては付随する変化がないということを示した。

これらすべてのデータは，認知的介入の一部として得られたときのみ，転帰の

改善の認知の変化との直接のつながりを立証するのである。認知の変化自体は，機能の改善の十分条件であるとはいえない。もし改善が以下のものの一部として達成されても，転帰への因果的な効果はないようである。

- 支持的療法（Spaulding ら）
- 作業療法活動（Wykes ら）
- 職業療法（Bell ら）
- 薬物治療（Velligan ら）
- 治療統制条件がなく偶然の改善

認知の変化と社会的機能または職業的機能とを媒介する要因はあるのか？

社会的認知は認知機能と社会的能力との間の媒介要因であると示唆されてきている（Kee et al., 1998）。社会的認知の唯一のデータは，認知との交互作用があったが，有力な独立した予測変数ではなかった妄想症状と関連している（Peer et al., 2004）。

Green ら（2000）は，「潜在学習」が基本的な認知機能と転帰の関連を媒介する可能性があると示唆した。Wiedl と Weinobst（1999）は，この媒介役割を支持して，非学習者はより高いレベルの支援や管理のある住居で生活する傾向があることを示した。非学習者はまた，短期的な心理社会的リハビリテーション・プログラムにおける成功の割合がより少なかった。しかしながら，Woonings ら（2003）は，より包括的な研究において，明示的および暗示的な学習および潜在学習能力の測度によって評価される学習は，社会的機能またはリハビリテーションの転帰と関連がないことを示した。

他の研究は，非認知的な媒介変数を包含してきた。能動的または問題焦点型コーピングが少なくなることは，ストレス環境下での大きな機能障害をもたらす実行，記憶および注意の障害と関連している（Wilder-Willis et al., 2002 ; Ventura et al., 2003）。これは統合失調症におけるストレス脆弱性モデルと一致している。

基本的な認知の変化もまた，神経心理学的テストの成績の改善に必ずしも必要ではない可能性がある。なぜならば，認知の成績は，金銭的（Rosenbaum et al., 1957 ; Kern et al., 1995）ないしは社会的な強化（Massel et al., 1991 ; Silverstein et al., 2001）によって正しい反応へと改善され得るからである。このことは，モチベーションが媒介的な役割をとる可能性があることを示唆している。教育分野の専門家もまた，自尊心か自己効力感の改善は認知の改善につながる可能性があると強調

している。

　最後に，Greenwoodら（2003）は，実行機能とスーパーマーケットでの買い物の能力との間に症状によってさまざまな関連があることを示した。参加者たちは，精神運動貧困症候群があるかどうかによって分類され，また，ワーキングメモリ，始発ないし方略使用に関する測度で評価された。言語的ワーキングメモリは，精神運動貧困症候群の機能の正確性と効率性を特に予測したが，実行機能は精神運動貧困なし群における機能的な行動と関連しなかった。この異なる関連の結果は，精神運動貧困群においてのみ，第3の要因が言語的ワーキングメモリと買い物のスキルとの関係に介在するということを示唆している。

　認知が機能および症状に影響を及ぼす可能性のあるさまざまな方法は図7.1，7.2，7.3に示されている。最初の単純なモデルにおいては，認知は転帰にいくらかの直接の効果があり，そして治療は直接的に認知を改善し，かつ認知と転帰のつながりを適度にする。認知の直接的な効果の根拠は，治療の有無にかかわらずほとんど得られない。認知の変化が無作為に起こるとき，転帰への認知の効果はごくわずかである傾向があるため，このモデルにおいてはそれらは点線によって記されている。しかしながら，そのほとんどは方略的な教示方法を用いるものではあるが，さまざまな異なったトレーニング方法から治療には緩和効果があるという見解を支持するデータがある。

　2番目のモデルは，直接的・治療的効果に加えて，コーピングや動機づけのような媒介変数が転帰に影響を及ぼす，というものである。媒介要因が重要かもしれないという見解を支持する多少のデータはあるが，実際の検証はほとんどされていない。また，報告されてきたものも，媒介要因の本質を支持していない（たとえば，Woonings et al., 2003 ; Peer et al., 2004）。

　3番目のモデルは，治療が認知に与えるのと同様に媒介要因にも効果があり，これが最終的な転帰に寄与するということを示唆している。このモデルにおいては，治療は動機づけ，自尊心ないしはメタ認知の増大の効果があると思われ，このことが転帰を変えるのかもしれない。しかし，この場合もやはりほとんどデータはない。Wykesの研究は自尊心を改善したが，これは認知機能の変化にはつながらなかった。しかしながら，自尊心の向上もまた人の仕事の質や社会的接触を増加させる可能性に影響を及ぼすと考えることは常識的である。これは媒介変数が認知の変化に寄与するため，特に検証が難しいモデルである。それゆえに認知の変化が唯一の予測要因であることは明らかであろう。

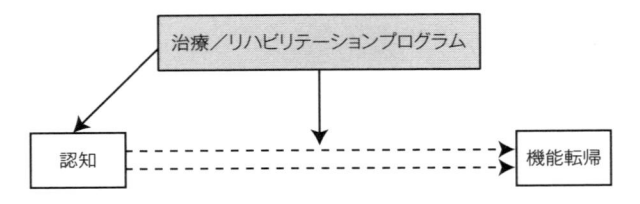

図 7.1 モデル 1：機能的転帰への治療の媒介的役割

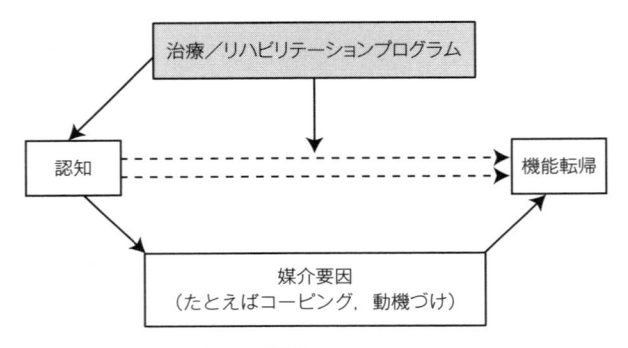

図 7.2 モデル 2：機能的転帰の媒介および仲介

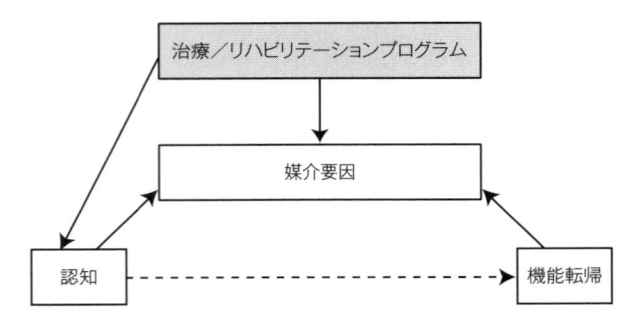

図 7.3 モデル 3：治療が媒介要因を経て認知と転帰のつながりを適度にする

　これらのモデルを検証するデータはほとんどなく，これらを区別するデータはまったくない。現在得られる少ないサンプルでは区別は難しいため，すべての効果はもっともらしいが，とらえにくいかもしれない。現在までの根拠は，認知と機能的転帰とのつながりが，認知的介入プログラムの一部として起こる認知についての治療的変化の存在に依拠することを示唆している。これらのことは重要であり，認知の変化をリハビリテーションの主なターゲットとすべきだということ

を示唆している。

認知の変化はどのように機能的転帰に影響するか？

　認知の変化と社会機能的変化のつながりを第1に記述してきたモデルがある（Brenner et al., 1992 ; Hodel and Brenner, 1994 ; McGurk and Mueser, 2004）。他方，特定の認知の変化が機能的転帰の変化につながる方法についてのより説明的な枠組みを提供するモデルもある（たとえば，Spaulding et al., 2003）。

相互関係モデル

　Brennerは，2つの相互作用する悪循環が認知機能障害の機能的転帰への阻害的な効果を説明すると示唆している（Brenner et al., 1992 ; Hodel and Brenner, 1994）。これらの循環のはじめは，注意や初期知覚のような基本的な認知機能における障害と，実行機能や記憶検索のような高次の統合過程との相互の関係からなる。この関係は，検索や実行機能へ悪影響し，注意や符号化の障害という結果をもたらし，これらの過程は次々に注意や符号化を歪める（図7.4参照）。この認知機能

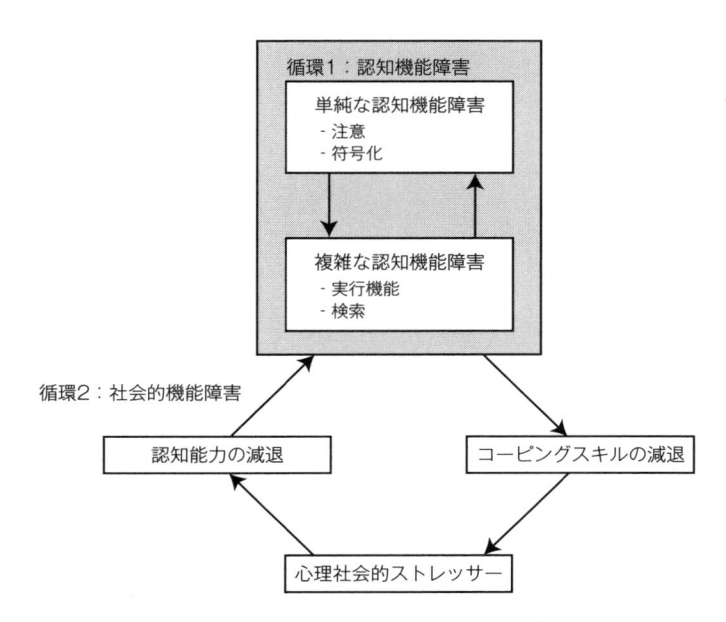

図 7.4　Brennerの悪循環モデル

の下方への悪循環は結局知覚障害と社会的機能障害をもたらす。2番目の循環は，最初の悪循環に由来する認知機能障害が，下手な対人コーピングやその結果として起こるストレッサーへの暴露や感受性の増加へとつながるということを示している。結果として起こる高覚醒は，認知能力の悪化へとつながり，認知機能障害を強める。このことは，機能障害だけでなく精神症状の始まりをも生み出す可能性がある。2つの循環の相互作用によって，環境の変化がなくても，機能障害の漸進的悪化と維持につながる。

このモデルの裏づけは，基本的な認知機能（符号化と注意）の変化は，より複雑な認知機能（記憶検索や実行機能）における変化とつながっており，認知機能の両方の型（符号化と実行機能）における変化は機能的転帰（個人の自律性や全般的な機能）における変化と結びつくということを示したPenadesら（2003）の研究に由来する。

階層的カスケードモデル

McGurkとMueser（2004）は，援助つき雇用における職業の転帰に与える認知機能障害と症状の影響を特に説明するためにモデルを提案した。彼らはBrennerのように，知覚や注意のような基本的機能から，実行機能のようなより複雑な過程までに及ぶ，認知過程の階層構造を前提としている（図7.5参照）。基本的な認知機能障害は学習や記憶の複雑な過程に干渉し，さらに複雑であると仮定される実行機能を順に妨げると想定されている。低次機能における障害は，階層のさらに上の障害の十分条件ではないが，複雑な認知過程の障害のリスク要因を生み出す。障害の段階化は階層につながるので，より複雑な認知過程の障害に由来する職業の機能的問題よりも，基本的な認知機能障害に由来する職業の機能的問題を改善する方が簡単かもしれない（たとえば，援助つき雇用サービスの使用）。たとえば，過剰学習し，最終的には自動的にできるように課題を訓練することは，精神運動の速度の障害が仕事の成績にもはや影響しないよう代償する可能性がある。このことは，精神運動の速度は全般的に職業の転帰と結びつくという結果（Bellack et al., 1999 ; Gold et al., 1999）によって支持されるが，援助つき雇用サービスの人々の母集団においてではない（McGurk et al., 2003）。

このモデルによると，注意と精神運動速度の改善は，援助つき雇用サービスの必要性の減少をもたらし，他のより複雑な認知過程における改善は雇用の成果の改善につながるであろう。さらに，仕事の転帰は，自己管理方略か環境の操

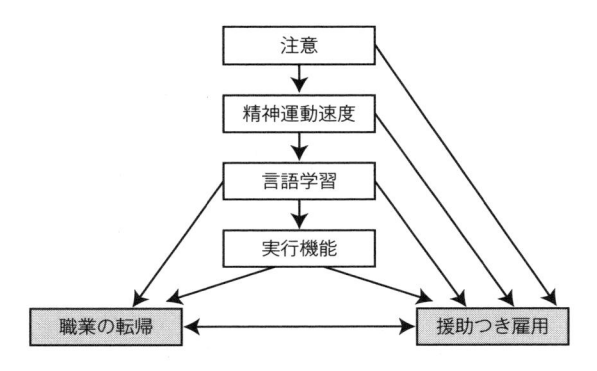

```
        注意
         │
     精神運動速度
         │
      言語学習
         │
      実行機能
       ╱    ╲
  職業の転帰 ⟷ 援助つき雇用
```

図 7.5　McGurk と Mueser の認知，症状，援助つき雇用における仕事のモデル

作を用い，仕事上の実行機能または記憶機能の障害の効果を代償することによって改善される可能性がある。Bell ら（2004）の最近のデータは，認知機能促進療法を通しての1つの複雑な過程，つまりワーキングメモリにおける改善は，援助つき雇用への依拠を減らすことを示している。これは，よりよい仕事の転帰が援助つき雇用とより高次の認知の変化の組み合わせをもたらすだけであるので，McGurk と Mueser のモデルの間接的な裏づけにすぎない。改善が参加者に支援の申し入れをもっとうまく利用することを可能にするという議論がもっとなされなければならない。

　Brenner のモデルと McGurk と Mueser のモデルの両方とも，認知機能と機能的転帰の特定の型のつながりを記述しているが，直接的介入のさまざまなレベルの必要性をも示唆している。McGurk と Mueser は，他の治療が補えない実行機能の問題に着目することを支持するであろう。しかし，Brenner は，実行機能と同様に基本的な情報処理への介入は良い効果をもたらすと示唆するであろう。彼らはまた，特定の認知機能と機能的転帰との直接的・間接的関係が形成される道筋をも示唆している。しかしながら，これらのモデルは第一に記述的で，認知の変化が社会的または職業的機能にどのように影響を与える可能性があるのかに関してはほとんど説明をしていない。

認知の微視的スキル

　Spaulding（2003）によってより包括的な説明モデルが提案されている。彼は，環境の要求への反応について，特定の認知のはたらきの適切な選択と遂行，すなわち「微視的スキル」のための中核の認知メカニズムを仮定している。さらに複

雑なスキルまたは分子的スキルは微視的スキルのさまざまな組み合わせで構成されている。行動やそれに関連した微視的スキルは，行動への環境の要求（すなわち，最近使われてきた頻度）や肯定的に強化される割合（たとえば，社会的喚起によって）の組み合わせによって決定される「活性化閾値」に依拠し，識別して選択されている。したがって，頻繁に使われ，強化される微視的スキルは，低い活性化閾値を持ち，必然的により速く活性化される。認知情報はこれらの活性化閾値によって階層的に記憶の中に組織化されるといわれている。日常的に用いられ（たとえば，人の表情の特徴の視覚的読み取り，人の感情状態の解釈，気が散りやすい環境下での1人の人への選択的注意），社会的相互作用において使われるような微視的スキルにとって，連続的な高い要求は，微視的スキルへの持続的な素早いアクセスという結果になる。

　急性期の間，認知のはたらきの選択と遂行のための認知メカニズムは，活性化閾値の階層が解体しており，機能しないといわれている。したがって，日常の社会的機能のための高度に習熟した微視的スキルへのアクセスは減少する。精神病エピソードがやわらぐと，微視的スキルの再組織化は，自発的には起こらないが，それは環境との相互作用，および環境の要求と強化によって確立される活性化閾値の反応階層との相互作用に依拠している。慢性の精神的健康の問題を抱えた多くの人々の生活環境の特徴を示す，低い要求と強化がほとんどない施設環境は，反応の再組織化の低下につながるということが論じられている。反対に，要求や強化の増加を通して，リハビリテーションは日常の微視的スキルについて，活性化閾値再組織化の改善につながる可能性がある。特定の認知リハビリテーション，すなわちCRTは，特定の課題に関する微視的スキルの活性化により具体的かつ集中的に焦点を当てることで付加的な利益をもたらす。このことは，認知の改善が，CRTと特に認知の改善のために計画されたのではない他のリハビリテーション・プログラムとの両方によって起こることを示唆している。このことは，CRTの無作為統制試験における統制治療グループが，有意であるが限定的な認知の改善を示すという結果から支持されている（Spaulding et al., 1999b；Wykes et al., 1999, 2003；Bell et al., 2004）。しかしながら，これらの認知の改善は機能の転帰に影響を与えない。

　微視的スキルを選択し実行する能力は広く複雑な微視的スキルの範囲に依拠し，この範囲は実行機能の領域に含まれる。他の微視的スキルは実行機能の微視的スキルなしでは機能しないので，実行機能の微視的機能は根本的に重要なもの

であると考えられている。同様に，適切な反応を支えるための認知資源の割り振りは不可欠な重要性を持ち，これは短期記憶の成績に反映される。Brennerのモデルのように，Spauldingは，複雑なスキルの習得または回復が，線形的に連続して進まないが，遂行スキルの改善につながる実行スキルの改善およびその逆の改善の相互作用の循環によって決まると示唆している。このモデルは，認知の回復を高めるための介入は，以下のようなたくさんの特定のターゲットを持つべきであることを示唆している。

1. 環境は以下のことが可能になるように改善されるべきである。
    - 適切な行動または微視的スキルのための頻繁な機会や支援がある
    - 適切で効果的な反応が高度に強化される
    - 特定の行動とそれに先立つことと結果との間の関係が予測可能で一貫性がある。
2. 効果的な社会的機能に関する認知の微視的スキルが特に練習されるべきである。
3. 注意を向け，自己管理や問題解決を促進するための自己教示訓練を用いて，特定の微視的スキルを必要とする状況や仕事の要求を同定し，必要な資源を割り振る能力が，特に習熟させられるべきである。

実行機能と記憶の回復は日常生活機能と社会的機能の回復を媒介するが，それらの回復は社会的機能の改善の必要条件ではなく，より複雑な実行機能はより基本的な実行スキルの回復に続いて現れるだけかもしれないということが想定される。このことは，実行機能と記憶を介入の唯一のターゲットとするべきではなく，リハビリテーションは他のより低いレベルの微視的スキルをターゲットとするべきであるということを示唆している。

認知の変化はどのようにして起こるのか？

これらのモデルは，CRTプログラムに情報を与える助けとなる可能性がある変化のメカニズムについてのたくさんの含みを持つ。Spauldingら（1998）は，新しいスキルが現存する障害を補う代償メカニズム，障害された過程が実際の回復を受ける修正メカニズム，環境条件が急性精神病によって崩壊した過程の機能の再組織化を強める再組織化メカニズムの3つの仮説的メカニズムを通して，認知の変化が起こる可能性があると提案してきている。

BrennerのモデルとMcGurkとMueserのモデルは双方，認知機能は直接的にまたは関連した認知機能の改善を通して改善し得ることを示唆している。後者はいくらかの代償を暗示するかもしれない。それらは両方とも，2つの間の区別はしていないが，修正メカニズムか再組織化メカニズムを示唆し，認知機能は根本的な改善を受けると想定している。McGurkとMueserはまた，自己管理の改善という形で，現在の認知機能の否定的な影響の減少を促進させる可能性のある代償スキルもあるということを示唆している。

　3つのすべてのモデルは，認知機能の相互作用の性質を強調し，このことは経験的に十分立証されてきている。そのため，新しい代償的認知スキルの学習と現在の認知過程の変化との区別を引き出すことが難しい。たとえば，改善した自己管理スキルの学習は，必然的に実行機能の改善へとつながるであろう。実際，自己管理は実行機能の領域に含まれるので，このことはおそらく常に正しい主張である。さらに，自己管理の改善は，たとえば注意や学習の改善をもたらすであろう。したがって，いかなる新しい認知スキルの取得も，認知過程の他の側面の領域の改善につながるであろう。

　この示唆とは反対に，注意範囲の成績の改善の説明について，Spauldingら（1998）は，根本的には変わらないままであるが，初期の視覚的情報処理が補われると考えられる変化の補正モデルを示唆した。仕事のパフォーマンスの改善は，初期の視覚的情報処理自体の基本的割合や質における改善よりもむしろ，前注意過程の「トップダウン」的調節の改善，または仕事の処理要件を評価し関連する反応の処理容量を割り振る能力を反映すると仮定される。これは初期の視覚的情報処理の障害を補う自己管理や注意のコントロール容量を備えた，認知の変化の代償メカニズムの例である。

　Spauldingら（1998, 2003）は，代償メカニズムと再組織化メカニズムは，学習や条件づけや認知発達のよく知られたモデルによって働く可能性があると論じている。しかしながら，先天的もしくは後天的構造異常は回復されないということを示す従来の脳の生物学的理解によれば，安定した認知機能障害の正常化のための代償モデル発見の見込みは乏しい。外傷性脳損傷を追跡調査したより最近のデータによって，脳機能の可鍛性が立証されている。Spaulding（2003）の反応階層モデルは，認知の改善が再組織化メカニズムによって起こるということを示唆している。

　認知の変化のメカニズムの根拠を見つけることは難しい。これらの変化のほと

んどのデータは相関している。たとえば，脳撮像は，認知の変化と相関する脳が機能する途上で変化があるかないかを検討できるように，脳への窓口を提供してきている。異なった脳の領域が活性化されれば，修正モデルによって変化がもたらされなかったことを無理なく提唱できるかもしれない。認知的介入とそれに続く新しい薬物治療を受けている人々のいくつかの脳画像の研究がある。たとえば，Wykesら（2003）は，CRTの前後におけるワーキングメモリ課題中の脳の活性化を調べた。ワーキングメモリ課題における通常のパフォーマンスは，参加者が課題により熟練するにつれて，時間とともに徐々に低下する前頭葉の活性化に結びつく。統合失調症の参加者は，著しい前頭葉の活性低下を当初は示すが，職業的な治療活動のみ受ける統制群と比較すると時間とともに増加した。これらの発見は，認知処理の改善は回復を受けるか（修正モデル），CRTが本質的には弱められていない認知機能の効率を（おそらく第3の要因の影響を通して）上げるか（再組織化モデル）のどちらかを示唆していると思われる。

単光子放射型コンピュータ断層撮影（SPECT）の研究において，Penadesら（2002）は，統合心理療法プログラムの認知的分化と社会的知覚のコンポーネントを受けた後に，8人の統合失調症の人々において，統制課題と比較したロンドン塔課題中の前頭前野の血流の増加があるという一貫した結果を明らかにした。このことは，その内の1人が同じ実行機能課題中に前頭前野の血流の増加を示した慢性の統合失調症の2人の患者と同じグループによる予備的なテストケースからの初期の発見と一致した（Penades et al., 2000）。Wexlerら（2000）もまた，パフォーマンス向上を示した患者たちが，10週間言語的記憶訓練を受けた後，機能的磁気共鳴画像法（fMRI）の研究において，言語語的記憶課題中に左下前頭葉における活性化の増大を明らかにした。これらの研究はすべて一貫している。通常のパフォーマンスと結びつく同じ脳の領域は，CRTの後に起こるそれらの領域の活性化を増大させる。

現在の行動スタイルの変化または誇張のメカニズムの根拠は，CRTを受けた統合失調症患者の2つの事例研究に由来する（Wykes, 1998）。Wykesは，CRTを追跡調査し，1人が綿密なモニタリングなしで言語的出力を増加させるが，エラーも増加させるということを示した。もう1人の参加者は，出力を減少させたが，より綿密にそれをモニタリングし，そしてエラーを減らした。これらの異なったスタイルは，全体的な成績を生み出しも増加させもするが，まったく異なった方法においてである。（SPECTを用いて）明らかにされた脳の活性化における変化

は，これらの方略を反映し，両方の参加者で異なっていた。スキャナーの外で実施された他の神経心理学的検査からの結果や日常の行動もまた，この同じ行動スタイルを反映していた。ほとんどの研究は未だにグループデータとして CRT の結果を報告し，認知の変化の過程へ光をなげかける可能性のあるこれらの個人の特徴を考えてこなかった。これらの結果は，過程自体の実際の能力よりもむしろ思考傾向を変えているかもしれず，方略的思考におけるこれらの変化は個人間で異なる可能性があることを示唆している。

結論

　認知と，症状および機能的転帰との両方の間には直接的および間接的つながりがある。しかしながら，これらのつながりの性質やメカニズムはほとんど特定も理解もされておらず，認知と転帰とのつながりの理論はこれまでのところほとんど実証的な支持を得ていないか，限定的な説明力しか持っていない。

　認知の変化とその影響との関連の理論は，ある機能と他の機能とのつながりを記述しているにすぎない。それらの理論は何が変わるかを教え，実行機能のような可能性のあるターゲットを指摘しさえする。しかし，CRT の主要な問題は，何を変えるかということではなく，どのように変えるかということである。Spaulding のモデルはいくらかの基礎をなすメカニズムの示唆においてもっとも参考になるものであり，治療手続きを発展させるいくらかの手がかりを与えてくれる。CRT 中に認知が変わってきたときにほとんどの機能的変化が起こってくるため，より効果的な治療につなげるために，この過程に関係しているメカニズムの理解を発展させていくべきである。

第Ⅲ部 治療過程

Part III The process of therapy

第8章
認知機能改善療法における
理論的モデル
A theoretical model for cognitive remediation therapy

　認知機能を改善することは，統合失調症患者にとって重要なことである。しかし，本書の中で強調してきたように，認知機能改善療法はまた，認知的スキルの改善をその他の行動様式に転移することを促すとされており，治療を受けている統合失調症患者でそのような作用があることは根拠としても示されている。このことは，特に治療におけるある特性が認知的領域から機能的領域への転移を助けている，という治療的な展望やヒントを示唆している。なぜなら認知的スキルに特定したものではない効果（認知に関わらない治療や自然回復など）による認知の回復は，それほど機能的な変化を促進することに役立たないためである。しかし，これらの特性はいまだわかっていない。
　たくさんのモデルにおいて認知的領域と機能的領域との結びつきが想定されている。しかし，これらのモデルは，ほとんどが，そこにある関係のタイプを特定する記述のみであり，どのようにこれらの関係が形作られているのかということを示したものではない。したがって，これらのモデルは介入のためのターゲットとなりうるものを提示しているが，介入におけるメカニズムの発展についての情報を提供するものではない。さらに，モデルを支持するような実証的なデータはあるが，それらのデータのほとんどが相関関係を示すものであり，因果関係を検証しようとした研究はほとんどなかった。
　そういった中で，Spaulding（2003）によって発展されてきたモデルが唯一，どのように介入が進められるべきかということを示唆している。このモデルは「実習すること」や「微視的スキル」を練習することの重要性を強調したものである。

こうすることにより，練習されたものが行為として起こる閾値が低くなり，その行為の選択や実行の可能性が増加する結果がもたらされるということである。それに加え，特定の「パフォーマンスに関する微視的スキル」の選択や実行は，より高いレベルの「管理的微視的スキル」によって管理されているといえる。そして，「管理的微視的スキル」自身も練習によって高められ，結果的に活性化閾値を下げるといわれている。

　私たちも Spaulding 同様に，練習や強化が学習を促進させる上で重要であり，自己調整スキルを習得させるにあたっては実行機能が重要な目標になる，と考える。しかし私たちのモデルでは，「思考」や「メタ認知」の自己調整を改善するために教授スキルがもっとも重要である，と強調する点で異なる。それによって参加者は今ある認知的知識やスキルを新しい状況に転移させていくことを学習する。このモデルにおいては練習に加えて教授様式が，活動的もしくは反射的な処理を促進させる。これら 2 つのモデルによって特定されている変化のメカニズムには重なる部分もあるが，優先しているものや，その優先されるものの結果として提示される介入の方法において異なっている。Spaulding は（反射的過程においてはいくらかの教示を示しながらの）練習を重視しているのに対して，私たちは反射的過程においては明示的な教示（そしてそれに伴いそれらの機能についての訓練をすること）を重視すべきと強く主張する。

　この章では，特定の認知的変化が機能的転帰に影響を与えるようなメカニズムを強調しながら，認知と機能の相互作用について私たち自身のモデルを概説していく。ここでは治療の内容（例：認知のターゲット）だけではなく，治療のプロセスをも提示する。私たちはこのモデルを発展させていく上で実証的なデータを利用しているが，現在では，認知的変化のための方法がさまざまであることを支持するようなデータが，参加者のサンプル，転帰の測度，変化の分析についてさまざまな研究によってもたらされている。したがってこのモデルは，将来の研究によって検証される認知的変化についての一連の仮説にも関連するものである。

認知がどのように日常の行為に影響を与えているのか

　認知機能を変化させていくことによって日常の機能を改善させていこうとするとき，まずどのように認知が行為に影響を与えているのかを説明しなければなら

ない。ここではさまざまな種類の行為がさまざまな形で認知によって影響を受けていることを提示する。はじめに，行為にいたる自動的な経路（automatic route）と統制された経路（controlled route）を区別する。これらの経路は，ShalliceとBurgess（1990）による競合スケジューリングシステムや，監視注意システムの情報処理モデルなどによって示されるものや，Frith（1987）によって提示された行為への自動的経路と意志的経路に類似するものである。

自動的な経路

自動的な経路は，1つもしくは複数の行為が環境によって引き起こされたときに発生し，その結果として内的なコントロールを伴わずに自動的に進行するものである。私たちは，「繰り返されるルーチンの行為様式」として固定化し，自動的なルーチンによって過剰学習されたことにより動いてしまう，一連の行為様式を形作っている複数の行為に言及していく。その自動的な経路は図 8.1 に示されている。

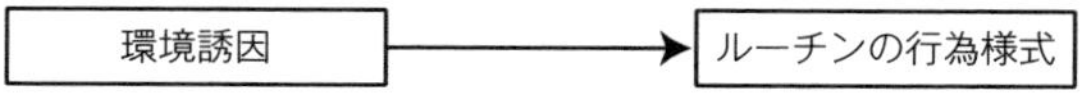

```
環境誘因  ──────▶  ルーチンの行為様式
```

図 8.1　自動的な行為

統制された経路

統制された経路は，行為が内的な目標や意志によって誘発される際に起こり，それらの行為の選択や制御をひきおこす。ここで統制された行為について 2 つのタイプを区分している。1 つめのタイプは，目標を形成し，その目標を達成するための行為を実行するという意志だけによって起こるものである。これらの行為は，可能性としてある行為の中から行為者によって選択された結果によって引き起こされるものではない。目標を達成しようという意志を持った段階で，その達成のために必要とされる一連の行為や日常的な行動様式が完全に特定され，それに関連した認知的スキーマを起動すると仮定されているからである。

認知的スキーマは，第 2 章で触れたように，長期記憶に貯蔵されている一般的な知識構造やテンプレートであり，心的表象が組織化される方法である。それらはいくつかの行為の準備をし，その利用のために文脈を調整する。この最初の統制された行為の一部は，現在の目標のために付加的な内的行動選択が必要とされ

ないように，完全な一連の行為を準備する高度に特定化されたスキーマに依存している。したがって，それらは行為が実行される都度まったく同じ方法で進行し，特定の環境に依存しない。実行機能や顕在記憶検索のような統制された過程は，一連の行為が完全に実行されるためには必要となるかもしれないが，行動選択とそれらの即時的なつながりは認知的スキーマによって特定されるのである。たとえば，私がテレビを観ていて映画が始まったとしたら，私はその映画を観るという意志をもつことになるだろう。この場合，その映画を観るために必要なこと（例：映画を観るためのスキーマ），つまり映画を観るためには何をするべきか，ということを思案する必要がないことを理解しており，私はただそれを観ることができる。そしてその映画を観るための能力は，持続的な形で自分の注意をスクリーンに向けるために統制された過程（例：実行機能）を必要とするだろうが，これらの過程は，映画を観るための持続的な意志と，その結果として生じる映画を観るためのスキーマによって直接的に引き起こされるのである。実行機能はまた，特定の統制された行動や日常的な行動様式（例：一度沸いたやかんを持ち上げマグカップにお湯を注ぐ）を始めたり止めたりするためにも必要とされるが，このような変化を起こすための決定もまた，内的反射過程によるというよりも，むしろ活性化された認知的スキーマによって特定される。繰り返される行為の一部における統制された過程は図 8.2 に示されている。

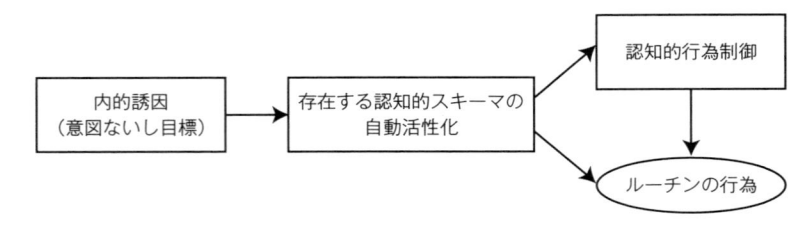

図 8.2　ルーチンの統制された行為

2 番目の統制された行為の一部は，行為するという意志によって直接的に引き起こされるものではない。これらは存在するスキーマによって一部特定されている選択肢の中から適切に行為を選ぶための行為者の能力に依拠している。すでに示した例のように，映画を観るために必要となる行為においても，私が行為を思案しルーチンの行為を改良したり変化させることを決める（例：私は起き上がり外部からの騒音をなくすためにドアを閉める）とき，この 2 番目の統制された過

程にシフトするかもしれない。もしくはその行為はもっと新しいものであるかもしれない（例：私が食事を作ろうとするならば、どんな食事を作りたいかを決定したり、料理本を見たり、どんな材料が使えるかを考えたりなどする必要がある）。このように，私は，意図，目標，過去の経験，もしくは，目標を達成させるにあたって一連の適切な行為を選択するために現在の状況とこれらが相互作用する方法を思案しなければならない。このような思案したり自分自身の思考を管理したりする能力は，**メタ認知**と呼ばれる。このタイプの統制された行為は図 8.3 に示されている。

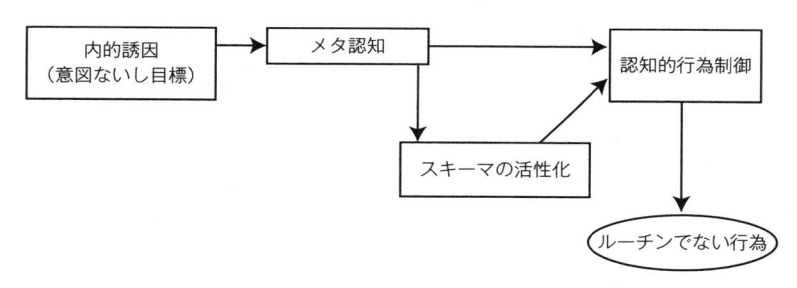

図 8.3　ルーチンでない統制された行為

行為の 2 つのタイプ

　私たちは，自動的な過程と第一の統制された過程の両方によって生じる行為に依拠する課題において，パフォーマンスの改善はそれに関連した認知的過程の効率や能力の増大によって起こると提案する。2 つの間には直接的な関係がある。たとえば，当初述べた映画を観る場合においては，もし私の注意の持続が改善されたならば，映画を観ることもまた改善されるだろう。私たちは，認知機能と直接関連をもったこのような行為のカテゴリーを，**ルーチンの行為**と名づけた。

　第二の統制された過程を通して起こる行為については，認知的過程の改善は必ずしも行動様式の改善をもたらさない。特定の認知的過程の使用は，ある行動様式を実行する意図と関連した認知的スキーマとして完全に特定されるわけではないためである。その人が課題を遂行するためにこれらの過程を使用すると決めれば，行為は認知的過程の改善をもたらすだけだろう。たとえば，計画能力の改善は，その人が実際に計画を作りそれを利用すると決めたならば，ある特定の課題に影響を与えるだけだろうし，そうしたときのこの決定は，その人のメタ認知技

能によるものだと考えられる。したがってこれらの行為においては，特定の認知的過程（例：計画能力）を改善することだけによって行動様式が変化することを期待するよりも，それに関連してもっとも効果的であると考えられる現存の知識やスキルを，思案したり使用したりする能力の改善をむしろ目的とするべきである。それはたとえば，計画するのを決定するというようなことである。私たちはこのような行為のカテゴリーを**ルーチンでない行為**と名づけた。

　ルーチンでない行為を実行する上での基本は，今もっている知識，経験，動機づけやスキルを，新しい文脈において利用するその人の能力である。これは転移として知られている（De Corte, 2003）。効果的な転移は，内的な非認知要因（例：動機づけ）や外的な非認知要因（例：課題の性質）と同様に，行為を計画したり準備したりモニタリングしたりする上で，その人が利用することのできる認知的資源やメタ認知能力に決定的に影響される。このような認知と行為（もしくは機能的転帰）の間のさまざまな関係に関するモデルは図 8.4 に示されている。

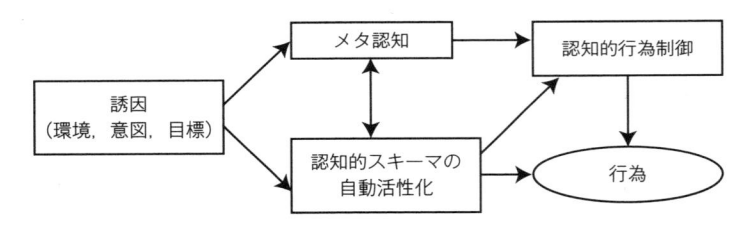

図 8.4　行為にいたる経路に関するモデル

認知やメタ認知の改善が症状に与える影響

　私たちは，認知と日常的な行為との関係にモデルの基礎を置いてきた。しかし，認知の改善は症状にもまた影響を与えるだろう。

陽性症状

　陽性症状は，セルフモニタリングの障害や，他者の意図やメタ表象のモニタリングの障害（Frith, 1992），推論バイアス（Garety and Hemsley, 1994）に関する障害や，長期記憶から干渉する材料を抑制することのむつかしさ（Hemsley, 1987）に起因する。統合失調症の症状となるこれらの障害を引き起こす過程は第 5 章で議論さ

れている。それらはすべて中央実行過程や特定のメタ認知過程の障害によって起こるのであろう。したがって，実行機能の改善（特定のメタ認知の改善）が陽性症状の軽減をもたらすかもしれない。これを支持するものとして，認知行動療法（CBT）が陽性症状を軽減させるという研究がある。CBTは，思考過程の内省を促すことや，あやまった帰属に対して現実検討や認知を見直すことによる再評価を促すことによって，陽性症状を軽減させることを目的としている。これらの過程はすべて，感情が関与したメタ認知過程によるものである。CRTは，感情とは関係のない領域において同じような役割を担う。そしてまた，一般的なメタ認知スキルを改善することを目的としている。Wykesら（1999）や，Barkら（2003），Peerら（2004）は，メタ認知制御（例：思考の柔軟性）によって説明できると考えられる陽性症状の改善を示している。

解体症状

解体症状は，自己制御やセルフモニタリングが困難になることによって起こる（Hemsley, 1987 ; Frith, 1992）。これらは明確なターゲットとなり，認知機能や行動様式の組織化がCRTの一貫した目標となる。したがって，CRTによる認知の改善は，解体症状の軽減に直接作用するであろう。

陰性症状

陰性症状は，内的な指令によって行為や意図を起こす難しさ（Frith, 1992）や，過剰な情報を回避するというコーピング（Hemsley, 1987）によって引き起こされる。CRTはメタ認知制御の改善を通して，自発的な行動がより多く生起したり，より制御されるという効果をもたらす。また同様に，過剰な認知的事物をより適応的にコーピングすることにもつながるであろう。このようにCRTは，行動様式における自己制御の改善を目的としている。

洞察力

統合失調症における実行機能障害や全般的な認知機能障害が，洞察力の低下と関連していることを示唆する根拠が多数存在する。したがって，認知機能が改善すれば，洞察力も改善することが期待できるであろう。この可能性を支持するものとして，洞察力の高さは，行動様式の自己評価や，他者との相互作用，内的な経験に依存するという知見がある。そしてこれは，メタ認知スキルの活用を伴う。

したがって CRT は，メタ認知過程を改善することに強調点を置いているということから，洞察力の改善にもつながるであろうと考えられる。

認知とメタ認知の区別

認知は，ルーチンとルーチンでない行為両方に直接的な影響を及ぼすが，ルーチンでない行為を実行するにあたってさらに必要十分な条件としてメタ認知の利用があげられる。「メタ認知」は「思考について考えること（Flavell, 1979）」，もしくは外的な世界の直接の知覚ではなく現実の内的心的表象に言及するものである。Flavell ら（2002）は，メタ認知の「静的な」構成要素（メタ認知的知識）とその「動的な」構成要素（メタ認知的経験や制御）とを区別することを強調する。メタ認知的知識は，認知的機能をより効果的にするために用いられるメタ認知過程についての知識である。メタ認知的経験や制御は，その人自身の思考過程におけるモニタリングや制御に言及するものである（Kluwe, 1982）。私たちはそれを**メタ認知過程**と呼ぶ。

メタ認知は包括的な認知の一部分を形作るものである。この章の残りの部分では，私たちのモデルを説明するにあたって，「認知」という用語をある特定の狭義な意味で，「メタ認知」と呼べないものについて説明する上でのみ使用する。言い換えれば，私たちは，世界の一次的な心的表象に関連する過程を言及する上でのみ「認知」という言葉を使用する。私たちはまた「認知」という全般的な領域の中で，知識と認知処理を区別する。

似たような思考過程についても，その対象によって，メタ認知かそうでないかを区別して表記していきたい。メタ認知は二次的な表象と特に関係しているが，メタ認知でない認知過程は外界の一次的な表象と関係している。モニタリングは，思考過程のセルフモニタリングに言及する際，たとえば，人が間違いを犯したときに気づくことは，メタ認知的方略となる。しかし，たとえば誤字に気づくことのように，外界の現実をモニタリングすることに言及する際には認知的方略となる。

認知やメタ認知過程はそれらがかかわる機能のタイプによって区別することもできる。その対象が一次的表象であるときは，どのような認知的機能のタイプ（例：注意，記憶，実行機能）でも認知的過程に含まれる。一方メタ認知過程は，現実における二次的表象の利用だけを含むその性質から，実行機能や，思考を制

御する特定の過程だけに言及することになる。行動様式や他のすべての下位の認知機能を制御する実行機能は，認知過程の一部を形成するものである。

実行機能とメタ認知とを区別することについて，Koren（私信）による最近の研究によって根拠が示されている。それは，WCSTにおける参加者のパフォーマンスが，自身のパフォーマンスをモニターしたり評価したりするメタ認知的能力を測定するテストのパフォーマンスと，高くはないが，相関を示しているというものである。したがって，何人かは自身の行動をモニターすることができるが，認知過程をモニターすることはできないとみられ，つまり，課題の成功に関わる過程を顕在的に意識することなく，課題を達成させることができるようである。

ルーチンの行為の改善

私たちは認知を改善させることによって直接的にルーチンの行為を改善させることができると論じてきた。これからこの改善が起こるための方法をいくつか提示する。

1. 行為を起こす行動様式のルーチンや認知的スキーマの数を増やすこと。
2. すでにある行動様式のルーチンや認知的スキーマを質的に改善すること。そのためには以下の方法が考えられる
    - 記憶がよりしっかりしたものとなり干渉を受けにくくなるように，符号化を改善するという方法。
    - より複合的になるようにルーチンやスキーマを精緻にするという方法。
    - 検索処理を改善し，その結果有益な行動様式やスキーマが適切なところでたやすく検索されるようにするという方法。
3. ルーチンの統制された行為を引き起こす意図を，創造し，気づく能力を改善すること。
4. 行動様式のルーチンの一部を形成する認知過程，もしくは認知的スキーマが活性化することによって生じる認知過程が，より効果的になることを目的とし，認知処理能力や効率を増進させること。たとえば，長時間注意を持続させる能力が改善されることは，より効率的な映画鑑賞につながる。もしくは，電話番号を覚える際に内的リハーサルを含むスキーマを持っている人にとっては，注意力の持続が改善されること（それは効果的な内的リハーサルを促進するかもしれない）によって，電話番号の記憶力も改善されるかもしれない。

最後の2つの可能性は，ルーチンの行為だけでなくルーチンでない行為にもま

た影響するという大きな目標を提供している。意識を創造したり認識する能力は，ルーチンでない行為にとっても必要なことである。なぜなら，これらは内的な手がかりによってまた引きおこされるものであり，メタ認知処理を必要とすると考えられるからである。認知処理はルーチンでない課題を思案したり実行したりする際に，利用可能な材料を提供する。しかし，それぞれの課題の遂行に対応し，完全にセットとなった行動が起こるように，行動のルーチンや認知的スキーマ（例：ルーチンの行為に影響を与える認知機能の改善のための，初めの2つの方法）の量や質を増加させるということは，起こりうるすべての課題について反復して，各々のスキルを教えていかなければならないということを意味する。これは時間の制約や複雑さを考えたときに極端に困難である（また学習者にとっても教育者にとっても退屈である）というだけではなく，よくある状況においてよく知られた行動だけを実行するにとどまるという制約を生み出すかもしれない。そしてそれは新しい課題や行動様式に対して柔軟に対応するというような能力に影響を与えるものではないだろう。

個々の行動様式のルーチンや認知的スキーマを教える代わりに，ルーチンの行為のレパートリーを広げたり安定させると考えられる，以下のことを教えるべきであろう。(a) 容易により広範囲な環境に転移できたり，特定の環境に限定されないような新しい行動様式のルーチンや認知的スキーマ。(b) 新しい状況で，新しいもしくは今あるルーチンやスキーマが効果的に利用されるようにする転移スキル。または，ルーチンの行為が（ルーチンでない行為となるように変化し）スキルの改善によって適応的になるようにする転移スキル。したがって私たちは，ルーチンとルーチンでない行為の両方を改善するために重要な4つの目標を新たに設定する。

- 意図をつくり出したり認識するための能力を改善すること
- 認知過程の能率や能力を増進すること
- 転移可能な行動様式のルーチンと認知的スキーマを教えること
- 転移スキルを改善すること

これらはすべて密接に転移と関連するものである。

ルーチンでない行為の改善
さて，ルーチンでない行為の改善のための主要な目標は，ルーチンの行為の改

善のための目標と重なるものである。つまり，(a) 認知処理の効率と能力を増進すること，(b) 転移のスキルを改善すること，が必要となる。構成要素の過程や，改善を示すようなテストはきちんと特定されていないが，これらの最初の段階は多くの CRT プログラムがターゲットとするものである。認知スキルの転移は，顕在化したターゲットではない。この章の続きではより詳細に転移を探求し，転移の改善がどのようにルーチンとルーチンでない行為を改善するために役立つかについて議論する。

転移

転移は新しい現象ではない。Thorndike や Woodworth は 1901 年にそれを説明し，1940 年代のゲシュタルト心理学の文献でも言及されている（Katona, 1940; Wertheimer, 1945）。しかし私たちは以下に述べる現代の定義を使用することとする。転移とは，「新しい文脈や学習課題において必要となる，獲得した知識，スキル，動機づけを，広く，生産的に支持し利用すること」（De Corte, 2003）というものである。転移は，(a) 転移の状況が元々学習された状況と密接に関連しているような，近転移（near transfer），もしくは王道ではない（low road），(b) 転移の状況が元々学習された状況とは大きく異なるような，遠転移（far transfer），もしくは王道（high road），として概念化される。近転移は，広くさまざまな実践を通して，課題や行動様式がよく学ばれたときに達成されうる。そして，学習状況とそれらのスキルを必要とする状況との間に高いレベルでの類似性がある。この様式の転移は，非常に特定化されたルーチンの統制された行為において現在の認知的スキルや知識を利用することと，類似している。しかし，遠転移は，努力を必要とし，計画的に法則を抽象化することとなる。それはつまり，新しく複雑な状況における課題行動様式を促すために利用される。したがって，メタ認知処理が根本的に重要になってくる。遠転移はルーチンでない行為に必要なものである。

ほとんどの CRT 研究は「近転移」ないし「王道ではない」に着目されている。参加者が受ける神経心理学的テストと似たような認知課題に特定の認知的スキルを教授するのである。認知訓練に関する無作為統制試験によるメタ分析では，(ある認知課題から他の似た課題への) 近転移は達成されるということが示唆されている（Krabbendam and Aleman, 2003）。

このように転帰の測定を試みているものはまだほとんどないが，領域間での転

移や遠転移についての根拠もいくつか示されている（Twamley et al., 2003）。遠転移をターゲットとした研究は，まだ知られていない特定のメタ認知スキルをターゲットとしたものか，認知ではなく日常生活のスキルに関するテストにおいてCRTの影響を検査するものかである。たとえば，Medaliaらの試みでは，症状レベルに影響を与える（必然的にメタ認知処理と関わる）問題解決療法がある（Bark et al., 2003）。Wykesら（1999, 2003）はまた，メタ認知制御に強調点をおいた治療への焦点化を計画したものや，特定の問題解決を盛り込んでいる。この治療は，社会的機能や認知の両面に有効である。

　CRTに伴いおこる認知領域以外での改善もまた，メタ認知スキルに働きかけるプログラムに特有のものとしてみられる。注意や記憶の維持を目的としたCRTプログラムは，訓練状況における課題や領域と異なる場合には，転移の改善がほとんどみられない（たとえば，Medalia et al., 2000a；Benedict et al., 1994；Stratta et al., 1997）。私たちは，治療の焦点を拡大していくことによってのみ，遠転移の必要条件を考慮に入れることができ，CRTが生活の質（QOL）を最大限に高めるような影響を与えると提言する。

　転移が起こる（もしくは結果的に起こる）効率は，相互作用する要因の数による。これらは2つのカテゴリーに分類される。1つは，認知やメタ認知処理，知識，動機づけを含む内的要因や個人的資源である。もう1つは，課題の性質，その課題に関連する有用なスキルや知識が学習された文脈，そして現在の環境（課題の文脈や他の人からのサポート）を含む外的要因である。

転移における個人的資源の影響
認知処理
　認知処理スキルの能力や有効性は，課題を構成するさまざまな要素がどれだけうまく実行されるかを決定することになる。それは，1つの状況から別の状況に転用できるような認知的方法を形成する。たとえば，新しい店に入り買い物リストの品物をどのように買っていこうかを決めようとする。そのとき，計画が必要だとは考えられるだろうが（すなわち適切なメタ認知スキルを利用する），容易に注意散漫になり（すなわち認知処理の機能的な障害がある），すぐにその計画がわからなくなってしまうだろう。この場合，彼らの前進を邪魔していると考えられるものは，メタ認知スキルよりもむしろ認知処理である。

知識

ここで，生まれつきのものであるメタ認知ではなく，知識について触れておきたい。認知処理と同様に，現存する知識は，1つの状況から別の状況へと転移することを可能にする。これまでの研究報告では，特に2つのタイプの知識が転移において重要なものとされている。

1. **包括的なスキーマの知識**　転移が起こるためには，そこにある課題の問題と類似した解決策を必要とする問題に関するスキーマを長期記憶の中から特定しなければならない（Cooper and Sweller, 1987）。スキーマの適用範囲が広ければ広いほど，その人がよくある状況と新しい状況との間の関係に気づく可能性がより高くなり，転移も起こる可能性が高まる。したがって，転移の起こりやすさは，その人の包括的なスキーマの知識に関する土台の質と適用範囲の広さに規定される。
2. **課題に特定の知識**　発展可能性のある領域における知識に習熟していることの方が，寄せ集めの知識や，限定的な知識を持っているよりも，より理にかなったものである（Gelman and Greeno, 1989）。すなわち，特定の課題に関連する具体的，もしくは表層的な要素を表面的に理解しているよりも，課題についてより深く抽象的に理解していることのほうが，現存する知識と今そこにある状況との間を関係づけることが可能になるのである。

また，高いレベルで領域固有の知識を持っていることにより，一般的な方略的スキルの不足や，興味・動機づけの不足を補うことができる。AlexanderとMurphy (1998) は生徒の転帰をクラスター分析した中で以下のことを示している。それは，領域特有の知識基盤をきちんと持っている人は，たとえ学習する意欲がなくとも，それを利用することで，重要な結果を出すことができるというものである。これは統合失調症の人が，高いレベルで領域特有の知識を持っていたならば，方略的問題や動機づけの問題を克服することができるだろうということを示唆している。領域特有の認知スキーマは，必要な行動を特定する際に，特に必要となるかもしれない。食料に関する認知機能障害があるとしても，食料品の買物スキルテストにおけるパフォーマンスが「買い物の知識」に影響されることがすでに根拠として存在する（Rempfer et al., 私信）。

転移に関連した知識は，いくつかの理由から統合失調症の人々においては限定的であるようだ。

1. 顕在記憶についての符号化や検索の機能障害は，貯蔵されたいかなる知識であってもその効果を減少させる。
2. 統合失調症の人々の経験は，とても早い年齢から限定されていることがしばしばある。統合失調症の症状が起こったり，その前駆症状が起こったりする前から，かなり早い子ども時代に教育的な困難さや社会的な困難さが見られるという根拠が数多く見られる（Cannon et al., 2002）。統合失調症の人々にとって，しばしば教育はうまくなされておらず，雇用される機会もきわめて低く（Cook and Razzano, 2000），社会的なネットワークは減少され（Bengtsson-Tops and Hansson, 2001），多くの期間を病院や援助を受けられる施設で過ごす。したがって，一般的な知識や領域特定の知識を得る機会が減ってしまうため，経験の広がりや深まりはきわめて限定されていることが多い。
3. 統合失調症の人は情報を体系化したり分類化したりすることが困難なだけではなく，意味的な連合のネットワークにおいてもまた異常があるということを示唆する重要な根拠がある。それと相まって，これらの要因がよく組織化されず，首尾一貫した内的な構造が欠損したスキーマとなりうる。

メタ認知処理

　メタ認知処理は，自身の思考や認知処理を考えたり制御したりすることを可能にする。これは，意図や目標設定を生成したり認識したりするとき，方略や問題解決，問題の順序づけ，思考のセルフモニタリングを生成・遂行するとき，そして計画や方略を評価するときに重要となるものである。
　メタ認知処理は，思考過程の実行コントロールと同様のものであり，統合失調症ではかなり障害されているという根拠がある（前章を参照）。実際，Frith（1979）は現実の内的表象を表す（もしくは考える）メタ表象や能力が，統合失調症において核となるような障害であると論じている（より詳しい説明は3章を参照）。メタ表象はメタ認知の構成要素の一部である。

メタ認知的知識

　メタ認知的知識が，課題遂行の効率をどのように改善すべきかについての情報を与えるということはすでに論じた。それは以下3つの領域に関わっている。(a) 方略変数，これは認知方略（目標に向かって進むためのもの）やメタ認知方略（その進捗をモニターしたり評価したりするためのもの）を含むものであり，それらの方略についてもっとも効率的に使用できるようにするということを意味するものである。(b) 課題変数，これは与えられる課題や要求の性質に関する知識を含

むものである。(c) 個人変数，これはどのように人々が一般的に情報を学習したり処理したりするのかということに関する知識を含んでおり，ある人自身の知識や認知の強さ・限界，動機づけ，感情の状態，学習者としての認知的様式や特質を意味するものである。またこれらの要因が課題遂行にどのように影響するのかということも意味する。この最後の知見は，自己効力感に寄与する自己評価の側面を含むものである（Paris and Winograd, 1990）。

　メタ認知的知識は，一般的な知識と似た理由で減少するようである（上に概観したとおりである）。たとえば，（符号化や貯蔵，検索に影響を与える）顕在記憶や（メタ認知的知識の獲得において必要とされる自己反すうに影響を与える）メタ認知的スキルの機能障害によって起こる。

動機づけ

　自分の手で課題を完成させるという動機づけや，その課題に対する興味，もしくはその人にとって重要であると感じる程度は，ある領域から他の領域へ情報が転移するにあたっての主要な要素である。AlexanderとMurphy（1999）は，学習することを指向する人たちは，たとえ初め知識基盤が不足していたとしても，もっとも優秀な成績を収めることを示唆している。したがって，高いレベルでの動機づけはその領域での知識不足を補完するようである。そして，どの程度動機づけが高いかということは，(a) ある特定の活動に取り組むか，(b) その課題や，その課題を達成するために必要とされる問題解決に十分な努力を注ぐことができるか，(c) 逆境に直面したときその課題をやり抜くことができるか，ということに影響しているようである。動機づけは統合失調症の人々のすべての機能領域において，さまざまな理由により極めて減少しているようである。

1. **過去の経験**　統合失調症はしばしば教育や雇用の実現を獲得するレベルの低さ，限定された社会的ネットワーク，そして深刻な能力障害と結びついている。したがって，そういった過去の経験により，失敗を予期させたり自己効力感の感覚の減少をもたらしたりする。
2. **自尊心**　統合失調症の人々は常に自尊心の低さに苦しんでいるということを示唆する重要な根拠がある（Bradshaw and Brekke, 1999）。これはネガティブにかたまった自己効力感の評価や，失敗しそうだと感じられる機会を避ける傾向につながる。
3. **抑うつと不安**　抑うつは統合失調症の人にはよく見られ（Koreen et al., 1993），興味，喜び，動機づけ，活力の喪失につながる。それとともに病的な不安が強く，

回避の高さにつながっている（Wetherell et al., 2003）。
4. **陰性症状**　陰性症状は，特に動機づけに関わる無気力や意欲のなさを含むものである。
5. **陽性症状**　妄想的思考は非現実的目標につながる可能性がある。そういった目標は，よい状態のときには持たないようなものである。統合失調症の人々は，頻繁に陽性症状に悩まされ，破滅的になったり，動機づけの喪失につながったりする。
6. **機会**　多くの統合失調症の人々は能力障害により限定的な生活をおくっている。これらの要因はすべて，自立的な生活を送ることや新しい興味を発展させること，また人生の長期的な目標を求めるということへの機会を減少させるようである。
7. **将来と目標指向的思考**　メタ認知制御や顕在記憶の障害は，長期間の目標を立てることや，計画の創出・遂行上での障害となるようである。そのため，多くの動機づけが奪われている。

このように，統合失調症の人々の個人的資源は，転移にとっては厳しいものである。しかし，すでにこれらのものが改善するという根拠が明らかにされており，そこまで悲観的になる必要はない。認知訓練の無作為統制試験についてのメタ分析は，認知処理（たとえば問題解決という形をとるメタ認知処理も同様に）の改善は可能であるということを示唆している（Krabbendam and Aleman, 2003）。統合失調症の人々が学習することが可能であることはわかっており，知識を増やし動機づけが高まる可能性は十分にある。したがって，転移を改善するにあたっては，これまで述べてきたことが CRT にとって意味のある目標であるといえる。

転移の改善

転移にポジティブな影響を与えるためには，転移に影響を与える内的要因だけではなく，外的要因をも説明する必要がある。これらは課題の性質や，その課題に有用な関連のスキルや知識，そして今おかれている状況を含む。

課題

転移が起こるには，新たな課題にアプローチするための方法に関する手がかりが必要であり，それを見つけ出すには長期記憶に保持された課題もしくはスキー

マと，そこにある課題との間にある概念的な類似性に気づかなければならない。このような，過去に経験したものとの比較のプロセスは，以下の条件のときに促進される。(a) そこにある課題が**よく見慣れた構成要素を含んでいる**。そうすることで，過去に解決された問題の記憶を引き出す助けとなる。(b) そこにある課題が**よく発達した知識の領域の範囲内のものである**（なぜならこのような種類の知識は形式的によく組織化され秩序だっており，それがより深いレベルでより抽象的な処理を促進する）。

学習の文脈
学習の文脈について以下の側面が転移に影響を与える。
学習の文脈と現在そこにある文脈の類似性
ある領域から他の領域への情報の転移は，そのために必要な要素をある状況から別の状況へと直接的に活用することを含んでいる，とこれまで考えられている。したがって，課題同士がどれだけ同一の要素を共有しているかということや，知識とスキルが強く記憶の中にとどまっていること，そしてそれらが必要とされる文脈に結びついていることをこれまで議論してきた（Thorndike and Woodworth, 1901；Singely and Anderson, 1989；Anderson et al., 2004）。問題解決能力を使うことによって，新しい領域へのスキルの転移を可能にすることが今ではだんだんと認識されているが（Mayer and Wittrock, 1996），学習と転移の課題が似ていれば似ているほど情報の転移がより起こりやすくなるということはすでに確立されたものである。

これを支持するものとして，スキルの獲得は，スキルを学習したものと異なる課題のときに頻繁に失敗することを示唆する根拠が多く見られる。Medaliaら（2000b）は，統合失調症の人々が記憶改善課題での改善を見せるにもかかわらず，即時のパラグラフ想起やリスト学習での測定において統制群よりもあまり改善がみられなかった，ということを示した。

使用される訓練方法
訓練方法は転移の成功に必要とされる個人的資源の発達を顕在的に促進させるべきである。たとえば，参加者はメタ認知処理や知識を促進させるために，学習や問題解決の間，彼らの認知や動機づけの過程を明確に表現するよう促されることもある。広く一般的なスキーマの発達は，環境を学習し人々が言語的説明と視覚的表象とを結びつける手助けとなるマルチメディアの使用によって促進される

だろう（Mayer, 1999）。

環境

環境は多くの場面で転移に寄与するだろう。

現在の環境

今ある環境は，効果的な認知やメタ認知処理の実行につながる程度に大きく影響する。たとえば，統合失調症の人々はしばしば注意やワーキングメモリの障害に苦しんでいるので，作業を阻害するものや騒音を最小にすることによって，散漫性や，自動的にワーキングメモリへのアクセスを増加させてしまう関係のない情報の量を減少させるようである。

他の人々や他の情報資源によるサポート

BransfordとSchwartz（1999）は，資源に富んだ環境で生活する重要性を強調している。現存するスキルや知識を利用する能力は，レシピや地図のように，その環境にあるほかの人々や他の情報資源から賢明な助けやサポートを受けることで高められる。これは潜在的なサポートの利用可能性やその有効性だけでなく，行為者が適切なサポートを探したり要求したり受け入れたり利用したりできる程度によるものである。したがって，課題と環境の両方に関係する重要な要因は，外的な要因として転移に影響のある以下の2つの主要なポイントである。

- 現在の課題の文脈と性質
- 学習環境の文脈と性質

CRTの治療者は統合失調症の人々に転移を促進させると考えられる課題や環境のタイプについて助言したり，転移の可能性が増加するように，環境の側面を認識することや形作ることを彼らに教えたりすることはできるだろうが，CRTがもっとも影響を与えるポイントは学習段階である。これらの発見から導き出される学習段階を高める上での数多くの推測がある。

1. **参加者が個人的に意味のある話**（つまりそれらが彼らの目標に関係がある）を使って訓練され，毎日の生活の中で使われる話と広い類似性を保持している（目的は新しい一連の決まった行動を教えることではなく，決まっていない行動へのスキルを**転移**させる能力なので，同一の課題を教えることを推奨しないように気をつけるべきである）ことを保証する。
2. 新しいスキルを教える際に，**よく発達した知識の領域を十分に利用する**（た

とえば，現存する知識の基盤を利用した方略を発展させる）。
3. 参加者に環境の中から**適切な助けやサポート**を探し求めたり利用したりするように教える。

CRTの目標とプロセス

これまで，転移の重要性を強調し，認知と機能の関係に関する最終モデルの発展についての概念を用いてきた。そして，メタ認知に加えて数多くの非認知的要因が転移を促進させる上で重要であり，モデルに含まれているのかということを議論してきた。このより包括的なモデルは図 8.5 に示されている。

私たちの発見はまた，もし統合失調症の人々の機能を改善させようとするならば以下の方法によって転移を改善する必要がある，ということを示唆している。

1. 転移を促進させる学習環境を提供すること。
2. 転移に関係する個人的資源を改善すること。
    - 認知処理
    - 知識
    - メタ認知処理
    - メタ認知的知識
    - 動機づけ
3. 参加者が環境の助けやサポートを求め利用するように促すこと。

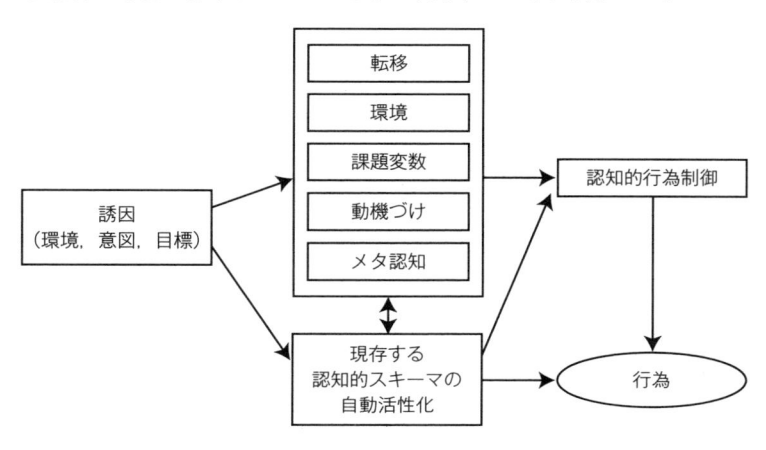

図 8.5 認知機能改善療法におけるモデル

これは，統合失調症に関する困難さを説明するだけのものとしての環境ではなく，持続的にこれらの個人的資源を利用し発展させることを促進し，個人的に重要であり（つまり目標に関連している），毎日の生活に関連した課題を利用するという意味を持った環境の中で起こる必要がある。CRTにおいて目標として働くそれぞれの異なる個人資源は，学習環境におけるさまざまな要素から利点を得る。以下のセクションでこれらのことを議論する。

認知処理をターゲットとする

　広い範囲の日常の機能に影響をもたらすためには，CRTは広い範囲の認知機能を改善するように志向する必要があるだろう。しかし，実行機能以外の認知処理のスキルについて訓練することも避けられないのだが，認知処理の能力や効率を増加させるために主要となり一貫して焦点となるものは，実行機能であると考えられる。実行機能こそが意識的な統制や意図的な変化の直接的な影響を受けやすい一般的な唯一の認知処理であろう。その他の認知処理システム（長期記憶，ワーキングメモリ，短期感覚貯蔵）それぞれからの例がこの点を明らかにする手助けとなる。

　もし顕在的長期記憶の改善をしようとするならば，私たちは符号化や貯蔵，検索をターゲットとする。符号化は，覚えるべき素材の処理の深さを増すことや，表面的な符号化に着手する時間をより長くすることによって改善されうる。どちらの場合においても，実行機能に依存している。より完全に情報を組織化し分類化し構造化するにしても，意図的な資源を情報とその情報の初めのリハーサルに向けるとしても。あるいは，記憶の検索方略をより組織的にすることで検索が改善されるだろう。これもまた，実行機能に依存している。一度記憶が符号化されると，符号化を改善する以外は，記憶が検索されるまで認知的な方法で意識的にその記憶にもう一度影響を与えることはないだろう。たとえば十分な睡眠をとることを保証するなどして，記憶の貯蔵を促進することはできるだろうが，実行機能を用いる以外に積極的に記憶をコントロールすることはできない。同様に，ワーキングメモリを改善しようとすることを仮定しよう。私たちは，覚える記憶に対してより集中した方法で意識を向けることによって記憶の符号化を改善しようとすることはできるだろうし，情報を反復することによってより効果的に記憶を維持することもできるだろう。それぞれの場合において，これらの促進過程は実行機能に依存する。最後に，簡単な映像的記憶がより強い形で保持されるというよ

うな視覚処理の改善を仮定しよう。おそらくこの方法は，十分で正確な符号化を保証するために十分な注意を刺激にむけることである——これもまた，中央実行系の機能である。したがって，いくらかの非実行機能の利用を訓練するとしても，私たちは直接的にこれらのどの機能も意識的には変化させようとすることはできないと考える。これらの機能の操作を変化させるには，実行機能をターゲットとしなければならない。

　この提言は，思考において2つの主要な構成要素——認知能力と思考傾向——を仮定しているBaron（1985, 2000）によって進められた考えと一貫している。認知能力を彼は「課題の成功に影響を与え，指示によっては改善されない能力のパラメーター」として定義している（Baron, 1985）。これらは知覚速度，ワーキングメモリ能力，そして反応妨害を含むものである。対照的に，思考傾向は「心理学的課題での成功に影響を与え，教示によるコントロールに支配される」要因である（Baron, 1985）。これらの最後のパラメーターは，ある人が課題に費やすであろう時間量や，知見を変換するという彼らの意志（つまりは認知的に柔軟であること），そして証拠を重んじる傾向，に影響を与える。認知処理を認知能力と思考傾向とするBaronのわけ方は，（まったく一緒ではないが）私たちが非実行機能と実行機能とに分けるのと似ている。それぞれの場合において，後者は教示や積極的なコントロールに続いて変化することが可能であるが，前者は訓練を通してのみ変化する影響を受けやすいだろうということが仮定される。

　主要な実行目標の適用を支持する根拠は，方略を利用する訓練（つまり実行機能）は認知機能改善を促進する上で訓練だけよりもより効果的であるだろうということを示唆するCRT文献からきている（Krabbendam and Aleman, 2003）。方略利用（実行機能の一側面）が転移とメタ認知処理を助けるということを示唆する教育的転移の文献に注目すべき根拠がある（Sawyer et al., 1992 ; Nietfeld and Schraw, 2002 ; Fuchs et al., 2003a）。

　障害の見られる認知処理における機能の改善を促進するような特定の実行機能が同定されターゲットとされるべきであると考える。そしてこれらは，広い転移の法則とメタ認知的自己制御を利用することにより促進される。以下により詳細な議論を進める。

知識をターゲットとする

　領域特有の知識を高めることは，日々の生活において，関連する領域でのパ

フォーマンスを高めるようである。しかし参加者が，直面するどのような新しい課題に対しても柔軟かつ効果的にアプローチできるために，CRT の目的はとても広い範囲の領域にまたがった転移の能力を促進することとすべきであると提言する。したがって，広い範囲の課題を請け負うテンプレートとして使えるような，広い基盤の概念的な問題解決スキーマを発展させるように CRT において教育されるべきであると考える。

　転移を促進させる広い基盤のスキーマを発展させることに成功した根拠が文献の中に見つけられる。たとえば，Fuchs ら (2003b) は数学を教える異なるアプローチを発明し，そのすべてが異なるタイプの問題を解決するためのルールを教えることと，問題をどのようにグループ化すべきか（つまりは問題スキーマの創造をすること）を含んでいた。特定のタイプの問題はすべて同じような方法で表されるので，初めの条件でのスキーマはより狭いことが予想される。一方，問題を解決するルールに影響を与えずにその問題の範疇において表面的な特徴を顕在的に変化させるので，もう1つの条件では発展した広いスキーマが予想される。広いスキーマの発展を促進させるように計画された条件での学生は，狭いスキーマの条件や（いつもどおりに教える）統制条件の学生よりも，よりよい転移を示した。狭いスキーマでの条件と統制群とでは違いはなかった。これは，広いスキーマの発達は柔軟な反応のために重要であることと，それらは同じ課題の情報を提供することでは達成されない。つまり課題は表面的な内容において変化しなければならないこと，の両方を示唆している。

　他にも，転移が，マルチメディア学習環境の使用（Mayer, 1999），視覚説明と視覚表象をつなげる助けをすること（Mayer, 1999），多様な学習文脈（Stark et al., 1999），ダイアグラムの使用（Cuevas et al., 2002），訓練の変動性（Shute and Gawlick, 1995）を通して高められることが示されている。どの場合においても，広いスキーマの発展につながるので，モダリティの範囲をまたいで符号化することが，表面的な特徴よりもむしろ深い構造の抽象化を推進する。

メタ認知をターゲットとする

　良いメタ認知処理は，ある人に初めの反応を抑えさせ，自分の手で意図的に課題を思案し検討するようにする。そして，新しい課題の中でよく知っている課題と共有できる重要な方法を見いだし，課題を完成させるための代わりの解決法や方略を生み出させる。この過程は転移を促進し，参加者の以下の能力に依存する。

- 問題解決のためにルールを理解し利用する
- 類似した解決を必要とする問題を探すためのカテゴリーを同定する
- 新しい問題が以前解決した問題と類似していることを認識する。

これらのプロセスを教える多くの方法が開発され検証されている。

教示によって教える

Fuchsら（2003b）が以前著した，数学における問題の解法を教えることを検討した研究では，広いスキーマを発展させることで教育された学生はまた，彼らが顕在的にメタ認知の使用を増加させるという転移の概念について指導されていたか否かによって違う条件に分けられた。具体的には，新しい問題に直面した際以前の問題との関係を探るべきだと彼らは教えられた。メタ認知は，抽象化について教えるとともによく知った問題と新しいものとの関係に気づくように導くことによって改善されるべきなのである。

即時の転移課題において，より広いスキーマの促進に加えて，転移の概念について完全に顕在的な指導を含む治療を受けたとき，学生たちはより優秀な成績をおさめた。この比較はより単純な解決方法を越えて，1.45の効果量を生み出した。広く転移を活用するという教育の効果は（ただいつもどおり教育をうけた）統制群に比較して1.16だった。この研究——教育心理学におけるさまざまな著者による一連の研究の最高点——は指導が広範に及ぶ転移を改善することを示している。これは認知的変化が見られた統合失調症の人々の研究で見られた結果に酷似しているが，何の指導も与えられていなかったり（たとえば統制群における非特定の効果），プログラムが指導よりむしろ訓練のみによる学習に焦点化していたりしたとき，これは広範にわたるような転移には効果がなかった（たとえばある投薬研究の中で）（Krabbendam and Aleman, 2003）。

同じ研究において，Fuchsら（2003b）は，統合失調症の人々のためのさまざまな介入プログラムの計画に関連のある，学生の事前の能力の効果について検討した。彼らは，高いレベルの障害を持っている人々に対しては，問題のルールが顕在的に十分に教育されていないとき，介入への反応が見られない割合がもっとも高いことを発見した。無反応の割合のもっとも低いものは，メタ認知訓練とともに広いスキーマが促進されたときであった。広い認知スキーマを強調していなかったり顕在的な指導にしばしばかけていたりする近年のCRTアプローチは，特に障害をもっとも抱えている人々に対しては，役立っていない。これはCRT

の結果がまちまちであることを説明するものだろう。たとえば、より良い認知能力を持っている人々に対しては、CRT は近転移に対して大きな効果を持ちうるが、訓練を優先したより低い能力の人々に対しては、近転移に対してあまり効果を持たず、広範に及ぶ転移に対してはほとんど効果がないと予想される。これらは Stratta ら (1997b) による研究からの結果である。したがって、CRT を行い時間が経過した後も、大きく安定した効果があるとする根拠の不足は、参加者の数の中でより低い認知機能をもった人々が優勢であったかもしれないとすれば理解可能である。

類推的推論を教えること

問題のルールを同定する能力を改善する方法の1つ——転移の最初のステップ——は、類推による論理的思考を利用することである。それぞれの課題や問題のために、教示法を用いることで1つのタイプの課題のルールを引き出すことは可能である。認知強化において、このスキルは問題の「要点」を得ることとしておそらくもっとも明確に表されてきた（Hogarty and Flesher, 1999a）。具体的もしくは表面の要素によってもたらされるというよりも、その人が現存する知識を現在の状況と関連させることを可能にするので、要点を抜粋することはその人が課題特有の知識を、形としてはより抽象的であるような傾向が高いレベルで、保持している程度によるものである (Gelman and Greeno, 1989)。Hogarty と Flesher (1999a) は、要点を抜粋することはある課題の裏にある法則を同定することを通して起こると示唆している。しかしこれまで、転移が複数の手本の利用と広いスキーマの創造に依存するということを見てきたように、これはあまり説得力のあるテクニックではないだろう。

これと代わって、新しいテクニックとして**類推的符号化**（analogical encoding）とみなされるマネジメント訓練が提示された。これは統合失調症の人々のための認知的介入に対して特に役立つ。なぜならば裏にある問題の構造が良く理解され符号化される前であっても、利用することができるからである。以前は、学習者がすでに保持している知識を参考にして類推的推論が実行されていた。指導者は学習者が古い知識と新しいターゲットである状況とを比較するように促した（これは Hogarty と Flesher によって書かれたものと類似している、1999a）。しかしその利用可能性は学習者が適切な知識基盤を持っているそれらの状況に限定されている。Gentner ら (2003) によって適用されたテクニックは、どちらか1つが明確に理解される前に2つの例を比較する。類推的符号化は本質的に知識を転移す

ることに使われるのでなく，新しい概念を浮き彫りにし明確にするために使われるのである。それは共通の法則やスキーマを含んだ共通性への注意を促進させ，統合失調症の人々によく見られる，表面の特性の効果を減少させる（2章にある最新の抑制研究の結果を参照）。Genter ら（2003）は，単一事例からの法則の抽象化よりも比較の方がより効果的な戦略であることを見いだした。Brenner ら（1994）によるグループ IPT マニュアルはこの種の比較が手順の中で使われることを強調している。また，もしこれらのテクニックが良い結果として利用され，他のときは強調されないとしたら，IPT からのデータにおけるばらつきを説明するかもしれない。

方略利用の制御と統制を教えること

問題解決の重大な要素は統制された方略の生成と遂行である。これは課題におけるニーズの意識的なメタ認知的評価の一部として起こるのであり（Garner, 1990），とてもよく知られた領域における課題に対しての自動的な反応の一部として起こるのではない。統制された方略利用を教授することが転移の手助けになるという重要な根拠がある（Graham and Harris, 1989；Sawyer et al., 1992；Rojas-Drummond et al., 2001；Fuchs et al., 2003a）。

発言による自己制御を教えること

Meichenbaum と Cameron（1973）は自己ガイダンスのために，課題指示，手がかり，試み，そして反応，の言語化を利用した。これははじめ治療者がお手本となる。次に，参加者が教示を声に出して話し，次にそれらを小声でささやき，最後にはひそかに反復した。これによりフォローアップまで持続するような認知と症状の測定変数における改善が見られた。

参加者が声に出す方法で行動様式を制御することを促す方法と代わるものは，被訓練者が訓練者の役割をとれるように訓練状況を変化させることである。被訓練者に課題教示を与えパフォーマンスを評価するように要求することにより，メタ認知制御の役割はまた強調される。Wykes ら（1999）によって示された CRT モデルはこれらの要素と被訓練者／訓練者の役割交代を暗に示すマニュアルを含んでいる（Revheim et al., 2001）が，これはまだ組織だったものではない。

動機づけを改善すること

数多くの研究者が，学習される情報や知識とスキルが転移されうる／されるべき状況の中にある目的の意味の重要性を強調してきた（Campione et al., 1995；

Holyoak and Thagard, 1997)。このため，参加者は効果的な問題解決によって達成されるような目標に関連した活動に従事すべきであり，要求される知識とスキルは彼ら自身の目的よりもむしろより遠い目標を達成するための方法としてみなされてきている。したがって，訓練への個人的な有意味性を与えたり，ある人が治療に取り組むことを意欲的に続けるよう動機づけなければならないので，目標設定はまた重要である（Cervone, 1993）。

自己効力感は動機づけを持続する上でまた重要であり（Schunk, 1986, 1996 ; Zimmerman, 1995），そうして参加者は積極的に強化されるような頻繁な成功の経験を持つべきである。最後に，参加者自身の動機づけに関するメタ認知的自己制御とそれに影響を与えるだろう要因は，一貫して促進されるべきである。

転移を促進させるために学習環境を創る

統合失調症の人々のためのCRTプログラムにおける有用な学習環境は，以下の要素を含んだものである。

1. **複数のモダリティ**における学習の利用や問題の表面的な構造より，むしろ深い側面を強調する複数の手本によって，特に問題解決をサポートする，**広いスキーマ**の発達をサポートする。
2. メタ認知処理や知識の利用を促進するために，**建設的で思慮深い学習**をサポートし，学習や問題解決の間，参加者が**自らの認知処理や動機づけのプロセスをはっきり言葉で表したり制御したりする**ことを促進する。
3. メタ認知や転移，そして深い構造が抽出される方法の原理を教えるために，**明示的な教示**を利用する。
4. **類推的推論のスキル**，もしくは課題間での類似性（特に深い構造に関して）を認識したりよく知った解決法を新しい問題に適用したりする能力を教える。
5. 広い範囲での方略の制御や利用を促進する。
6. **学習や問題解決のための社会文化的で実質的なサポート**（つまり，相互作用，協働，文書化された情報）を利用することを提供し促進する。
7. 日常生活の中での活動で出会う課題と類似した，**個人的に意味のある問題**を扱う。
8. 個人的に意味を持つような治療の目的を設定し，そして動機づけを高めるために正の強化と成功経験を提供する。

モデルから治療への移行

　認知と機能的転帰の間の関係における私たちのモデル，そして日常機能を高めるために認知を効果的に変化させる方法は，統制された処理，特に実行機能とメタ認知と，ある領域からもう1つの領域への認知スキルの転移の重要性を強調する。私たちはこれらの思慮深いスキルの直接的な指導を推奨し，このようにして私たちのモデルは，認知を修正するためのよりボトムアップ的なアプローチを推奨する他のもの（Spauldingの現在のモデル）とは異なる。私たちは練習だけでは意味ある認知の変化を引き起こすのに不十分であると考え，処理速度を増加させるよりもむしろ方略利用を促進するための教示の利用に焦点をあてるべきだと考える。

　他の人々は違った点に介在しようとし，注意のような低次の認知処理（McGurkとMueserの場合），もしくは意志決定のような高次の思考（Velliganの認知的適応訓練 Cognitive Adaptation Trainingの場合）のためにサポートを提供している。私たちのモデルはより希望のある転帰を示唆し，新しい環境に柔軟に反応できるようなスキルと自身の選択と決定による要求を参加者に与えることを目的とする。

第9章
認知機能改善療法の内容と過程
The content and process of therapy

　認知の変化，および認知と機能的転帰の関連についての私たちのモデルにしたがうと，CRTの主要な目的は以下の通りである。

- 認知機能の能力と効率の増進
- 行為につながるような広範で転移しやすい認知的スキーマの教授
- メタ認知の改善
- 動機づけの増大

　CRTは，転移を促進させるような環境で実施され，参加者は環境からの援助や支援を利用するよう促される。

　私たちのCRTプログラムでは，理論的にも導かれ，経験的にもしっかりとした原理と，訓練技法を用いて，上記の目的を達成することをねらいとしている。また，さまざまな認知的・非認知的要因に考慮して，多方面にわたるアプローチを取り入れている。私たちはCRTは次のことに基づくものであると提案している。

(a) 健康な認知処理過程のモデル，および統合失調症に関連した認知についての長所と問題に関する知見（第2章，3章参照）
(b) 認知機能と日常の行動との関係に関するモデル（第8章参照）
(c) 理論および経験に基づく認知機能改善の方法（本章参照）
(d) 認知および，機能の変化に対する環境，個人，対人といった付加的要因の影響に関する知見

私たちはCRTに採り入れられる特定の訓練アプローチについてだけではなく，CRTの中ではおこらないことについても認識している。教育分野の研究で明らかにされていることではあるが，今まで採用されてきた教示方法によって，スキルの転移の障壁が確立されてしまっている。たとえば，「知識と方略双方の，豊かで深い」（Durkin, 1978）探求のためには時間が割かれるべきであり，しかも単に「言及すること」は教示することと同義ではない。このことは20年以上前の研究論文において示されたが，100年近く前にDewey（1910）は，学校教育は（時として）人を育成しているというよりはむしろ，与えられた仕事をこなしているようだと評している。また「言及すること」は，より主要でない考えを目立たせるため領域固有の学習を抑止することも考えられる。統合失調症の人々に，課題に含まれる多くの異なる特徴に等しくウェイトを置く傾向があるとすれば，それにより適切な学習が阻害されるというのは大いに考え得ることであろう。

　また，自動的に行えるよう儀式的なまでに訓練された，非常に正確な一連の行為であるかのように認知的方略が生かされることにより，強化されるスキルもあるが，それが「致命的な反射力」（Dewey, 1910）ともなりうるのである。私たちの理論的モデルは，遠転移に到達するためのメタ認知過程へのとりくみに基づいている。転移に役立つ方略を教示するために，学習者に対し（a）努力が必要となる過程に価値があることを示し，（b）普遍的な発見的教授法を修正し，自分のものにできるように励まし，そして（c）そのような活動のための機会や刺激を与えるべきである（Alexander and Murphy, 1999）。

　最後に，行動のルーチンを発展させることは，スキルのレパートリーを増やすことになろうが，特定の課題に関連したルーチンへの焦点づけでは転移を促進せず，あらゆる機会に適するような莫大な数のルーチンを個々に教えることが必要になるだろう。そのかわり，広範な似通った問題を解決するための原理をもたらすような一般的スキーマを生み出すことが，転移と柔軟な反応を促進する（Cooper and Sweller, 1987）。

　要するに，私たちは「言及」ではなく「教示」を主張している，つまり広範な方略を柔軟に使用し，固定したやり方の特定の方略に固執せず，状況間で容易に転移できないような行動のルーチンではなく，広く一般的なスキーマの進展を狙っているのである。

環境

　CRTは，日常生活の活動から切り離された構造化された治療的環境で始まる。これは，学習環境と取り組む課題が似通っていることで転移の可能性が高まるとされる転移の原理に反しているようではあるが，治療の最初の段階でこのような環境を用いることには，明確な理論的根拠がある。さらに，日常生活が行われる場面は1つではないけれども，生態学的に妥当で課題に関連し，個人にとって意義のある材料や練習の使用が求められる。

　私たちの原理には3つのポイントがある。はじめに，CRTのターゲットとなるものが，信念や感情ではなく認知機能であるため，CRTは本質的に情動的なものではないということである。しかしながら，ニュートラルで構造化された治療環境によって，治療の情動的な誘発性は低く保たれ，苦痛を最小限にし，認知的重圧を減らすことができる。参加者が過去に経験したかもしれない失敗と治療を組合せ，契約をすすめ，現在ある非効率的な認知の習慣とのつながりを制限することが目的である。それは，社会的規範であり，ほとんどスティグマとは関連しない，個人的な教育的指導という言葉で言い表せるだろう。

　さらに，CRTの目的は，負荷の高い刺激を減らし，能率的な認知過程を促進するような包括的な認知構造を参加者に与えることにある。この構造を提供する責務は，最初は治療者にあるが，次第に参加者のスキル向上によって参加者自身に引き渡される。

　そして最後に，私たちの目的は，新規な状況において柔軟に効率的に適応する方法を教えることである。したがって，限定された文脈ではなく，参加者の生活のあらゆる側面に耐えうるような新しいスタイルの考え方を発展させることを考慮にいれて，それらのスキルを教えることが重要である。

治療関係

　CRTの過程は，まず参加者と治療者の1対1の関わりを基礎に始まる。これには2つの理由がある。まず1つは，よい治療関係を築く機会とするためである。統合失調症患者は，過去の治療経験や関係性において困難があったかもしれないし，社会的認知の障害，気分障害の合併，また自己評価の低さなどにより，関係性を維持することが重荷になるかもしれない。1対1の関係によって，社会的要

求を減らし，尊重されているという感覚を参加者に気づかせることができる。また その関係は，治療者が参加者の健常な認知活動（自己評価の向上など）に対して積極的なフィードバックを与え，ネガティブに偏った自己評価を正せるように援助し，動機を高めるための場ともなるのである。この治療関係における援助が，有意に変化を促進させるという証拠は，一般的な心理療法の研究においても報告されている（Bentall et al., 2003）。

2つめの理由は，1対1の治療によって，治療者は一定期間継続して参加者の力や限界を評価および，定式化したり，定式化に基づいて治療を調整したり，参加者の思考や行動を注意深く観察し，導くことができる。これらの過程はCRTを成功させる上で重要なことであり，以下に詳細に記述する。

CRTにおける治療関係は，他の認知行動療法における原理に似ている。共同的作業同盟関係が基本である。治療者は，参加者に対して無条件の積極的関心を示し，好ましい行動を補強し，そして参加者の困難に対して共感を与える。治療者がたとえ参加者を正常でないとか，劣っているなどとみなしたとしても，参加者の力や困難を評価したりせず，参加者にとって有用な方略を促進させるように心を開いていなくてはならない。効果的で妥当な方略を保証することと，参加者が自ら問題の解法を見いだすよう励ますことの両者の調整を行うことが必要となる。

CRTの治療関係はいくつかの伝統的なCBTの治療関係とは異なっているかもしれない。治療者は最初は，認知機能を援助するための治療構造の中で比較的支持的であるが，その方向性は治療者の独断的なものではなく，参加者の反応を鋭敏にとらえているものである。参加者にはたびたび選択権が与えられるべきであるし，治療者は参加者自身の目標に添い，対立的なスタンスになることは避けるべきである。参加者自身の言葉が問題の話し合いに用いられるべきであるし，参加者自身の問題となっている経験や，それらに対処する方法の発見が，承認され尊重されるべきなのである。特に，言語やワーキングメモリのスキルが障害されている参加者の場合は，治療者はしばしば，認知的な負荷を最小にするよう短い言葉で説明を行うことが求められる。

契約

参加者の中には認知機能の問題に対する働きかけを明確に求めている人もいる

が，ときに，CRT（とその他の治療）サービスは，サービスを受ける側というよりむしろ専門家（サービスを提供する側）が主導して照会されるケースもある。よって，契約の最初の課題はCRTの目的を説明することと，治療の明確な理論的根拠を提供することである。しかしながらすべての参加者が，日常生活の中で自ら経験している認知の問題に気づいたり，自分たちの苦悩を見つけ出すわけではない。統合失調症に関連した一般的な認知の問題や，典型的な加齢と同様のその他のメンタルヘルスや身体面での問題などに関してオープンに議論することで，（それぞれの）問題を明らかにすることを助け，認知の困難さを一般化することができるのである。そしてさらに，このことで治療者は参加者の持つ困難に対して，敏感にそして共感的に反応する機会を与えられるのである。この全体的な過程は，ラポールの形成や，日常生活のスキルである認知機能の役割についての参加者への（心理）教育を始めることを容易にするのである。

契約はたびたびアセスメントの手続きに加えられ，その結果の厳密な議論によってその人自身の経験に対して外的な妥当性を与える手助けとなりうる（第10章参照）。このことによって，参加者の「障害」の範囲を説明することはできないけれども，認知の長所や問題について議論できるし，特に参加者の認知の問題への対処方法に焦点をあてることができる。そしてそれらの認知の問題を補う方法をみつけることができるのである。このことは，参加者のポジティブな経験を確認する手助けになるだけではなく，治療の中で用いる参加者の自然なコーピングの方略についての重要な情報を治療者が得ることができるのである。現在もしくは過去の興味関心，趣味，職業に関する情報は特に役立つものである。

ここまでに示されてきたCRTの方法は，参加者の経験や信念とは無関係なものである。ある人にとっては，思考のスキルや知識を教わったり訓練したりするような教育的治療として説明することはステイグマとはならず，大学に進学したり就職したりといった類の適切な目標であるとしている。またある人は，特に過去の教育的経験が乏しかったとしても，日常生活に関連した説明に対しては良い反応を示すかもしれない。たとえば記憶力や集中力が向上したなどのように，参加者の日常生活における能力や楽しみが向上するかもしれない。多くの参加者は，CRTは「メンタル・ジム（心の体操）」のようなもので，思考スキルには「安定した」精神活動の持続が重要である，と答えている。

目標設定

　目標設定は，契約過程の最初の方で行うが，中には（特に精神保健の専門家の勧めで参加している人），すぐに特定の目標を確定することができず，CRT を進めるうえでのルールの契約と理解にとどまる人もいる。最初から特別な目標をもっている人の場合は，そのアセスメント過程を知らせる手助けをすることになるだろう。その目標を達成するために必要なものや，その目標に関わる参加者の力や問題を明確に理解することが重要だからである。

　参加者の目標は，認知機能（集中力の向上など）に直接関係している場合と，現在の認知的問題によって隠されているような非認知的活動（たとえば，映画を 1 本見るのに必要な集中力の改善など）に関係している場合があるだろう。多くの参加者は，仕事や大学にもどることが動機づけとなっている。目標は，具体的で，明確で，測りうる現実的なものであるべきである。それらは洞察や動機づけの変化に即して修正されるべきである。陰性症状や慢性的な低い自己評価により，現実的な目標を発展させることは，それらの人たちにとって特に難しいものとなるかもしれない。そういった場合において治療者は動機づけ面接のアプローチをとる必要がある。このアプローチは，変化をおこすのに有益なものとそうでないものを話し合うものであり，変化に対する参加者の両価性を認め，参加者が達成する長期目標の道筋を探るのである。その他の場合では，治療者は参加者が選んだ目標から可能な範囲を示唆することで事前に策を講じる必要があるだろう。

　明確な目標によって，治療の理論的根拠と枠組みが与えられるだけではなく，参加者が治療を続ける動機づけとなり，治療に興味をもち，治療課題の理論的根拠を十分に理解することができるのである。

治療期間内の契約の継続

　契約は参加者に現在行っている治療が価値のある実際的なものであることを保証するために，治療の全過程において継続されるべきである。CRT の本質は，参加者のパフォーマンスに対して一貫した，役に立つフィードバックを行うことであり，契約は，（より高いレベルのことができる参加者にはさらに難しいセッションを設けてもよいが）重篤な障害のある参加者でも処理しやすいと分かるごく基礎的なレベルに設定される。参加の継続を図るため，治療者はさらに次に挙

げることを意図して行うことが求められる。

1. 特に改善されたパフォーマンスを指摘し適切な正の強化を与えること。
2. 気分や精神症状，疲労の度合いなどに応じて，セッションの長さを調整すること。スキルの種類や複雑さといった多様な要求に応じられるよう，さまざまな課題を用意すること。
3. 参加者の多くは治療の途中（たとえば一週間の）十分な期間の休養が必要となるため，各セッションの間，あるいはセッションの途中であっても適切に休憩を取り入れること。その場合，休憩の目的と有効性について，また休憩が別の状況では役に立つ対処方略になりうることについて，参加者としっかり話し合うこと。
4. 参加者の感受性に配慮した対応を心がけること。（たとえば，多くの参加者は課題遂行の教示により，非難された，あるいは傷つけられたと感じるかもしれないので，治療者は各セッションにおいて自身がどこまで命令的／指示的な態度をとるかしばしば調節する必要がある）
5. 治療の原理／理論的根拠，および認知スキル，課題，（特に参加者の目標に関わる）日常生活のスキルの関連性について，常に説明を行い，参加者の関心を維持し，強化すること。

アセスメントと定式化

治療的介入は綿密なアセスメントと定式化（フォーミュレーション）により開始される。アセスメントと定式化の過程では，参加者の認知機能における長所と問題（特に参加者が治療に求める目標）が同定される。詳細は第10章で扱うが，個々の定式化は（「実行機能の障害」のような包括的な困難としてではなく）特定の認知機能の障害について高度に個別化される。定式化は第2章と第3章で概説した認知処理過程の単純な枠組みにより導かれる。認知機能の異常を説明する特定の障害を明らかにするために仮説検証を行なうことが必要となり（第10章に詳述），その結果が，介入する領域の選択，対処法の開発に繋げるために用いられる。

学習環境

前章で，効果的な学習環境を促進する数多くの原理を挙げたが，それらは文献

的にも立証されている (De Corte, 2003)

1. 学習は，治療者の適切な指導のもと，受動的ではなく，建設的，内省的なものでなくてはならない。
2. メタ認知や転移，どのようにして深い構造が得られるかについての原理を教える際には，明示的（明瞭な）教示を用いる。
3. 参加者が，類推による符号化を用いて課題間の（特に深い構造における）類似性に気づき，それにより新規の問題に熟知した解決方法を応用できるよう指導を行う。
4. 幅広いスキーマの発達を支えるため，問題の深い構造の部分を強調するような多数のモダリティ，多様な手本やモデルを使用する。
5. 多岐にわたる方略（対処方略）の調整や使用を積極的に勧める。
6. 他者との交流や協働といった社会文化的機会，地図やレシピ，書籍といった情報ツールなど，学習をサポートするものを取り入れる。
7. 参加者自身が，治療にとって意味のある目標であると同意していることが必要であり，動機づけを高めるために，正の強化や成功体験が与えられる。
8. メタ認知の処理や知識の増進のため，認知面・動機づけの面での自己調整の力を高める。そして参加者が自身の学習方法を習得し転移していくにつれて，外部からの調整は徐々に減らしていく。

　最終的な目標に到達するため，治療の過程は，相互に影響し合う，協調的で支持的な「足場づくり」の教授法によって継続的に進められる。「足場づくり」とは，建築業者が建築物を支えるために足場を組むように，教育者が学習者に対して学習者のできる範囲内で課題を完遂できるよう必要な援助を行う方法を示唆する隠喩（メタファー）である（Wood et al., 1976）。援助は学習者のスキルの向上に伴い減らされ，課題達成に対する負担も徐々に学習者に移行していく。課題は（負担の度合いは同等ではないが）治療者と学習者の協同作業として開始され，学習者が助言に頼る状態から主導権をとる状態へ変化していく。この過程を通じて，学習者は新しい技能や自主性を獲得し，課題解決へ繋がる建設的なやり方を学ぶのである。この足場づくりの概念は，子どもが他者の援助を得てできることと，自力でできることの差についてヴィゴツキーが唱えた発達の最近接領域（Vygotsky, 1962）の考えに密接に関連している。子どもは大人とのコミュニケーションや社会的な相互作用を学ぶ中で，独力で課題を遂行できる能力を徐々に発達させていくのである。

足場づくりは，マクロ・ミクロ両方のレベルで行われる。マクロレベルでは，治療の全過程の足場づくりが行われる治療開始時点で高度に構造化されているが，参加者の能力の向上に伴って次第にぼやかしていく。ミクロレベルでは，個々の課題におけるパフォーマンスの足場づくりが行われる。

マクロレベルでの足場づくり

　理解が容易になるよう，治療段階に沿ってマクロレベルでの足場づくりのプロセスについて説明していくが，実際には各段階の明確な区別はなく，かなりのオーバーラップを伴い進められる。異なる段階がしばしば同時に進行するし，いくつかの段階は治療期間中ずっと継続される。先行する段階の成果によって，徐々にそして有機的に次の段階が決定される。

　まず，CRT は落ち着いた邪魔の入らない環境下で開始する。情報は，治療者の継続的な調整を伴う高度に構造化された様式の中で，計画的に呈示される。参加者は次第にその構造や自身の認知的環境を調整することを学んでいき，それに伴い学習過程における負担が治療者から参加者に移り，課題の性質はより複雑になっていく。

　治療の第一段階は（終了まで続くものであるが）治療過程における**契約**の段階である。治療者は，メタ認知についての知識（参加者自身の認知機能の強い部分・弱い部分や，認知とその結果としてのパフォーマンスとの関連を理解すること）や動機づけが増進するよう，参加者の関心を維持し，励ます。また自身の目標を定め，それを調整，修正できるよう援助する。

　治療の第二段階は，CRT 課題の呈示により開始される。この段階の中心となるのは，各課題において治療者が参加者の認知機能障害を十分に補えるよう**構造を示し，パフォーマンスを調整すること**，それにより課題遂行における成功・達成の割合を高く維持することである。この段階の初めのうちは言語による教示を最小限に抑え，先に模範（実演）を示しシェイピングによる指導を行う。指導は主に行動の強化，誤りなし学習，そして顕在記憶より潜在記憶を対象とした足場づくりの手法によりなされ，参加者の誤りはめったに訂正されない。

　治療が進行すると，治療者は第三段階に着手する。高度な構造と行動の調整は継続される一方で，参加者が（それまで治療者がしていたように）課題の構造の一部を自ら担い，自身の障害を補うことができるよう，**認知的方略，メタ認知の**

表9.1　マクロレベルでの足場づくりの過程

治療段階	治療プロセス
関わり／導入／契約	・理論的根拠の紹介 ・主観的な認知的困難を話し合う ・認知機能の査定結果のフィードバック ・CRTの説明 ・目標設定 ・有用な経験にするための正の強化の使用 ・セッションの調整 ・感受性への対応 ・良好な治療関係の構築
治療者による治療構造の呈示	・認知機能障害を十二分に補う ・言語による教示を最小限にする ・課題の実演 ・シェイピングと正の強化 ・誤りなし学習 ・足場づくり ・潜在記憶を治療対象にする ・できる限り誤りを訂正しない
教授方法	・治療者が構造を呈示し続けるが，参加者もいくらかの負担を引き受ける ・段階的に方略を教える：(a) 課題に固有のものとして呈示，(b) 治療者が外から見てわかるやり方で実行，(c) 参加者が外から見てわかるやり方で実行，(d) 参加者が外から見てわからないやり方で実行 ・中核となる方略の同定
参加者による構造の獲得	・参加者による方略の開始と実行 ・参加者によるメタ認知の知識とスキルの制御
統合	・他の治療スタッフ・他の領域での行動の強化 ・参加者による自身の行動と環境の体系化 ・社会的サポートの利用

知識についての教育を開始する。

　認知的方略の教授には多くのステップが存在する。はじめのステップでは，方略はその課題に本来備わっているものとして呈示され，**治療者により外から見て分かるやり方で遂行される**。たとえば注意過程の制御においては，治療者が走査する項目（例：数字）の列を順番に指し示すなど系統だったやり方で参加者の注意を誘導する。2番目のステップでは，治療者は方略の使用を徐々に止めていき，**参加者が外から見て分かるやり方で遂行できるようにする**（例：調べる際に参加者が各項目を指し示す）。3番目のステップでは（すべての課題でこのステップまで到達しない参加者もいるが），治療者の方略の使用の負担は完全になくなり，

参加者が外から見て分からないやり方で遂行するようになる（つまり，参加者の内部で指さしと走査が起こり，参加者が外的ではなく内的に注意の制御過程を調整することを学んだことになる）。参加者と治療者にとって，このステップの目的の1つは，参加者が有効性や意義を見いだし，かつ（特に障害のある）認知機能を十分援助できるような少数（4から5個）の中核となる方略を明らかにすることである。

　4番目のステップは，**参加者が構造を呈示し**，自らの認知機能を援助できるよう上手く**パフォーマンスを調整し**，CRT課題において高い成功率を達成した場合に始まる。ゆえに参加者には，特定の方略の実行だけでなく，方略の使用を開始し，可能な方略の範囲を定め，適切な方略を選んで調べ，その使用法を潜在的に修正することが求められる。言い換えると，参加者はすでに得たスキルと知識を1つの領域から他の領域へと移行させる際の，メタ認知のスキルと知識の使用が独力で十分可能になっているということである。

　最後のステップでは，**新たなメタ認知のスキルを日常の生活環境の中へ組み入れていくこと**が中心となる。治療者は強化を促すよう，多くの専門分野のメンバーからなるサポートチームを作ってもよい。参加者は社会的サポートやその他の援助を利用し，自身の行動と環境とを調整し，体系化していくことになる。

　マクロレベルでの足場づくりのプロセスについては，表9.1に示した。

ミクロレベルでの足場づくり

　特定の課題遂行についても，足場づくりが必要である。これは以下の関連する教授法の使用により促進される。

- 誤りなし学習
- モデリングとシェイピング
- オペラント条件づけ
- 明示的な教示
- ソクラテス式問答法
- 多様な種類の練習

誤りなし学習

　誤りなし学習は，正しい資料を一貫して呈示，使用することにより，潜在記憶

における正確な情報の符号化を確実にする点に依拠している。このことにより，統合失調症の人が示す顕在記憶の正誤の混同を避けることにつながる。

　誤りなし学習の最初の段階は，課題をその構成要素へと分解することである。分解した後，もっとも単純な要素から始め，次第に他の要素を追加していき，より複雑にしていく。各要素は，成功して正の強化が与えられる反復練習により次に進む前に過剰学習される。そのため，試行錯誤学習は完全に除かれ，参加者は確実に高い割合で成功を体験する。誤りなし学習の促進は，次に示すような多くの技法により可能である。

1. 参加者の処理可能な水準まで課題を容易にすること
2. （誤った推理や試行錯誤学習，当て推量を促すよりは）指示的な質問や励まし，そして参加者がすぐに正しい／適切な反応にたどり着けるようなヒントを用いること
3. 参加者が処理しやすい速さで課題を始められるようにすること
4. 参加者が障害を十分補える認知的方略を使用できるようにすること
5. 参加者が課題にすぐとりかかれるよう情報量を減らすこと
6. 参加者が集中力を切らさないよう十分な休憩を取り入れること
7. 参加者が課題に苦心し始めたら，まごついた状態にしておかず，できるだけ早く援助すること

モデリングとシェイピング

　指導者が望ましい行動のモデルを示し，次の段階へと先導していく行動学習の技法である。そのため，学習は徐々にそして確実に正しいものへ近づいていく。

オペラント条件づけ

　正確な，もしくは効果的なやり方は常に社会的強化が与えられ，不正確あるいは効果のないやり方は無視される。

明示的教示

　これは学習者からの情報も組み込んだ，独断的ではなく配慮したやり方で行われる。思考過程の鍵となる方略についての教示を含んだものである。

表 9.2　ミクロレベルの足場づくり

訓練方法	技法
誤りなし学習	・課題の簡潔化 ・指示的であること ・処理しやすいスピード ・有効な方略の使用 ・適当な休憩 ・適切な援助
モデリング	・モデルとなる行動 ・段階設定された学習 ・適切な行動の強化
オペラント条件づけ	・適切な行動への社会的強化 ・不適切な反応の無視
明示的教示	・独断的でなく配慮したものであること ・学習者からの入力も使用すること ・方略による処理を指導すること
ソクラテス式問答法	・自由回答法の質問の提示 ・学習者を導くための質問の組み立て
多様な練習	・さまざまな課題，様式，モダリティの使用

ソクラテス式問答法

伝統的な認知行動療法（CBT）の手法から導かれたもので，参加者から情報を引き出すための自由回答法による質問の提示により成り立っている。質問は学習者が自身の能力の限界まで進めるように設定される。これはメタ認知スキルと幅広い認知的スキーマの確立のために特に重要であり，治療の後半で用いられる。

多様な練習

すべての方略が，さまざまな課題，様式，およびモダリティを集めた練習で実施される。多様な符号化は，幅広い認知的スキーマの発達を促進するとされている（Cuevas et al., 2002）。ミクロレベルの足場づくりの過程については，表 9.2 に要約される。

特定の認知機能をターゲットにすること

前節では，治療期間内に認知機能と動機づけを改善する一般的な技法について記述した。この後の節では，CRT の中でも特定のターゲットへの指導方法につ

いて述べていく。ターゲットとなるのは，以下である。

- 広範で一般的で，転移可能な認知的スキーマの教授
- 認知機能の能力と効率の向上
- メタ認知の改善
- 動機づけの向上

　改善を目的とした特定の治療ターゲットの選択（例：特定の認知機能）は，治療の内容や過程を導くため絶えず参照される定式化の過程に完全に依拠している。これらのターゲットは，その後それらの遂行における制御力が上がることで改善される。参加者の長所は，方略やコーピングの定式化に利用される。到達目標と関連する参加者の問題は，介入のためのターゲットを形成する。第10章では，観察と仮説検証，および健常者の認知機能モデルとの比較を通して，参加者の抱える問題への継続的な介入方法について述べる。
　この後の節では，認知機能と動機づけが治療ターゲットとなるような方法について説明する。しかしながら，参加者のパフォーマンスに影響する他の非認知的要因，すなわち，気分の落ち込みや薬物の副作用，有用でない対処方法（例：回避行動）といったものも取り扱っていかなければならない。治療者や臨床チームは，自分たちの自由に使える範囲で医療設備を活用し，これらに対処していくべきであろう。

統合的認知的スキーマの構築

　異常な行為は，全般的で幅広いスキーマに基づくものである。なお，いかなる状況でも原理や構造の抽象化によってスキーマは発展する。多くの技法は，状況間の表面的な類似性よりむしろ抽象によることが奨励されるようになる。

- 図表を使う。
- 多様な説明を使う。
- 複数のメディアを使う。
- 言語的な説明を視覚的な表象に結びつけるのを手助けする。
- 複数の状況学習を使う。
- 類推による符号化を使う。

認知の容量と効率をあげること

　第8章で私たちは，実行機能が意識的なコントロールおよび計画の変更に直接的に関係する唯一の認知機能であるかもしれないと示唆した。他の低次の認知機能は練習で改善するにすぎないようである。それゆえ，私たちのCRTプログラムの中で強調したのは実行機能の改善である。

　実行機能は概説してきた広範囲の教授法を用いて教えられる。適した実行機能の選択はサポートの必要がある認知過程の要素における障害の型による。参加者がより低いレベルの障害を代償できたり，自分自身の行動調整ができることによって，CRTは広い範囲の認知方略の発展と教育を可能にする。採用される特定の方略は以下にある。

- 参加者の認知の長所であり，生まれつきの能力や，成功や活用に対するより強い関心に依拠する方略。
- 参加者の認知機能障害であり，関与する障害を代償するために生み出された適切な方略。
- 参加者の認知行動スタイルであり，スタイルが適しているか（たとえば視覚型の人には視覚的技法を使う），あるいは役に立たないスタイルを代償しているか（たとえば反応スタイルの解体がある人々には構造を提供する。細かいことばかり集中する傾向のある人には，全体への注意をうながす）。

　方略は効果的で，個人に適しているべきである。これらの目的を達成するために，治療者と参加者はともにきわめて協力的な態度で作業し，個々の人にあった実践的で簡単な方略を工夫する際に創造的でなければならない。これは特異的あるいはふつうでない方略をもたらすかもしれないが，参加者にとってはかなり個人的な意味をもっている。複雑すぎで，実践的でなく，あるいは参加者の世界についての認知スタイル，モデルと矛盾する方略や，参加者自身の認知の長所や問題の理解は，効果的でない，あるいは役立つために充分に一貫して使用されていないようである。多くの場合，初めの学習方略は，以下のステップで行われる。

- 治療者によって詳しく説明される。
- 参加者によって模倣される（必要であれば，治療者からの手助けや励ましがある）。

- 治療者からの注意の後に，参加者によって明らかに使用される。

　究極の目標は方略が参加者に内在化され，行動を調整するために自発的に使用されることである。参加者は方略の使用にだんだん慣れてきて，自らの認知の長所や問題の理解が増えるにつれて，方略の発達はより共同的となり，方略はより独自的なものとなるかもしれない。共通する方略は以下を含む。

1. **言語化**：課題に関連した課題教示での手がかり，プロンプト，方略。言語化されたプロンプトはしばしば反復的に使用され（また，音韻ループの内部で継続して更新される），始めは治療者とともに実行され，自ら言語的手がかりを示しながら，徐々に独立して行ってゆく。これは Meichenbaum と Cameron (1973) の自己教示訓練と類似している。
2. **リハーサル**：言語化の概念に関連するのはターゲットとなる情報のリハーサルである。
3. **イメージの使用**：非言語でリハーサルと等しいことはおそらくターゲット項目を心の中で視覚的にイメージし，維持することである。イメージの創造は言語的な理解やプランニングにおいても役に立つ。
4. **情報減少**：過重な刺激は統合失調症患者における遂行を障害することが良く知られている（Nuechterlein and Dawson, 1984）。情報減少は知覚される情報量の物理的制限，あるいは課題の要求の減少を含んでいる。
5. **課題をより小さなステップに分解する**：構成される部分によって課題が分解される。その結果，参加者は課題を部分的に達成するだけですむ。あるいは1度に課題の1つのステップを達成する。
6. **チャンキング**：記憶課題の文脈中で，情報減少は，想起すべき情報が，符号化を促進するために，あつかいやすいチャンクに分けられることを含む。
7. **課題の簡略化**：課題の教示あるいは期待は参加者にとって適したレベルに簡略化される。また，課題はそれらを短くしたり，ステップに分けたり，教示の言語化や記述プロンプトも含んだり，方略の使用を促すことで簡略化することができる。
8. **言語あるいは視覚的なプロンプトを提供する**：これらは課題教示の流れを保持したり，課題内のタイミングや系列をモニターしたり，情報を覚えたり，展望記憶を支援するために使用することができる
9. **カテゴリー化**：覚えるべき情報をカテゴリー化することは記憶を促進する。
10. **体制化（組織化）**：これは情報をより扱いやすくし，記憶を手助けする。それは情報を順序づけたり，課題を再構築するなどといった方略も含むかもしれ

ない。これは情報内のパターンの同定，情報内部の構造をつけること，あるいは既存の知識に新しい材料を結合することなどを含むかもしれない。

これらの方略のいくつかは，特定の認知過程を目標としているように見えるが，用途が広いかもしれない。たとえば，リハーサルはたいてい明らかに音韻ループの情報を更新する手段であるかもしれないが，短期記憶における方略を提供し，注意を向けるため自己教示の道具として使用されるかもしれない。これは方略に関する完全なリストではない。そして，治療者はさまざまな参加者にとって有用となる技法を見定めるために，創造的であるべきである。

メタ認知の改善

治療者は参加者にメタ認知の調整とメタ認知の知識の両方を明確に教えなければならない。般化が達成できるならば，参加者は言語あるいは図のようなある種の心的表象に彼らが学んだものを納めることを学ばねばならない（つまり一般的スキーマ）(Biemiller and Meichenbaum, 1998)。現在と過去の経験の持続的反すう，問題の深い構造を抽象化する学習状況，類推による推論の比較はモデル化され，明示的に教示され，自発的に実行された場合に強化される。

メタ認知スキルを教える

多くのスキルはメタ認知の調整を促進するために明示的に教示される。

1. **問題解決と方略の使用**：これは以下のステップを含む：
   - 課題が分析され，問題の共通理解が確立される。
   - さまざまな可能な方略あるいは解決法はブレイン・ストーミングによって生じる。おのおのの解決法が評価され，最適でもっとも有効な解決法が選択される。
   - 方略あるいは解決法が実行される。
   - 方略あるいは解決法はモニターされ，評価される。
   - 必要があれば，修正ないし適合がなされる。もしくは，代替の方略あるいは解決法が選択される。
   理想的にはこれらのステップが包含する問題解決あるいは方略使用のス

キーマが発展されるべきである。
2. **具体化**：物理的なプロンプト，ないしは行動を案内する手助け（図，絵，注意書き，リストなど）の使用を参照する。
3. **言語的自己教示**
4. **ルーチンでない行動への般化**：日常生活の状況で方略的思考を実行できる方法に関する内省をすることが奨励される。これはまた，さらに，メタ認知スキルの実践を可能にする。

メタ認知的知識を教える

関連するメタ認知的知識は参加者自身の以下の理解を含む。(a) 認知の長所，問題および障害を代償し，現在の長所に利用する方法，(b) 認知行動スタイル，および反応スタイルに関連している長所，と短所および落とし穴，(c) その人の遂行に影響するかもしれない動機づけ（たとえば気分）やその他の要因（たとえば，薬物かアルコール使用，症状）。加えて，メタ認知的知識は課題の一般的要求に関する知識や，遂行に影響する認知および非認知的な要因の役割も含むべきである。

メタ認知的知識の教育は，特定の課題と参加者のスキルと関連して，治療者による明示的教示を含んでいる。参加者は彼ら自身の遂行や課題についてくりかえすことが要求される。治療者は方略使用を知らせるためにメタ認知的知識の使用をモデリングすることからはじめる。そして，参加者は徐々に彼らの遂行を調整するために，この知識を使用することに対して責任をもつことが求められる。認知や認知的遂行に影響を及ぼす要因についての共有された定式化と教育の共同した改定を通じて，メタ認知的知識は教えられる。CRT は，治療の初期の個々のフェーズの終わりまでに，メタ認知の改善に関して多くの特定の目標を達成することを目指す。

1. 参加者のために認知および行動の長所を利用して，効果的に認知的な問題を代償する，特有で，個人的に意味のある方略のレパートリーを生み出すこと。それらは参加者にとって，高い表面的妥当性があり，さまざまな認知および行動の活動を促進するために，柔軟に使用されるべきである。
2. 参加者のために，セルフトークを用いて，自分自身の行動をモニターし，調整すること。

3. 参加者のために，自分自身の認知の長所および問題の限られた理解を発展させ，行動を導くのにこれを使用すること
4. 参加者のため，全般に認知機能を決定している原則を理解すること。たとえば，その符号化は想起すべき材料を意味的に体制化することで促進される。

これらの目標は限定的で，特定的であるが，奨励されるメタ認知的思考および知識の複雑さの範囲はそれぞれの相対的な認知能力に依拠する。

動機づけの増大

CRT プログラムに本質的ないくつかの要因は，協力的な治療関係の発展，治療を導くための契約プロセスや個人目標をつくることの，動機づけへのポジティブな影響であろう。加えて，足場づくり，誤りなし学習，オペラント条件づけなどの多くの教授法は，おのずと成功と報酬の経験を必要とする。他のいくつかの技能では明らかではないが，治療者は学習者のために，学習がポジティブな結果となり，意味ある経験をもたらすことを一貫して試みる。これは自尊心，自己効力感，動機づけのよりポジティブな感覚を促進するのに有効である。転移のために，重要なさまざまな認知および動機づけの要素を教える方法は表 9.3 で要約されている。

CRTの課題

CRT の最終段階で認知的およびメタ認知的な新しい技能を練習するために，私たちは日常生活活動を利用することを提唱するが，特定の CRT 課題が治療の早期の段階で必要とされる。これらの課題は，日常の生活技能に関連しており，参加者にとってできるだけ個人的に意味あるべきことを推奨する。一般に課題は高度の認知機能障害のある患者にとって，扱いやすい，基本的なレベルで調整される鉛筆と紙で行う問題解決演習からなるべきである。参加者が継続的な高い要求に圧倒されず，また退屈しないようにするために課題を各々につくることも可能であり，難易度もさまざまにするべきである。これらの課題はコンピューターで提示されるかもしれないが，（コンピューターよりむしろ）治療者は，少なくとも初めに，以下のように責任をもち続けるべきである。

表 9.3　転移に寄与するターゲットとなる要因

ターゲットとなる機能	技能
広い認知スキーマの構築	・ 図表の使用 ・ 多様な説明の使用 ・ 複数のメディアの使用 ・ 言語的説明を視覚的表現に結合する手助け ・ 複数の状況学習の使用 ・ 類推による符号化の使用
認知の容量と効率の向上 （たとえば，実行機能）	以下に基づく方略の開発 ・ 長所 ・ 障害 ・ 認知スタイル 方略は以下のようにあるべきである ・ 個人的関与 ・ 実用性 ・ 単純 ・ 個人化 可能な方略 ・ 言語化 ・ リハーサル ・ イメージ（化） ・ 情報減少 ・ 小ステップに分解 ・ チャンキング ・ 簡略化 ・ 視覚的／言語的プロンプト ・ カテゴリー化 ・ 体制化
メタ認知技能	以下のメタ認知的技能の開発 ・ 問題解決 ・ 方略の使用 ・ 具体化 ・ 言語的自己教示 ・ 内省
メタ認知的知識を教える	以下の理解と知識を教える ・ 個人の長所と問題 ・ 代償技能 ・ 長所を使用する方法 ・ 個人の認知行動スタイル ・ 個人の動機づけに関わる要因 ・ 課題の要求 ・ 非認知的要因の影響
動機づけの増大	・ 協力的な治療関係をつくること ・ 個人的な目標の使用 ・ 教授法における成功と報酬の使用

- 個別に治療の構造や遂行をあつらえる。
- 参加者の方略的な過程や遂行を近づいてモニターする。
- 参加者に自らの遂行や方略的過程を内省することや，より効果的に課題を達成するための方略を般化することを奨励する。

　参加者の広範囲にわたる行動（たとえば，眼球運動，セルフモニタリング，判断過程など）をモニターすることはできないので，コンピューターがこれらの過程を効果的に実行することはできない。またコンピューターは，認知的，非認知的領域の両方の参加者の長所と問題によって，行動，方略生成，および思考を充分に柔軟に導くことはできない。たとえば，ソフトウェアが特に精巧でない限り，コンピューターが課題を一部だけ完成させた人に正の報酬を与えることは不可能だろう。また，課題を単純化したり，または問題を解決するための方略を選ぶこともできないだろう。認知リハビリテーションのためのコンピュータープログラムは，ユーザーがプログラムの規則を「発見する」ように，設計されている。私たちは，この一般的な発見方法が，統合失調症患者においては有効ではなく，私たちが強調してきたメタ認知能力を開発しないと考える。しかしながら課題の材料は，コンピューターを利用して，興味深く，魅力ある形で，また社会的価値のある標準的なモダリティで提示されるかもしれない。

　治療が進歩して，参加者がますます熟練するようになるにしたがって，課題は徐々に複雑になる。課題は次第に複雑に変えられるが，それらはまた頻繁に反復される。このことは，頻繁な新しい課題の教示を理解することよりむしろ，認知方略に向けられる学習となる。またそれは，時間をおいて自ら改善した遂行を観察し，類似の課題と異なった方略を使用するという実験をして，その結果を観察する機会を参加者に与える。課題は言語的，非言語的，および社会的な領域（領域は興味を維持するために変化する）の広範囲の認知技能に関わり，それらのデザイン，様式，および内容はさまざまである。複数の手本，複数のメディア，およびさまざまな課題の使用はスキルの転移を促す（Gick and Hollyoak, 1983 ; Mayer, 1999）。それから，これらの課題は過剰学習となるくらいまで認知方略の練習に使われるべきである。

　たとえば，「理解」は Delaguntry ら（2002）によって計画された CRT のプログラムによる課題である。これは参加者に，口頭あるいは書面で徐々に複雑になる文を呈示し，おのおの過程の要約やその内容について一連の質問に答えることを

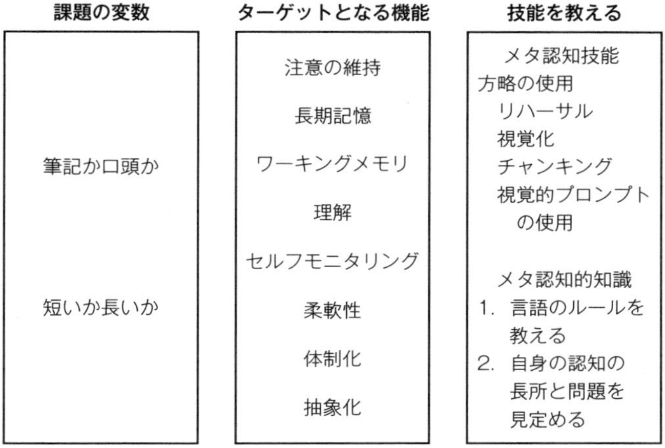

課題の変数	ターゲットとなる機能	技能を教える
筆記か口頭か 短いか長いか	注意の維持 長期記憶 ワーキングメモリ 理解 セルフモニタリング 柔軟性 体制化 抽象化	メタ認知技能 方略の使用 リハーサル 視覚化 チャンキング 視覚的プロンプトの使用 メタ認知的知識 1. 言語のルールを教える 2. 自身の認知の長所と問題を見定める

図 9.1　CRT 理解課題の要素

要求する。始めは言語的資料が1組だけの文章から構成されるが、充分な力量のある参加者は新聞からの一節を呈示され読むことが要求される。参加者は（彼らの認知の長所と問題に一致した）さまざまな方略（リハーサル、過程を小さな節に分解すること（チャンキング）、視覚化、視覚的プロンプトの利用など）を文の注意、記憶、および理解を改善するために教えられる。彼らは基本的な言語の規則を教えられる。たとえば、文章の主題を同定する方法や、自分自身の理解や想起のレベルをモニターする方法などについてである。これは、参加者自身の言語および記憶のスキルとこれらを支持する方法、および記述された材料の性質や、資料から情報を抜粋し、思い出すことができる方法の両方に関連したメタ認知的知識と同様にメタ認知処理のスキルを教えることが必要である。この課題やトレーニングに関するさまざまな要素は図 9.1 に概略されている。

CRTセッションの頻度と長さ

CRT はさまざまな文脈で使用できる新しいスキーマをつくることを目的としているため、マンツーマンの CRT セッションを基本として行うことを推奨する。この点に関した研究に基づく根拠はないが、私たち自身の経験ではほとんどの参加者が1週間のうち4日より多く参加することができない一方で、1週間のうち参加が3日に満たない者は有意に CRT による利益を得ないということが示され

ている。セッション間に開きがあると，前のセッションで何をやったかを参加者は忘れてしまい，学習の過程を遅らせるだけではなく，改善が維持されないために，モチベーションの損失を招く。セッションの長さに関して，これは利用可能なリソースと同様に，参加者の注意能力と（日々変化する）モチベーションを大いに考慮せねばならない。しかしながら，私たちの経験では，注意のスパンが徐々に形成される 1，2 週間の CRT の後に，たいていの参加者はほとんどの日で，1 時間参加することができる。

　文献では CRT プログラムは 1 時間より短い長さから数カ月間までとさまざまである。治療の最適な期間は明らかにおおかた治療目標によるであろう。私たちの見解では，臨床的に意味ある方法で日常生活技能に影響するような永続的変化をなすために，CRT 初期の学習段階は数カ月間，徹底した基礎作りを行う必要がある。

CRTスキルの般化

　初期の 1 対 1 訓練段階がなされるとき，CRT は日常状況で実行され始める。これは以下に関して教えることができる総合的なチームの中で，他の精神保健の専門家に関わる良い点であるかもしれない。(a) 参加者の認知と動機づけの強度と問題，(b) セッション訓練内で同定された参加者個人の方略の設定，(c) これらの方略がさまざまなリハビリテーションや日常生活状況の中で使用され，強化されることができる方法。理想的には CRT 環境は今ある知識やスキルを新しい状況に転移するよう手助けするために，メタ認知スキルと知識の使用について一貫した支持を与えるだろう。しかし，総合的チームの徹底的ではない関わり合いが広い範囲の領域とモダリティで CRT の原理の使用を促進することができ，有意に良い学習や転移をもたらすようである（Mayer, 1999）。

　CRT の原理の般化の強化に加えて，この段階では，参加者がさまざまな日常状況で，新しいスキルと知識を使用することを教えようとする継続的で献身的な CRT セッションを必要とするかもしれない。個々の作業が最適であり続けている一方，個々の方略のセットは現在までに発展されるべきであるので，グループワークもまた可能であるかもしれない。

　この段階は高度に目標に方向づけされるべきであり，メタ認知方略の使用は日常生活状況の中で教えられ，繰り返し強化されるべきである。環境の変化は参加

者に相当な単純作業をもたらす。それゆえ，治療の早期の段階はさまざまな新しい環境で繰り返される必要がある。この段階は，参加者にとって有用である方略を適切に修正，もしくは増強するかもしれない。たとえば，他者からの手助けや支援を求める方略は日常生活状況ではかなり適応的であろう。

　理想的に，CRTの原理はすべてのリハビリテーション・プログラムに使用され，参加者の治療に関わるスタッフによって強化され続けるべきであるが，これはメタ認知方略の使用を維持するための可能な特定のあとおしをするセッションではなく，参加者が使用を習慣化するために重要である。CRTは学習の過程であるとみなすことができ，その過程は人生を通じて生じる。私たちは皆，新たなスキルを学習し，進展し続ける。

CRTの終結

　マンツーマンの治療の終結はいくつかのやり方で準備される。これらはCRTに特別なものではない。

1. 治療の始めに，治療がどのくらいの期間続くのかを説明する。
2. しばしばたずねてくる人には，どれくらいセッションが残っているかについて説明するべきである。それはカレンダーにセッションをマークするのに役立つかもしれない。
3. 治療の終わりに関する参加者の気持ち（失望，悲観，喪失感や拒否感）は明確に認識され，ノーマライズされ，また対処されるべきである。
4. CRTの般化の側面が他の専門家によって継続している場合，マンツーマンの治療者は一連の徐々に頻度を減らすフォローアップのセッションを要請するかもしれない。

治療者の特徴とスーパーヴィジョン

　（さまざまなグループがCRTマニュアルを開発しているが）CRT課題のセットがない場合，治療者には（比較的単純化したなら）以下についての深い理解がなければならい。

- 統合失調症と関連した認知機能障害

- 統合失調症患者で障害されている認知システム（たとえばワーキングメモリ，注意，実行機能）の理論モデル
- 統合失調症の認知と日常機能の関係のモデル

　さらに，治療者は自らの CRT を導くためにこれらのモデルを利用することができるはずである。CRT は精度を改良するための一連の認知課題の実践に還元されるべきではない。

　理想的には，CRT の治療者は臨床家から定期的なスーパーヴィジョンを受けるべきである。その臨床家とは統合失調症の認知機能や CRT と認知アセスメントの原理に対して，深い理解を持っている者のことである。スーパーヴィジョンをカバーするために役立ついくつかの問題が以下である。

1. 継続したアセスメントや認知の長所および問題の定式化。初期のアセスメントの後では，特に以下に注意すべきである。
    - 遂行での問題のある領域を同定する。
    - 認知機能障害の基礎に関する仮説を立てる。
    - 仮説を検証し，修正する。
2. 個々の参加者のレベルに適した課題とセッションを仕立てる
3. 参加者にとっての特定の問題の克服ないし代償
4. 速やかにかつ有効に課題を施行する。
5. 契約の問題
6. 治療関係（境界の問題／関係の断絶，治療の終結）

なぜCRTプログラムを選ぶのか

　プログラムを開発するに当たって，私たちは統合失調症や認知機能の変化だけではなく，一般的な心理療法の文献からも，関係する根拠を引用した。それは，機能的転帰の関連性を特定することや，認知と日常行動の関係のモデルを構築することにおいて，独特である。

　ここで記述された CRT は目標志向的である。これは認知だけを目標とした他のプログラムとは異なることを意味している。私たちの治療の転帰は全体的な認知機能の改善を含むが，これらは機能的な変化に影響することが期待でき，全般的には本来の目標である。

私たちは正確な遂行よりむしろ，有効なメタ認知の改善や，全般的で広い枠組の形成を強調する。そのため，私たちは参加者に他の認知課題に移行する前に遂行が特定のレベルに到達することを期待していない。これは CRT が，正確な遂行が進歩の度合を決める他のプログラムと異なっているということである。これは現在のコンピューター化された治療プログラムにおいては特にあてはまる。さらに，個々のプログラムは認知行動スタイルを考慮することができる。これは自然な反応方法であるため，実生活の課題への転移を可能にしている。プログラムに，社会的認知の材料を含めることで，社会領域の広いスキーマを構築することができ，これが実生活の課題にも転移するであろう。

第10章
アセスメントと定式化
Assessment and formulation

　アセスメントと定式化（フォーミュレーション）はどのような心理療法を行う場合にも重要な要素である。認知機能改善療法（CRT）の研究者は概して似たようなアセスメント過程を利用してきており，その過程は主に認知機能や，社会的あるいはその他の機能的転帰や症状を扱うものであるが，定式化過程は疎かにされてきた。認知と機能的転帰の両方を改善するために効果的になるような，洗練され，個人に合わせた理論的にしっかりした治療をする場合は，詳細で個別的かつ理論的に引き出された定式化が重要である。

　アセスメントの内容は，治療的文脈，参加者の特性や目標，利用可能な資源，サービスの場が求めるものによっても異なる。

　CRTを行うための実践的考察に関するこのセクションでは，以下について検討する。(a) CRTのアセスメントの理論的根拠と方法，(b) アセスメントのバッテリーを組む際に考慮すべき，科学的，臨床的かつ実践的な重要事項，(c) 8章で概観した私たちの認知および機能変化のモデルを参照した，CRTのアセスメントの核となる部分および自由裁量部分の内容，(d) 治療を導く詳細で有益な定式化をアセスメントの結果から形成していく方法。

CRTにおけるアセスメントの理論的根拠

　アセスメントの理由は多面的で治療の文脈に依存するものであるが，CRTにおける主な理由は，以下である。

- CRTへの適合性のアセスメント
- 定式化
- 治療への積極的参加
- 変化のモニタリングと評価

理論的根拠は適切なアセスメントの選択のために重要である。

CRTへの適合性をアセスメントする

　認知機能に比較的障害がない場合でも認知機能の改善は可能であるが，CRTは認知機能に障害を持つ人や認知機能の効率が著しく低下している人のために計画され評価されてきた。CRTは，認知機能障害が日常機能ないしはリハビリテーションや治療プログラムを活用することが十分にできない人にもっとも効果がある。したがってアセスメントの最初の目標は，認知機能障害がその人の現実世界に支障をきたしているか確かめることである。

　他方，CRTが効かないほどの機能低下の限界は現在のところ確認されていない。実際，重度の認知機能障害がある人も改善可能であることを示唆する多くの研究の根拠がある（たとえばBell et al., 2001a；Reeder et al., 2004）。それにもかかわらず，CRTの効果や有効性の研究は，認知機能が非常に制限されていてアセスメント過程の終了が難しい人々を含めてこなかった。基本的なCRTを開始する前に，現時点で検討しておくべき多くの指摘が存在する。

1. **後天的な脳損傷**　統合失調症患者が脳異常の影響を受けるということは十分立証されている。しかし現在までのCRTの試みは，概して統合失調症という病の過程に帰すことができない後天的な脳損傷の人を除外してきた。後天的な脳損傷の人の認知リハビリテーションに関する多くの文献があり，そのような治療のためのモデルと技法は統合失調症患者のものとは異なる。したがって基本的なCRTは，統合失調症に後天的な脳損傷もあわせてもつ人には適用可能ではないだろう。
2. **重大な物質乱用**　物質乱用は統合失調症患者にしばしばみられるが，CRTは薬物やアルコール乱用と診断できる問題をもつ人々には適切でない。物質乱用は脳に障害を与えるかもしれないが，もっとも重要なこととして，物質使用による認知機能（たとえば注意や記憶）や動機づけへの有害な短期的影響は，CRTの効果を大きく制限することであろう。したがって認知機能改善のプロ

グラムを始める前に物質乱用の問題に取り組むことが勧められる。
3. **急性期の精神症状**　統合失調症のエピソード中に認知機能はしばしば悪化し，統合失調症患者はしばしば幻聴といった内的現象に悩まされる。たとえ現在精神症状が存在していても CRT の恩恵を受けることを妨げなかったり，CRT が陽性症状の減少を導く場合もある（Wykes et al., 1999）。しかしながら現在華々しい精神病状態であったり継続的な精神症状に苦しんでいる人々には，CRT の刺激を加えても十分には反応しないであろう。
4. **動機づけの欠如**　動機づけや認知的困難に関する洞察についてアセスメントすることは，潜在的な治療に対する積極度を確認するために重要であろう。患者が治療過程の一部を成すことに積極的になると治療がしやすい。一方，変化への動機づけが非常に低かったり，認知的困難の存在の理解や受容がまったくできない場合，参加者が意義をもって参加することに限界が生じる。私たちの現在の臨床的根拠では，最初から治療に積極的になれる人は少なく，治療過程には順応が必要であることを示唆している（11 章のケーススタディ参照）。

定式化

CRT の目的は以下の3つである

- 認知過程のスキルを向上させる
- 認知過程のスキルや知識を，新規なあるいはルーチンではない日常活動へ転移することを容易にするメタ認知能力を向上させる
- 自尊心や自己効力感を向上させたり，その人にとって価値のある目標を達成するような認知変化を起こす理論的根拠を明らかにすることによって，変化への動機づけを向上させる

　これらの目的は，治療を可能にする認知的な長所や問題の詳細な定式化に拠る。（a）認知的問題を直接ターゲットにする，（b）認知的に長所である領域で，メタ認知能力や認知能力を発達させる，（c）行動や新しい課題への反応を導くために使用できる，参加者の認知的な長所や問題の正確な理解を提供する，（d）自尊心や自己効力感を向上させる認知的に長所のある領域を補強する。

契約

　熟練したアセスメントを行うと，認知の役割や障害がどのように日常の困難に

影響を与えうるかについて参加者に教育することが可能になり，認知的な長所や問題およびそれらの認知や洞察の程度を調べてフィードバックすることによって，査定者が参加者を治療過程に契約する機会を提供する。統合失調症患者はしばしば認知的な問題を強く自覚している。これらに関するざっくばらんで共感的な話し合いをすることによって，困難さを正常化したり，比較的共通する，スティグマと関連しない困難さを認めたりする機会を提供する手助けになる。

多くの人が神経心理学的アセスメントを面白いと感じ，このことが査定者と参加者に良好なラポールを形成し始める機会を提供する。「検査」というより思考力の長所と問題を見定めるための謎やパズルとしてアセスメントを行うことが役立つだろう。

アセスメント過程の最終段階で，査定者は長所を強調し，困難さを枠づけて，参加者にとって悲劇的でも非難的でもないように，慎重で非直面的な形でアセスメントの結果を示す。その後査定者は，治療の方向性の明白な理論的根拠を示し，個人的な目標を同定し形成することで，参加者と協同的で共感的に長所と問題の定式化を始める。

変化のモニタリングと評価

治療の進展をチェックする場合，最初のアセスメントが重要である。変化のモニタリングと評価はさまざまな理由により行われ，それが行われるアセスメントのタイプに影響する。現在まで，CRT のプログラムはしばしば研究目的でチェックされてきた。それはたとえば無作為統制試験のようにフォーマルな研究に含まれていたり，臨床サービスの発展を支えるために計画された臨床的監査や研究計画の一部として行われたりしてきた。CRT の効果や有効性に関する現在のあいまいな根拠を考慮に入れると，新たな臨床サービスへの投資を促進するための治療的変化の正式な根拠がサービスの管理者によって要求されるだろう。

臨床目的のための変化のモニタリングと評価は，多くの精神保健の専門職に採用されている科学者－実践家モデルとの調和を保っている。それは臨床家にとって以下のことを可能にする。(a) すでに行われたあるいは持続中のニーズ領域の促進によって治療や実践を修正すること，(b) 治療を導く定式化を継続的に評価し更新すること，(c) 参加者の目的が達成されたかアセスメントすること，およびまだ残っているニーズ領域を基盤にした将来のサービスや治療を計画すること，(d) 長所や問題と同時に，治療的変化について参加者に正確なフィードバッ

表 10.1　アセスメントの理論的根拠

CRT の適切さ	定式化	契約	変化のモニタリングと評価
脳損傷は？	認知処理技能	認知の長所と問題の検討	治療のための根拠に基づいたアプローチでの効果評価
物質乱用は？	メタ認知能力	問題への洞察を調べる	治療中，治療法を修正する
症状は？	変化への動機づけ	認知についての教育が日常の問題に貢献する	定式化を評価し更新する
動機づけは？	個人的に価値のある目標		目標が達成されたか査定
			参加者へのフィードバック

クを提供すること。

　理論的根拠の要約は表 10.1 の通りである。CRT を有効なサービスにするならば，適切な措置を選択する際にアセスメントの目的が詳細に考慮されるべきである。この過程は，研究論文で知見が発表されるのと同様，認知機能改善療法に適切な特性が明らかになるにつれて変化していくだろう。

アセスメントパッケージを組む

　CRT のアセスメントは概して認知と機能的転帰の関係モデルによって導かれる（8 章参照）。認知処理，機能的転帰やスキルの転移に貢献したり影響を与えたりする動機づけや，機能的結果やスキルの転移のような要因がアセスメントされる程度は大きく異なり，以下に依存する。つまり，(a) アセスメントの目的と治療目標，(b) 利用可能な資源，(c) 参加者の特性，である。理想のアセスメント・バッテリーは存在せず，これらの 3 要因によって，実践的，科学的および臨床的な結びつきを考慮した，個々の人にあわせたアセスメント過程を行なうことになる。標準化された検査がアセスメントの中核を構成すべきであるが，非標準化アセスメント（臨床的判断を利用する）もまた使用され，認知領域および非認知領域をターゲットにする。機能の相対的な水準を確認するために標準サンプルとの比較がなされ，アセスメントが治療目標と一致するべきである。

アセスメントの目的と治療目標

　一般に，研究目的においては，しばしば文献に引用されるような十分標準化され確立されたアセスメントを含むこと，知見が信頼でき妥当であることを保証できること，他の知見と比較可能であること，そして読者にとって容易に解釈可能であることが重要である。しかしながら，そのような多くの検査（たとえば，WCST）の構成概念妥当性はしばしば概念的に不明確であるため，臨床的に使用する際，および変化の根底にあるメカニズムの理解のために限定されるだろう。したがって，今のところいくつかの伝統的な，あまり明白でないアセスメントを含めて，目的とする機能により特化したあまり知られていない新しい検査の使用も奨励される。

　臨床目的における変化のモニタリングと評価は必ずしも多くの人々に意図されてはいないが，潜在的により広範囲なものである。それでも，測度が確かで事実に基づくということを保証するために，より特異な測度や臨床家の判断に加えて，標準化されて十分に確立された検査を含むことが賢明であろう。

　したがって研究や臨床のアセスメントの目的にしたがって特定の検査をがなされることになる。研究の場合，特定の仮説は測度の選択に大きな影響を持つことになる。一方臨床的な目的としては，アセスメントによって参加者や臨床家の変化目標の理由を説明することができる。最低限必要なことは，臨床家が治療を導くために投げかける長所や問題の定式化を生成するためにデータを十分に精査することである。

利用可能な資源

　アセスメントに必要とされる適切な資源は，時間，人（特に専門領域），用具，空間を含む。アセスメントは治療のモデルや目的と一致すべきであるが，これは利用可能な資源の十分な適合と使用とに合わせられるべきである。たとえば，社会的機能は心理士，看護師，作業療法士，ソーシャルワーカーによって適切に評価されるだろう。彼らはそれぞれわずかに異なるモデルやアセスメントの意味づけを用いるだろう。多面的アプローチの使用は利用可能な資源の効果的な使用法を提供するだけでなく，複数の観点からの豊かなデータの源も与える。また，そのことにより専門職同士のコミュニケーションや，参加者のケアのために，多くの専門分野にわたる持続的な発展を促進するというメリットがある。

参加者の特性

以下の個人特性は，アセスメント・バッテリーに含む検査を選択するために考慮されるべきである。

1. **注意持続時間。**これは，特定の長さの検査の使用や1回のアセスメントにかけられる時間の長さを制限するだろう。
2. **認知的な長所と問題。**これにより，**床効果や天井効果**がみられたり，より複雑な課題の教示がある検査の使用を妨げるだろう。
3. **読み書きの能力，基本的計算能力，色盲。**
4. **民族性。**これにより，文化的に特定の知識の違いがみられるだろう。
5. **言語。**多くの言語課題が母国語で行われることを必要とするため。
6. **フィードバックへの反応。**成績低下を回避したいと感じている参加者では，その可能性のあるテストを除外した方がよい。
7. **現在の精神症状。**これは（a）混乱，（b）苦痛，ないし（c）テストや検査者に対して，奇妙なないしはうんざりといった解釈，につながるだろう。
8. **気分。**著しいうつ，不安，躁。これは一時的な認知機能障害をもたらすことにつながる可能性がある。
9. **解体症状。**特に思考の障害。これは焦点化やコミュニケーション維持能力を妨げるだろう。
10. 課題に取り組む**動機づけ。**

さらに，現在明らかな精神病エピソードにある参加者は，統合失調症の安定した特徴とは異なる一時的な認知機能障害も示すであろう。したがって，精神病症状の存在は認知アセスメントを行うことを妨げはしないが，明らかな精神病状態ではアセスメントを勧めない。

参加者の認知的な長所と問題はまた，多かれ少なかれ精査を必要とする認知領域の選択に影響するだろう。たとえば，ある人に実行機能の障害があることが見いだされると，臨床家はその実行機能障害をなんとかするために，この領域をさらに深く調べようと決めるだろう。しかし全般的な長期記憶の検査で正常範囲のスコアをとる人には，より詳細な記憶機能の検査はなされないだろう。

フォーマルなアセスメント

フォーマルなあるいは標準化されたアセスメントを選択する場合，多くの検査特性が考慮される必要がある。

1. **信頼性**：これは測度の反復可能性と一貫性に関係する。さまざまな信頼性が存在するが，ここで特に重要なのは評定者間信頼性（査定者間の結果の一貫性）と再検査信頼性（反復実施した検査結果間の一貫性）である。認知検査では反復可能性がしばしば問題になりがちである。なぜなら被検者が，続く同じ検査に，前回学んだことを持ち込むからである。この問題は平行テストを使用することで回避できる。特定の検査の信頼性に関するデータはしばしばユーザーマニュアルに掲載されている。

2. **妥当性**：これはその測度が測ろうとする概念がどの程度正確に現れているかに関係する。信頼性は妥当性の必要条件であるが十分条件ではない。また妥当性にもさまざまなものがあるが，特に重要なのは構成概念妥当性，すなわちその測度が特定の構成概念や認知過程を正確に反映している程度である。高い構成概念妥当性は，特定の構成概念と，しばしばユーザーマニュアルに掲載されている関連データの正確なアセスメントのために必要である。

3. **生態学的妥当性**：これは「外的妥当性」のより形式的な概念に関連し，知見が「現実世界」に一般化されうる程度をいう。悪影響を及ぼす要因に比較的動じないような統制された検査環境をつくった時，認知検査はしばしば日常の活動から遠く離れたものになってしまう。

4. **変化への感受性**：検査は，臨床的に重要な変化を発見できるようなパフォーマンスの水準に関する感度が十分高いべきである。検査には標準化サンプルと比較したパフォーマンス水準の有用な説明を提供するものがある一方で，付随する変化を予測するために重要な特定の変化を同定するにはグローバルすぎるものもある。たとえば，測定に非常に狭い制限——たとえば 1 ～ 3 の範囲——をもつ検査がある。これではわずかな変化が同定されにくい。一方，査定者は膨大に存在する比較的些細な変化の過剰解釈を自覚する必要がある。検査の標準誤差は，パフォーマンスが実際の変化ではなく測定エラーによって説明される変動範囲の程度を示す。

5. **標準の比較データの有用性**：パフォーマンスの比較水準をアセスメントするために，標準化されたサンプルとの比較が必要である。基準の平均から 2 標準偏差以下のパフォーマンスは一般的に障害とみなされる。認知課題のパフォーマンスはしばしば年齢，性別，教育水準，病前あるいは現在の IQ に拠るので，これらの特徴を考慮した基準がしばしば有用である。これらは，一見したところ障害に見えるものが，悪影響を及ぼす要因（たとえば，不十分な教育）ではなく実際の障害のせいである可能性を除外する際重要である。

6. **受容性**：これはある程度参加者の動機づけや感受性に拠るであろう。たとえば，統合失調症の多くの人は，ウィスコンシン・カード分類検査への回答に

嫌悪を感じるだろう。パフォーマンスを間違えるとテスターから「違っています」というフィードバックが繰り返されるためである。
7. **実施と解釈の容易さ**：正確な実施，スコアリング，解釈は，その人のパフォーマンスに関する重要で正確な見解を得るために重要である。検査の中にはこの点に関して難しいことが周知のものもあり，テスターが自身の力量と理解に自信がない場合は避けるべきである。

　この最後の点に関して，形式化されたアセスメントの正確な実施，スコアリング，解釈を確実にするために査定者の資格，訓練，スーパーヴィジョンが考慮されるべきである。認知検査に関しては，これらはしばしば資格のあるサイコロジストのように特別に訓練された専門家が引き受けるよう規定されている。そのように厳しい基準はしばしば必然のものではないが，査定者の十分な訓練とスーパーヴィジョンは不可欠である。同様に，症状や社会的機能のアセスメントはしばしば査定者に相当な臨床技術を必要とし，適切な経験がまったくないと，不正確さや潜在的に障害を与える結果へとつながる。特に，ケース記録に繰り返し見られたり，サービス計画の点で広範にわたってみられる検査結果の場合，正確で注意深いアセスメントの重要性を少なく見積もるべきではない。

アセスメント過程

　私たちのモデルで，治療プロトコールを作るために多くの重要な領域がアセスメントされる必要があることを明らかにしてきた。これらは，認知処理，機能的転帰，そしてもっとも重要なものとして，さまざまな領域や課題にわたる認知スキルの転移が関わってくる。

認知処理のアセスメント

　簡便なアセスメントはすべての主要な認知システムで構成されるべきである。つまり，

- 一時的な感覚貯蔵庫
- ワーキングメモリ従属システム
- エピソード・バッファー

- 長期記憶
- 中央実行系

　さらに，相対的な長所や問題を確認したり，低下の可能性がある水準を同定するために，その人の現在および病前の知的機能のアセスメントがなされるべきである。その人の教育歴および職歴に関する情報とあわせれば，これは現在十分使われていない長所となる領域を同定するだろう。現在の興味や余暇活動の領域もまた，能力や認知的な長所を同定する一助となるだろう。

　長所と問題の両方の理解が重要であるが，困難な問題のより徹底的な理解が必要とされる。それは，困難な問題は進展を遅らせる可能性があるからであり，治療は困難な問題を改善し補う方法を探求する。したがって，各認知領域について機能水準の最初の全体的なアセスメントがなされ，障害が認められた領域のみに関して構成過程のさらに詳細なアセスメントが行われる。すべての領域において，言語領域および非言語領域のアセスメントが有益である。注意統制（注意力維持，注意散漫）を含む遂行過程の明白な理解は，特に重要である。なぜならこれらは介入の主要なターゲットを形成するからである。参加者の機能的転帰に影響を持つと仮定される社会的認知のさまざまな側面のアセスメントもまた含まれる。

　伝統的な神経心理学モデルの代替アセスメント方法は，参加者の特定の認知課題あるいは機能課題のパフォーマンスの観察を通したものである。それはCRTプログラムの前および特に最中に行うことができる。そのような観察は，アセスメントや定式化の進行過程の一部を形成し，特に，障害のある，あるいは特に強い認知処理の構成要素を同定するために有益である。観察は主として治療過程の一部として臨床家によって行われるだろう。しかしまた，参加者自身や他の情報提供者によっても観察は行われる。参加者自身の認知困難の経験の非公式の話し合いも，その人を治療に積極的にさせる良い方法である。

　参加者や他の情報提供者からの情報の共通テーマが引き出され，以下のことの同定に使用される。それは，(a) 機能的問題を引き起こすことにもっとも影響があると思われる認知過程，(b) 現在の認知面や行動面の対処方略である。これらの方略は重要である。なぜならそれは参加者の自然な潜在能力や認知様式により長年続いているもので，環境によって一貫して強化されてきたものだからである。

　臨床家の観察は，参加者が示す特定の障害に関して仮説を同定し調べる過程の一部として使われるべきである。この過程は表10.2に要約してある。情報提供

表10.2 認知過程の要素の障害を同定するための観察過程

第一段階	問題を同定する
第二段階	問題の正確な特徴を記す
第三段階	根底にある認知機能障害の仮説を生成する
第四段階	以下から得られる根拠を用いて仮説を検証する ・参加者の自己報告 ・他の課題のパフォーマンス ・問題行動の機能分析

者や参加者のセッション外での観察は，根拠を裏づけるものとして用いることができる。

第一に，参加者が困難を感じる認知課題が同定される。困難な問題の性質は正確に特定され，臨床家は根底にある認知機能障害に関する仮説を生成する。たとえば，聴覚的に提示された単文を繰り返すことに問題がある場合，次の原因が仮定される。(a) 不正確で弱い記憶の符号化や能率の悪い検索へと導く注意の拡散，(b) 理解不足，(c) 記憶痕跡の衰退によるリハーサルや維持の不足，(d) 参加者が記憶を思い出せないような，不十分な検索方略。治療者はさまざまな方略を用いてこれらの仮説を識別しようと試みる。

1. 参加者に課題経験を尋ねる。この根拠は，注意深く扱われるべきである。なぜなら，内省は不確実だからである。しかし参加者は自分自身が難しいこと（たとえば「私は騒音で気が散りやすい」や「私はあなたが言うことを完全に理解できなかった」）についてしばしば手がかりを与えることが可能である。
2. なんらかの説明に役立つ力をもつかもしれない類似点と相違点を同定するために課題間のパフォーマンスを比較する。たとえば，もし参加者が他の状況（たとえば雑誌を読む，教示を理解する）で理解の困難がある場合，理解の困難はこれらの状況でも一因となっていると示唆されるだろう。
3. 参加者が仮定される各障害を補うのを手伝い，埋め合わせがパフォーマンスの改善につながった時，その過程を同定することによって，組織的な問題の機能分析を行う。たとえば上記の例でいうと，以下の方法は仮定された障害のそれぞれを補うためにとられた方法である。
   - **注意散漫**——可能な注意散漫の源をすべて取り除く，その人が確実に内的事象（たとえば幻聴）に気がそれる経験をしないようにする，文をはっきり正確に読みあげる

- 理解——他の状況で参加者が簡単に理解できる文を使用する
- リハーサルや維持の不足——参加者に適切な維持方略を工夫するよう明瞭に促す（たとえば，リハーサルする，参加者が遅延時間中注意していられるような視覚イメージを作る），参加者が方略を使用したかをチェックする
- 不十分な検索方略——文の最初の言葉や視覚的手がかりという形で手がかりを提供する

最後の覚え書き：障害は唯一とは限らず，問題の組み合わせがパフォーマンスの低下の原因かもしれない。これには絶えず再アセスメントと修正を必要とする，注意深い仮説検証の繰り返しが必要である。

機能的転帰のアセスメント

アセスメントが行われるべき転帰の領域は，参加者の目標のみならず，治療の目的と過程のモニタリングによる。転帰の領域は，活動の水準と頻度／陽性症状・陰性症状あるいは解体症状，併存する感情面の症状／自尊心／症状や認知的困難の洞察に関して，典型的には社会的機能や日常活動にかかわっている。

アセスメントは自己報告や他者（たいがいその人をよく世話する人）の観察に頼ることができ，以下のさまざまな形をとる。

- 質問紙
- 参加者や情報提供者との面接（構造化，半構造化，非構造化）
- 統制されたフォーマルな状況下でその人の行動が観察される，標準化されたアセスメント（たとえば，対人関係上の問題解決のアセスメント）
- 自然場面での行動観察

転移のアセスメント

CRTの目標の1つは転移を促進することであると議論してきた。転移は「新しい文脈や課題学習で，広く，生産的で，支持的な，獲得知識や能力や動機づけの利用」（De Corte, 2003）と定義されるだろう。多くの研究者が，学習転移は資源豊かな文脈で生じ，転移の成功は部分的にはこれらの資源をうまく使える参加者の能力によると議論してきた（Bransford and Schwartz, 1999）。HatanoとGreeno（1999）はまた，現在もっている知識と能力が，他者やプロンプトや文書情報などでサポートが得られる文脈で使用されることを強調した。したがって成功した

転移は，孤立した文脈で独立して行われた行為の能力というより，パフォーマンスを最大限にするこれらの社会文化的サポートの使用能力による。したがって，新奇な課題のパフォーマンスは新しい状況での獲得能力や知識の使用能力を示すと主張されるかもしれないが，これは実際には転移の人偽的な検査といえよう。なぜなら参加者はしばしば日常の社会文化的サポートを使用できないからである。転移のより現実的なアセスメントは，日常の支持的な文脈でなされるより生態学的に妥当な検査の結果からでてくるであろう。

そのような検査の好例が，スーパーマーケット買い物技能テスト（Grocery Shopping Skills Test ; Hamera and Brown, 2000）である。これは，可能な資源を使って，特定の食料雑貨のリストの商品をスーパーマーケットで買う能力をアセスメントする。これは実行機能の検査とみなされているが，実行機能のスキルは現実世界の文脈においてアセスメントされるのである。

認知の転移に影響を与える要因のアセスメント

認知と機能的転帰の間の関係モデルは8章で示したが，現存する認知能力と知識が新たな領域や新奇課題に転移される可能性に多くの要因が寄与することを示唆した。つまり，関係する環境や課題の特性のみならず，参加者の認知過程，メタ認知，動機づけである。これらの要因のアセスメントは現在の長所や問題の領域を同定するだけでなく，検査されるべき潜在的な変化が生じるようなメカニズムに関する仮説を認める変化の過程をモニターする一助ともなるかもしれない。転移を促進する要因はまた，機能的転帰（たとえば，症状，洞察）の要素ともオーバーラップするだろう。認知機能のアセスメントは常にアセスメントの基礎を形成するが，任意の追加尺度をアセスメントに含めることができる：

- 認知の長所と問題のメタ知識を含むメタ認知（すなわち，認知機能に関連する洞察）
- 自尊心
- 自己効力感
- うつ症状
- 不安症状
- 治療への積極的参加
- 治療同盟
- 環境内でのサポート

統合失調症のメタ認知のアセスメントは統合失調症の文献では非常に早い段階に存在する。ある程度までメタ認知を測定する，個人が他者の見解や信念を理解しているかをアセスメントできる心の理論（ToM）検査がある。Koriatと Goldsmith（1996）の2段階プロセスでつくられた，メタ認知的知識やメタ認知の統制を測定すると主張する神経心理学的検査もある（たとえば，Koren et al., 2004）。これらの検査は最初，その人が自身のパフォーマンスについて知っていることを調べ，次に彼らは自身の行動を変化するためにこの知識を使用するかを調べる。しかしこれらの検査はまだ初期の段階にある。私たちはそれらについての信頼性や妥当性情報がない。しかしながらメタ認知は，治療過程全体にわたって，何が現在彼らの行動を導いているのかについて訓練を受ける人に質問することによって，フォーマルにアセスメントできる。

　今までのところ，CRTの研究では，メタ認知は，治療で教えられた能力を，たいてい独立した文脈でアセスメントされる新しい課題で使う能力としてアセスメントされてきた。これは治療中や治療後のみならず治療開始前でもアセスメントできる。転移は，同種の認知能力を必要とする課題間での能力の使用によって示されている。ここで，何が転移されるのか，転移が一定しなかったり存在しなかったりするのかに関する情報を提供する検査中の反応は多様である。たとえば，ある記憶検査でその人はリハーサルをし，深く符号化し，適切に検索する一方，同じ認知領域の他の検査では同じことが生じないかもしれない。他の文脈での能力改善のための必要な方略の知識は，参加者がどのようにそれを使うかではなく，いつそれを使うべきかを教えられる必要があるということを意味すると気づくために重要である。

　現在の認知スキルを新たな課題に転移する参加者の能力を直接アセスメントすることもできる。これは自己調整方略の使用の観察や，過程要因がモニターされる認知あるいは機能検査の使用を通して非公式に生じうる。たとえば，柔軟な方略利用を教える以下の治療に従うと，この新たな能力の転移はHayling文章完成テストを使うことでアセスメントできる。この課題の最初の部分では，参加者はできる限り早く15文を意味が通るよう完成させるように求められる（たとえば，「彼は……なしで手紙を投函した」――「切手」）。次に，参加者は最初の欠けた語を強く抑制し，2セット目の文章をその文脈で意味をなさない語で完成させるよう求められる（たとえば，「船長は沈む……と共に留まりたかった」――「バナナ」）。反応は，生成過程で方略が使用されたか否かが評価された。

認知行動様式のアセスメント

　人々は，特定の認知過程の個々の長所と短所によってだけでなく，彼らが認知的に情報を処理する習慣的な様式によっても異なる（Robertson, 1985）。これはしばしば個人の「認知（あるいは学習）スタイル」とみなされる（Allport, 1937）。認知スタイルは，二分される特性に対応する，比較的安定したパーソナリティ特性と考えられる（Riding et al., 1993）。多くの特性が提案されてきたが，一般に認められたり十分確立された一組の認知様式というものはない（Messick, 1976）。場独立－場依存はおそらくもっともよく知られている（Witkin, 1961）。これは，包括的方法と対照的に分析的方法でアプローチする傾向を調べる。他によく知られた様式には，水平化－先鋭化がある。これは，記憶の中の類似した事象に埋没するよりむしろ際だった記憶を思い出す程度をさす（Holzman and Gardner, 1960）。衝動性－熟慮性（Kagan, 1965），視覚化－言語化（Riding and Buckle, 1990），分析的－視覚的認知過程に関する左半球－右半球（Sonnier, 1991）もある。

　認知様式の概念に密接に関連したものが，「学習様式」である。これは，特に，学習の特徴的な方法をいう。Kolb（1984）は4タイプの学習者——分岐（拡散）する者，同化する者，集中する者，適応する者——がいると提唱した。それは彼らが学ぶために主に具体的経験，思慮深い観察，抽象的概念化，積極的な試行に頼るという点で異なる。3つの学習様式が知覚の好みに関連すると主張する研究者や，人は主に視覚，聴覚，運動感覚によって学ぶという研究者もいる（Dunn and Dunn, 1979）。

　統合失調症は特定の認知様式と関連すると主張されるかもしれない。たとえば，統合失調症の人はしばしばゲシュタルト（全体）ではなく構成部分を同定し，細部で混乱しやすい。これは全体的－分析的特性の分析の極にあたるものと一致するかもしれない（Riding and Cheema, 1991）。全体の極の傾向がある人々は，状況を全体的に見がちであるが，特性の分析の極の傾向がある人々は部分の集合として全体を見がちであり，わずかな側面に焦点を当てやすい。。

　この領域の研究はほとんどないが，統合失調症の認知様式には，かなり個人内の多様性も存在するようである。CRTの認知様式への影響は将来の研究のための興味深く有益な道をつくるが，個人の認知様式については現在のフォーマルなアセスメントがCRTの目的には必ずしも必要ないかもしれず，各人が課題に取り組むことによって全体的な認知や行動様式を観察することやインフォーマルなアセスメントが有益となることも，私たちは提案する。このCRTのプログラム

を導く際に，この「認知行動様式」が，参加者の長所や問題の定式化のために使用されるべきである。認知行動様式には以下がある。

- 認知あるいは学習スタイル
- よくある症状の行動面でのあらわれ（たとえば，まとまりのない行動や活動の停滞）
- よくある認知機能障害の行動面でのあらわれ（たとえば，全般的にゆっくりした反応様式につながる，ゆっくりとした反応開始）
- 習慣的対処反応（たとえば，理解が不十分なものを避けること）
- 他の習慣的な認知や行動の反応（たとえば，一貫したセルフモニタリング）

たとえば，ある参加者は概して混沌として衝動的な方法で課題にアプローチし，熟考やモニタリングすることなく性急に反応する傾向にあるかもしれない。別の参加者は，反応開始に一貫して困難さを示し，ゆっくりだが熟慮した方法で行動するかもしれない。

前に示したものと Wykes（1998）によって報告された2つのケースは，CRTにまったく異なる反応を示した。1人は彼のすでに高い言語的活動を綿密なモニタリングなしで増加させ，それはよりよい結果と高確率でのエラーへとつながった。他方は，最初ゆっくりで時間が経つと結果は下がったが，より詳細にモニタリングし，エラーは少なかった。これらの変化は各ケースにおいて，パフォーマンスの変化は存在する認知行動様式の誇張を反映することを示唆している。CRTの定式化の認知行動様式に関する情報に含まれるものは以下の方法において有益かもしれない。

1. 教授様式を認知あるいは学習様式に適合させる（たとえば「言語が得意」ではなく「視覚が得意」な人には，視覚的手がかり，教示，方略，イメージを用いる）
2. 認知行動様式が認知過程を妨げる方法を相殺する方略を教え開発する（たとえば，混沌として組織化されていない方法で作業する参加者に課題の構造を作るためのルールを開発する）
3. 現在の認知行動様式と一致する方略を教え開発し，長所を利用する（たとえば，全体像ではなく詳細によりよく反応する人には，より一般的な手がかりを提供するのではなく，詳細なステップバイステップの教示を開発する）
4. 参加者の認知的長所や問題に関するメタ認知的知識を教える

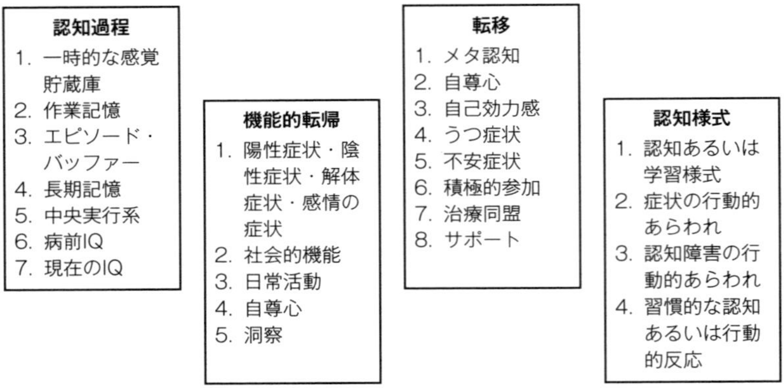

```
┌─────────────────┐  ┌─────────────────┐  ┌─────────────────┐  ┌─────────────────┐
│   認知過程       │  │   機能的転帰     │  │      転移        │  │   認知様式       │
│ 1. 一時的な感覚  │  │ 1. 陽性症状・陰 │  │ 1. メタ認知     │  │ 1. 認知あるいは │
│    貯蔵庫        │  │    性症状・解体 │  │ 2. 自尊心       │  │    学習様式     │
│ 2. 作業記憶     │  │    症状・感情の │  │ 3. 自己効力感   │  │ 2. 症状の行動的 │
│ 3. エピソード・ │  │    症状         │  │ 4. うつ症状     │  │    あらわれ     │
│    バッファー    │  │ 2. 社会的機能   │  │ 5. 不安症状     │  │ 3. 認知障害の行 │
│ 4. 長期記憶     │  │ 3. 日常活動     │  │ 6. 積極的参加   │  │    動的あらわれ │
│ 5. 中央実行系   │  │ 4. 自尊心       │  │ 7. 治療同盟     │  │ 4. 習慣的な認知 │
│ 6. 病前IQ       │  │ 5. 洞察         │  │ 8. サポート     │  │    あるいは行動 │
│ 7. 現在のIQ     │  │                 │  │                 │  │    的反応       │
└─────────────────┘  └─────────────────┘  └─────────────────┘  └─────────────────┘
```

図 10.1　アセスメント領域

図 10.1 は，アセスメント過程に含めることができる機能の範囲を示す。

定式化

　定式化は，詳細な認知アセスメントの所見の，体系的で首尾一貫した統合・解釈であり，参加者や臨床家によって同定された問題や参加者の治療目標を考慮すべきである。それは 2 章で概観した認知過程のモデルに基づき，参加者の長所と短所の正確な理解を促進するための十分な詳細を含むと同時に，治療の全側面を導くために単純明瞭であるべきである。この定式化は，参加者とその人をケアする専門家が，治療や日常的ケアの他の側面を知るために協働的にシェアできる。臨床家は認知と機能的転帰の間の関係モデルによっても導かれるべきであり（8章で述べた），非認知要因のみならず認知的長所や短所が機能的結果の問題に影響を及ぼす方法を広く定式化すべきである。

　定式化に含まれる情報やこれを示す手段は表 10.3 に示されている。病前および現在の知的機能，年齢，教育水準に関する情報に加え，病前および現在の雇用情報や興味が，認知的長所や参加者を動機づける方法に関した有益な手がかりを提供する。定式化に影響を与える各要因は，それぞれ特に強調されてもっとも目立つ長所と短所に関して概念化されるべきである。これにより困難をサポートしたり代償したりする長所の領域を用い，困難な領域を治療目標にすることを可能にする。機能の領域には以下が含まれる必要がある。

表10.3 定式化計画

CRT 定式化

氏名：　　　　　　　　　　　　　　年齢（年と月）：

病前の能力：

教育：

現在および以前の雇用：

現在および以前の関心：

認知機能：

現在の推定全検査 IQ：

現在の推定言語性 IQ：

現在の推定動作性 IQ：

短所	長所
1.	1.
2.	2.
3.	3.

認知行動様式

短所	長所
1.	1.
2.	2.
3.	3.

非認知的要因

短所	長所
1.	1.
2.	2.
3.	3.

対処と代償方略の使用

問題のある対処と方略	効果的な対処と方略
1.	1.
2.	2.
3.	3.

問題	目標
1.	1.
2.	2.
3.	3.

- 神経心理学的および認知検査，非公式の観察，仮説検証を用いてアセスメントされた，認知過程。
- 観察を通して非公式にアセスメントされた，認知行動スタイル。
- パフォーマンスに影響を与える，非認知的要因（8章で概観した認知変化のモデルで具体的に述べた）。たとえば，動機づけ，気分，自尊心，症状，洞察，将来や目的志向の考え方を含む。
- 認知機能障害を補う対処や方略。難しい認知課題を避けるというような行動的方略や，記憶を改善するためのリハーサルといった具体的な認知的方略を含むかもしれない。

　定式化は問題リストで終えるべきである。それは認知的問題と機能的問題の両方を含むだろう。機能的問題の場合，認知機能障害の仮定された影響ははっきり同定されるべきである。したがって治療目標は参加者や他の臨床家と協働の問題リストから生み出される。

　定式化は，アセスメント中および参加者との協働での治療過程を通して絶えず更新され，改訂されるべきである。それは治療法を導くだけでなく，進歩をモニターし，学んだ技術を思い出すのに役立ち，新しく開発する長所を記録したり，参加者のメタ認知的な自己知識を改善したりするためにも使える。

第11章
認知機能改善療法の実践
———— ケース研究

CRT in action: Case studies

　この章では，私たちの臨床の中で出会った事例によって，認知機能改善療法の過程を例証してみようと思う。また，ここ10年の治療でしばしば直面した困難とこれらの困難について見いだした解決策のいくつかに焦点をあてる。

　私たちの認知機能改善療法のプログラムにおいて，それぞれ全般的なアセスメントを完成し，次に私たちはこのプロセスの中で，あるいは関係者やその他の専門家によって強調されてきた問題を拾い上げる。アセスメントについての全般的な原則は10章で詳細に述べられているので，ここでは有用と考えられたテストについてのみコメントする。認知の問題や全般的な認知行動様式をアセスメントすることは転移に影響を及ぼすかもしれない非認知要素と同じぐらい重要である。私たちは，アセスメントの全般的な目的を心に留めておく必要がある。

- 参加者と契約すること
- 同意した問題を見つけ出すこと
- 治療に焦点を当てることのできる目標を生み出すこと
- 治療のプロセスを定義づけするために充分な情報を提供すること

　このプロセスの終わりに，可能なら治療について知らせ，クライエントと分かち合う目的で，私たちは認知の問題とクライエントによって経験される機能的な問題との関係を定式化する必要がある。

　私たちは，できるだけ十分なアセスメントをすることを推奨するが，実際，病前IQ，現在のIQ，長期記憶，ワーキングメモリ，さまざまな実行機能，および

いくつかの注意課題のアセスメントが，臨床的観察によって入念に最初の定式化を作り出すのに十分であることがわかってきた。

以下で述べる事例では，治療あるいはアセスメントで生じる特定の問題を例示する。それらは代表的事例であり，決して私たちの実践での特別の事例ではない。

事例1——ドナルド

背景情報

ドナルドはイギリス生まれでコーカサス系の36歳男性であり，23歳のときに統合失調症と診断されていた。彼は1人っ子であった。製図の勉強のため大学に通っていた18歳の時，短期間，家を出た。1年後，精神病的な挫折を経験して，結局，大学をあきらめた。彼は両親と一緒に住むため実家に戻った。そして，CRTをすすめられたとき，彼は歳老いてか弱い母親と一緒に住んでいた。(彼の父親は3年前に亡くなっていた) ドナルドの父親は製図家であり，彼の母親は結婚生活のあいだは専業主婦をしており，それ以前は，彼女は保母をしていた。ドナルドは精神病の挫折を克服後，あるオフィスで短期に雇われていたが，毎日出勤することが難しくなり，4カ月後仕事をやめてしまった。彼はそれ以来雇われることはなかった。

ドナルドは1週間に4日デイホスピタルへ通った。ドナルドは彼の重要他者であるワーカーよりCRTをすすめられた。ドナルドは集中力がなく，その混沌とした独特なスタイルがセンターでのリハビリテーションとレクリエーションのプログラムの両方の治療効果を得る妨げとなっているとワーカーは感じていた。

ドナルドはしばしば内的体験に気を取られるように見えたが親しみ深く，明るい人であった。明らかにこれらの体験に対応して，しばしば独り言をいったり，空笑したりしたが，まるで彼が声を出して考えについて明確に話しているように見えた。たいてい，彼の話は思考の障害が反映されており，彼が何を言っていたかを理解するのはしばしば難しかった。身体の上では活動的であり，しばしば落ち着きがなく見えた。何度かの促しで首尾よく彼の注意を向け直すことができたが，ほとんど数分間，どんな課題も1つとしてやり遂げることはなかった。

ドナルドは人間関係が比較的表面的であるように見えたが，デイホスピタルに多くの友人がおり人気者であった。気が散りやすいため非常に限られた会話であったが，人と交わることができた。ときにドナルドはうわの空でいらいらして

いるように見えた。このとき，彼は1人でいる傾向があり，病院の活動に携わることがあまりできなかった。彼は精神医療サービスとつながってから5回精神科の入院歴があり，現在，クロザピンを処方されている。最近の精神病エピソードは1年前にあった。

アセスメント

英国版 Wechsler 成人知能検査Ⅲ版（WAIS-Ⅲ-UK）および Wechsler 成人読解テスト（WTAR）で機能の低下が示された。彼の動作性スキルは言語性スキルより良好であったが，彼はそれらのテストを遂行するとき全般的に混沌としていた。実行機能検査の成績が特定の問題であることが確かめられた。彼は Hayling と Brixton のテストでセルフ・モニタリングはとても貧弱と評価され，また BADS の中の下位検査ではプランニングは一貫して損なわれていた。彼は AX 版 CPT でも成績不良であった。視覚的長期記憶は予想より良かったが，長期記憶（ドアと人々テスト）やワーキングメモリのテスト（語音整列）においては，彼の現在の IQ にあった成績であった。

遂行成績に影響する可能性がある非認知的で他の機能的な問題ないし要因についての情報は，ケースノートとともに，彼のケアに関する他の専門家，また彼の母親，およびドナルド自身との話し合いより引き出された。アセスメントのこの部分から明らかになった主要な非認知的要素は彼が時々見せる気の短かさや引きこもりであり，それは気分の低下と関連しているようであった。彼の BDI のスコアは正常範囲であった。

定式化

ドナルドは13年間精神科医療サービスを必要としてきた36歳の男性である。彼は両親に生活のすべてを頼っており，そして彼の母親がだんだんと年老いていくという問題がより大きくなっている。彼はまだ異常な知覚・感覚を体験している。しかし彼の主要な特徴は混乱しやすさと衝動性であり，このことは反応抑制，セルフ・モニタリング，計画性，注意持続の問題とともに実行機能が貧弱であることを反映している。彼の対処様式は熱中しやすく，最善であることに固執する。しかし，その特徴は衝動性や保続となってあらわれることもある。同様に，彼は時折すすんで助けを求めるが，そのときはいつも再保証を要求する。このことは，彼が独力で処理しやすい作業さえ完成することができないことを意味する。この

ことは彼の両親（現在は彼の母親）によって強化されてきたようである。彼はまた作業を遂行するために独語を使うように見える。日常の機能において，これは時折大声であり，スタッフには，異常な体験と関連するように感じるものである。彼はいくつかの対処反応をするが，必ずしもうまくいくというわけではないので，長所にもなるが弱点になることもある。

彼の記憶は他の問題と比べると相対的に障害されておらず，細部への注意，視空間処理や記憶が特に強い。彼はとりわけ反応が遅いわけでもない。

ドナルドは動機づけがあったが，これは時々いらいらすることに関係した気分の低迷に影響された。彼は引きこもりによってその気分のレベルをどうにかしようとした。彼の問題は主として，気が散りやすく，衝動的であるためグループに参加することができず，そのためグループ活動で破綻をきたす傾向があるとワーカーは見極めた。ドナルドはこれらのたくさんの問題に気づいていた。彼はまた，まとまりのなさ，計画性の不足や保続，頻繁に助けを求める傾向があるために，毎日の課題を1人でこなすことに問題があった。

ドナルドの目標は，グループへの参加はもちろん彼の母親を助けるため，家での日常活動をできるようになることであった。この目標に見通しをつけ，具体的にするために，私たちは，1週間に2回の食事をつくったり，彼の部屋を掃除したり，買い物をしたりすることで同意した。その定式化の要約は表11.1に示してある。

治療計画

治療の目標はドナルドの衝動性，混乱，気の散りやすさを減らすことであった。これは，計画をたてることやセルフ・モニタリングに関連しているメタ認知技能をターゲットとすることによって達成された。必要な実行スキルは作業のカギとなる要素への注意を焦点づけることを含んでいた。これらは彼の独語といった現在の彼の対処方略および認知や行動の長所によって助けられた。視覚的なスキルに基づく対処法は彼の細部への注意力と同じくらいよく助けになっている。それらは1人で行う作業に影響するので，メタ認知的知識とメタ認知的調整の両方が教えられた。メタ認知的知識は彼の自己効力感に焦点を合わせて，彼が自分で作業を遂行することができたときでさえ，人に頼る彼の傾向について話し合うことによって促進された。人に頼らず彼が遂行できる作業の量は次第に増えていった。それから，彼は作業を完遂し，最後に自分のパフォーマンスをチェックする能力

表 11.1 ドナルドの定式化

CRT 定式化

名前：ドナルド　　　　　　　　　　**年齢**：36 歳 5 カ月

病前の能力：WTAR 標準得点：105

教育：18 歳まで学校の出席は良好。18 歳で，ポスト 16 資格（職業訓練 16 歳以上向け）はほとんど取れていない。18 歳時の再復習でもほとんど取れていない。大学での製図の専門コースは修了していない。

現在あるいは以前の職業：短期の事務職

現在および以前の関心：技術設計，飛行機

認知機能
現在の推定全 IQ：85
現在の推定言語性 IQ：75
現在の推定動作性 IQ：95

短所	長所
1. 計画性	1. 長期記憶
2. 反応抑制	2. 反応スピード
3. セルフ・モニタリング	3. 視空間処理
4. 注意の持続	

認知行動様式

短所	長所
1. まとまりのなさ	1. 視覚的能力
2. 衝動性	2. 細部への注意
3. 注意散漫	3. 記憶

非認知的要因

短所	長所
1. 時折易怒的	1. 親切
2. 支離滅裂な会話	2. 楽しく参加する
3. 脱抑制	3. 動機づけがある

対処と代償方略の使用

問題のある対処	効果的対処と方略
1. 反応の失敗（衝動的）	1. 独り言
2. ときどきこだわりすぎる	2. 助けを求める
3. たえず再保証を求める	3. 粘り強さ

問題	目標
1. グループに参加できない	1. 1 週間に 3 グループに参加する
2. 日常的な作業を終えられない	2. 部屋の掃除を終える
3. 1 人で作業できない	3. 自分で買い物に行き，料理する

を評価することが教えられた。

　治療の第2段階では，私たちは，機能領域である以前に特定された認知方略を使用して彼の目標を検討しはじめた。この点において，彼をとりまくスタッフと家族全員がかかわって検討するのは重要だった。彼らが独立した行為ができるために何らかの構造を提供して，治療の中で見いだされた技術を使用することが奨励された。これは母親が世話をやめてくれる家で，彼が3つの目的のうち2つを達成するために必要であった。母親にはドナルドがより自立することを許容するようにすすめた。

事例2──ノーマ

背景情報

　ノーマは数年前に来ていた父親と一緒に暮らすため母親とともに6歳のときにイギリスに来た48歳のジャマイカ人女性であった。彼女は大家族だったが，音信があるのは子どもを連れて毎週訪ねてくる姉妹1人だけだった。ノーマは重度の，持続するメンタルヘルスの問題のある人々のために24時間の職員配置があるグループホームに住んでいた。彼女は10代の終わりから統合失調症に罹患し，1度も結婚しておらず，自立して生活したことがなかった。学校を15歳で卒業後，たくさんの非熟練の仕事（ほとんどが清掃員）をしたことがあったが，これらは比較的短期間であった。

　ノーマは記憶力が良くないと気づいた精神科医にCRTを勧められた。彼女は足もとが不安定な太った女性のように振る舞い，動きまわるのも身体的に難しいように見えた。彼女は極端に活動性がなく，午後のおおかたは昼寝に時間を費やし，毎月のリクリエーションで屋外（たとえば海辺）に行くようすすめられたが，グループホームから出ることはまれであった。彼女はすすんで家事を行ったが，いつも型にはまったやり方で行っていた。彼女はたいてい他の住居者とスタッフに友好的だったが，彼女の型にはまった日常が乱されると苦痛なようで，時折攻撃的になった。彼女は無関心，社会的ひきこもり，自発性のなさといった強い陰性症状を示した。話したり行動するのはゆっくりしており，しばしば会話は紋切り型で固執的であった。彼女は時々声（幻聴）が聞こえると報告した。彼女は20代から30代の間しばしば入院したが，少なくともここ5年間は精神科病院に入院していなかった。最近はオランザピンを処方された。

アセスメント

　ノーマの WAIS-Ⅲ と WTAR についての最初のアセスメントは機能低下を示していた。動作性スキルと言語性スキルの間に有意な差がなかった。記憶の問題で照会されたので，Wechsler 記憶スケールを用いてより幅広く検査された。言語的および非言語的長期記憶は際立って低下しており，ワーキングメモリは乏しいが平均の範囲内にあった。彼女は回答を始めるのが遅く，他の反応に切り変えることが遅かったが，集中力は良かった。彼女はまた几帳面であり，根気強かった。実行機能の問題は語流暢性およびデザイン流暢性，WAIS-Ⅲ の類似問題およびトレイル B で確認された。彼女はまたほとんどカテゴリーを産出できず（抽象性の問題），WCST でセットの移行の問題があった。

　スタッフはノーマがほとんどの活動に参加していなかったことを報告したので，私たちは活動の 1 週間のタイムテーブルで，機能のベースラインのレベルをアセスメントし，ある 1 日を詳しくチェックしてみた。活動は実際ほとんどなく，参加しても少しの時間しか持続しなかった。ほとんどの時間をベッドで過ごした。ノーマが家で課題を実行したとき，うまくこなした。しかし彼女は以前使っていた用具や課題のタイプの変化に対応することができなかった。もしも彼女がタイミングの変化あるいは彼女が回避するであろう課題のタイプに直面したなら，プレッシャーを感じ，反応としてひきこもったり，フラストレーションがたまったり，時折攻撃的になったりするのだろう。ノーマは活動にほとんど参加しなかったが，彼女はこのことを主要な問題として強調しなかった。しかしながら彼女は特に姉妹の訪問に関する記憶の問題に気づいていた。治療の間に，彼女は生活の質を向上させることができる課題を見つけ始めていた。

定式化

　ノーマは 29 年間精神科のサービスに関わった 48 歳の女性である。彼女は施設で精神科の治療に頼っている。彼女は時おり声（幻聴）が聞こえたり，彼女の表出は行動の貧困や動機づけの欠如といった強い陰性症状によって特徴づけられる。彼女は根気強いが，行動がにぶく，柔軟性がなくて，新しい課題に従事することは難しいということが認知機能のアセスメントの成績に反映されている。彼女は一貫して，反応始発，セットの移行，および注意の維持の明らかな問題があり，実行機能の低下を示している。これらの問題は彼女が環境の変化に順応することを難しくしている。それで彼女は，ただ型にはまった行為にかかわったり，ある

表 11.2　ノーマの定式化

CRT 定式化

名前：ノーマ　　　　　　　　　　年齢：48 歳 4 カ月

WTAR 標準化スコア：90

教育：15 歳で学校を退く。

現在または以前の仕事：会社や一般家庭における短期の清掃業

現在または以前の関心事：TV を見ること，会への参加や絵を描くこと

認知機能
現在の全 IQ：78
現在の推定言語性 IQ：79
現在の推定動作性 IQ：77

問題	長所
1. セットの移行	1. ワーキングメモリ
2. 抽象化	2. 注意の維持
3. 長期記憶	3. モニタリング
4. 反応始発	

認知行動様式

問題	長所
1. 遅い	1. 几帳面
2. 固い	2. 根気強い
3. 開始のなさ	

非認知要因

問題	長所
1. 時々ある攻撃性	1. ユーモア
2. 無関心	2. 友好的
3. ひきこもり	3. 1 対 1 関係を楽しむ

対処と代償方略の使用

問題のある対処	効果的対処と方略
1. 回避	1. ユーモア
	2. ルーチンの利用

問題	目標
1. 不活発	1. 毎日簡単な活動を行うこと
2. 無関心	2. 一週おきに買い物へ行くこと
3. 記憶の低下	3. 彼女の姉妹と話し合ったことや話題を覚えておくこと

いは，すべての状況を避けることによって，環境を調整している。彼女は1対1の関係を楽しみ，場面を回避するのにユーモアを使う。長期記憶は損なわれていて，照会と一貫している。ノーマは姉妹の生活に関することを思い出すことができないことに気づいている。そのことで彼女は気落ちすることがある。

　ノーマのワーキングメモリはかなり保たれており，このことは長い会話をする助けとなっている。認知機能のアセスメントは同じく持続注意とモニタリングが損なわれていないことを示している。ノーマは治療に参加することに動機づけがあり，開始から1時間の治療に対処することが可能である。彼女が主に同意している問題は記憶の低下であるが，スタッフはまた活動性の低下と興味関心の欠如を指摘した。ノーマ自身の目標は彼女が姉妹と話したことを覚えていることである。しかしスタッフからのはげましで彼女は他の目標に同意し，治療中，展開された。この定式化の要約は表11.2に示されている。

治療計画

　治療の第一の目標は長期記憶の改善であった。これは彼女の記憶を改善するために効果的な方法についてのメタ認知の知識を増やすことによって達成された。これは特に彼女の姉妹との関係で，新しい方略を学習することといろいろな状況でそれらを用いる方法を含めた（メタ認知の調整）。彼女は反応が遅いという問題，柔軟性および家で彼女の機能に影響を与える反応の始発の問題もあった。治療では，これらの実行スキルの増加は課題自体についての熟考，特に抽象性を改善するために類推による符号化を通して達成された。さまざまな認知方略が教えられたが，課題で用いるはっきりした構造，たとえば，課題の要求を評価することを教えたり，方略があうようになる方法を教えることによる。これはノーマの課題についての几帳面なアプローチをもとに作り上げた。

　何がノーマの回避の基になったかは明らかではない。治療中，自己効力感の評価とともに，状況や課題のタイプへのノーマの反応が着目された。治療でスキルや信念に焦点をあてたとき，ノーマの能力が課題の結果についていく分不確かなことを大目に見るよう目標を定めることが必要であった。これはユーモアの使用を通して助けられた。機能領域に移った治療の第二段階で，私たちは，彼女の新しい認知の方略を用いて姉妹の情報を覚えている最初の目標に取り組んだ。そしてスタッフと姉妹両方ともが彼女が何をしたかを要約すること，彼女を促すことによって，新しい状況への方略の転移を促した。スタッフはまたノーマに行為を

計画し，モニターすることを手伝った。

事例3──スティーブン

背景情報

スティーブンは18歳の白人であり，はじめて精神医療サービスを受けたのは，CRTについての照会の1年前であった。精神病の発症の後，彼は記憶と注意の悪化を報告し，その結果通常16歳のときに行われる数学と国語の試験に備えて勉強していた専門学校を中退した。スティーブンはCRTを照会されるまで長期リハビリテーション棟にいたが，週に数回，彼の両親と妹を訪ねるために家に外泊した。彼はまた近くに住んでいる3つ年上の兄がおり，定期的に会っていた。彼は，16歳で専門学校を辞め，1年無職ののち，専門学校に戻った。彼は学校でいじめられて，しばしば数日欠席した。大麻を吸うことに多くの時間を費やした専門学校に，2，3の友人がいた。これは彼の初回の精神病エピソードに関連するように思われた。

彼はすてきなユーモアセンスがあって，特に他の男性とは居心地よく感じている。彼はとても友好的でかつ社交的であった。しかし批判を受けることに非常に敏感で，それがしばしば無関心や攻撃的行動につながることがあった。時々かなり妄想的であった。そして最悪の場合には被害妄想の症状を呈した。しばしば，彼を笑ったり，彼について話したり彼の悪口を言う罵倒する声が聞こえることも同時におこった。また誇大的になり興奮して，自分が神の子であるという妄想をまれに報告することもあった。

彼はリハビリテーション棟でいくらかの作業療法活動に加わったが，また，施設の友人と多くの時間を過ごした。そのとき，彼はアルコールまたは大麻（だいたい週に1回）を使った。しばしば落ちつきなく，短い課題さえめったに完成できなかった。彼はしばしば約束したことに参加できなかった。

アセスメント

スティーブンの病前と現在の機能は境界線レベルの範囲にあった。そして，これらのアセスメント（WAIS-ⅢとWTAR）のあいだで有意な低下は示されなかった。言語性スキルは動作性スキルより良かったが，これはたいして重要なことではなかった。彼の言語における遂行成績や，長期記憶はWechsler記憶尺度Ⅲにお

ける言語指標の大部分で障害されていた。視覚的記憶は，そこなわれていなかった。私たちは，注意の維持がこれらの問題に関与したと仮定し，CPT を用いて評価した。これは，注意を維持する彼の能力で，大きな低下を示した。実行機能は変動的であった。彼は反応抑制（Hayling テスト）で不良であったが，セットの移行（トレイル B）や方略を使うこと（BADS 中の鍵探しと動物園地図）は健常な範囲であった。私たちはこの反応抑制について，特異な障害というよりむしろ気の散りやすさによると仮定した。アセスメント過程の間，彼は課題のいくつかが互いと類似しているとコメントしたが，それは彼には情報を抽象化するそれなりの能力があることを示唆している。WAIS-Ⅲの類似問題での成績は彼の全 IQ から予想されるものよりよかった。課題に対してしばしば効率的でなかったが，彼は情報を処理するために視覚的方略を使用しているように思われた。

彼の精神状態に関する情報は，誇大観念，妄想や幻聴の体験を含み，変動的であることを示唆する。アルコールと薬物が，不安を軽減するのに用いられることが報告された。不安は STAI で評価され，状態不安は高いが，特性不安は高くなかった。また自尊心（Rosenberg）は低かった。抑うつは BDI により測定されたが軽度であった。

定式化

スティーブンは1年ほどの精神病の罹病歴があり，リハビリテーション棟にいる18歳の男性である。彼の社会的な呈示は，最初は適切である。彼には幅広いグループの交友関係や支持的な家族がある。彼の陽性症状のコントロールは部分的で，妄想，誇大性および幻聴が悪化するときがある。いく分，病的な不安がある。彼はこれらの問題と最近の認知の悪化に気づいており，それは彼の低い自尊心とスティグマと関連する。彼の表出するもっとも著しい特徴は防衛であり，これは時々妄想と攻撃性という結果として出てくる。

言語的ワーキングメモリや長期記憶での彼の遂行成績はかなり低下しており，実行機能は変動的である。彼は注意を維持することが非常に困難であり，これは彼の遂行成績の変動に影響したり記憶困難を助長するようである。これらの問題は会話についてゆくことが困難であることにより反映されており，それは彼の友好性と妄想に悪影響をあたえる。すべてのこれらの問題への気づきは，低い自尊心と情動的引きこもりの一因となる。彼にとって重要である活動であるほど情報を覚えていることができないことと同様に，これらの問題によって，現実的な目

表11.3 スティーブンの定式化

CRT 定式化

名前：スティーブン　　　　　　　　**年齢**：18歳9カ月

病前の能力：WTAR 標準化得点 IQ85

教育：資格なしで16歳のときに学校を退学。短期間専門学校で過ごす。

現在，および過去の仕事：父の友人のための臨時の仕事

現在および過去の関心ごと：友人と過ごすこと，バンドで歌を歌うこと

認知機能
現在の推定全 IQ：79
現在の推定言語性 IQ：84
現在の推定動作性 IQ：73

短所
1. 注意の維持
2. 言語性長期記憶
3. 言語性ワーキングメモリ
4. 反応抑制

長所
1. 視覚的長期記憶
2. 計画
3. セットの移行

認知行動様式

短所
1. 衝動性
2. 言語行動の不足
3. 粘り強さの不足

長所
1. 視覚化
2. 課題の類似点に注意すること

非認知要因

短所
1. 被害妄想
2. 低い自尊心
3. 攻撃性

長所
1. 社会性
2. ユーモア
3. 認知の問題に対する良い洞察
4. 契約時の動機づけ

対処と代償方略の使用

問題のある対処と方略
1. 薬物とアルコールの使用
2. 情動的ひきこもり
3. 批判されるとあきらめてしまう

効果的な対処と方略
1. 社会的なサポートの使用
2. 必要に応じて刺激を減らすこと
3. 計画を立てること

問題
1. 会話についていくことが困難
2. 薬物とアルコールの使用
3. 活動性と目標の欠如
4. 集中力低下
5. 記憶の低下

目標
1. 1週間に1日専門学校にコンピューターを学びに行く
2. バンドのリハーサルに1時間集中する
3. 新曲の詩を覚える

標を生み出すことができないことになる。

　顕著な長所は課題の構造的な類似性に気づく能力であり，彼は課題の視覚性の記憶を比較することによってこなしているようである。時々，これは効率的な方略でなく，言語的要素が大きい課題では遂行成績が低下する。契約時は，彼は非常に動機づけられて良好な治療的関係を進展させることが予測できた。彼は認知の問題についてよく洞察しており，刺激を減らすことによって対処している。場合によってはこれは役に立つが，ほとんどの彼の機能に影響し，抑うつ気分と絶望を生みだす。このとき，彼は特に薬物とアルコールの乱用をしてしまう。これらの問題にもかかわらず，スティーブンが非常に重要な目的を達成する計画を立てることができるという証拠がある。

　彼の問題は，会話についてゆくこと，活動性のなさ，集中力の低下，記憶力の低下，目的生成と薬物およびアルコール乱用を含んでいる。彼はケアプランの一部として担当するワーカーと詳細に目標について話し合い，利用できる教育的な資源（たとえば専門学校）が特定された。彼の目標は，1週につき1日，コンピューターを学ぶために学校へ行き，新曲の詩を学び，覚え，1時間のバンド・リハーサルに集中することを含む。定式化の概要は，表11.3に示してある。

治療計画

　最初の計画は治療において関わることを強調し，治療的な関係を進展させて，望みがあるということを増進させた。認知の目標は注意維持，言語的ワーキングメモリと長期記憶を増やすこと，そして衝動性を減らすことであった。認知課題での成功は，希望や自己効力感を増大させ，治療契約に関わった。最初に，私たちは2，3の「早い成功」──一般に注意を改善する心理教育と記憶方略を目指した。治療は方略開発と共に類推の符号化（それは課題間での類似点を同定する彼の能力を利用した）に集中した。彼の場合，現在の方略より効率的であるかについて視覚化することに頼った。これは，類推の容易さに対する効果的方略と幅広いスキーマについてのメタ認知の知識を教えることによっていた。スティーブンにより自信がついて，治療的な関係が強くなったとき，自発的な方略が強化され，新しい方略を教えた。類推の符号化では，課題の類似点を内省するのに時間がかかっていたので，いくらかの行動統制（すなわちメタ認知的調整）の取り入れをした。このことによって不良な遂行をもたらす衝動性を減らした。

　注意の維持は，スティーブンの能力の範囲内であった課題で，強化により徐々

に形づくられた。彼が批判を読み取るのに敏感だったので，課題はまず最初はこの能力制限の範囲内であった。物理的な視覚教材（たとえば彼が描いた絵）と視覚化することは役に立ち，視覚の手掛かりが情報を覚えていることを促すものとして使われた。たとえば，会話を覚えている際に，彼は議論されることについて想像した。これらの方略は，彼の認知スタイルと長所についてのメタ認知の知識を形成するのに用いられた。

　薬物とアルコールの乱用は，当初は治療の契約と認知遂行成績に影響を及ぼしていた。治療中の心理教育はマイナスの作用に集中し，私たちはそれらについての理由を話し合った。治療によって自信を高めることは彼の不安を減らし，これはもう少し一般的な不安管理の始まりであった。薬物とアルコールが認知遂行成績を上げる障害になるならば，私たちはそれらに介入する特定の焦点をあてることを考えたであろう。

　治療の第2段階では，主な問題は下位の目標を成し遂げるためにどのように方略を使用すべきかということだった。たとえば歌に合わせて言葉を学んだ。専門学校の学習スキルは治療の宿題も使用して習得され，徐々に，注意スパンをつくりあげてゆき，独立して働くための能力を確立した。

治療において特定の問題に取り組むこと

　ケース研究は CRT で提供される治療の趣向を示すために提示された。しかし，これらの人々の各々で，治療中に起こった特定の問題もある。私たちは，以下のセクションでこれらの問題とそれらへの取り組みに用いられる技法のいくつかを要約した。

契約の問題

　スティーブンのケースは，心理治療プログラムに参加することの困難につながる多くの共通の問題を示している。

1. **絶望，気分の低さとうつ**：これらは無関心，エネルギーと動機づけのなさと一般に関係しており，特に絶望は変化が可能でないか価値がないという考えに終わるかもしれない。
2. **過去の教育の失敗**：これは，学習環境で自己効力感の乏しさ，低い自尊心，

学習か教育と関連した状況の回避をしばしば導く。精神医療や他の公的なサービスに対する不信と結びつくと、これは特に問題をもつかもしれない。
3. **パラノイア，誇大性と低い自尊心**：これらの要因は，自己像と他者への信頼双方の問題を反映する。それらは，批判への過敏さ，防御性，回避または他の人の動機づけを誤解するといった程度が高いことと関係していそうである。
4. **薬物とアルコールの乱用**：これは記憶や注意集中力の低下のような認知の副次的側面や，参加の問題，動機づけの不足の問題をもたらすかもしれない。CRTのプログラムを行うためにいくらかの節制が必要（たとえば，セッション前に酒，薬物を飲まない）で，それは契約の抑制要因になりうるかもしれない。

これらの問題に取り組むための多くの方法がある。

CRTを個人的に意味あるものにすること

治療の正当性と目標が参加者にとって個人的に意味があるように調整するためには，動機づけ，目標およびその人の興味の詳細な理解が必要となる。治療者は，参加者に認知の問題がどのように特定の目標の達成に干渉するか説明する必要があるかもしれない。治療はクライエントにより受け入れられるように位置づけることもでき，それはスティグマではないものとして受けとられるかもしれない。一部の人々はよく，それが一種の教育であるとみなして受け入れる。他方，病気を治療する構造をより好む人もいるかもしれない。スティーブンのケースでは，治療者は彼の関心（音楽）と目的（専門学校に行くこと）に合わせて，社会的に重要な役割があること，友人に会うこと，そして経済的に彼が独立するための仕事に応募するに十分な資格を得る機会が彼にとって重要であることを確認した後に目標を定めた。

治療に対する実際の障害を取り除くこと

スティーブンのケースでは，薬物とアルコールの影響についての心理教育を含み，摂取量を最小にするよう彼を励ます。もしこの問題が続くならば，それはCRTを開始する前にその本来の権利になげかける必要があるかもしれない。

加えて，見落とされやすいが，治療に著しく影響を及ぼす他の実際的な要因は(a)ベッドから起き上がることの困難，薬物による眠気，公共交通機関に伴う難点，などを避けるためのセッションのタイミング，および(b)参加者が通いやすく，受け入れやすいセッションの場所，である。

良い治療関係を作り出すこと

　治療関係は，参加者が無条件の肯定的配慮を与えられる共同の関係でなければならない。治療の始めに，これは CRT と治療への参加者の反応に影響するかもしれない，認知と非認知的な要因の繊細で慎重なアセスメントによって促されることができる。これは，治療者が参加者を知るようになり，個々に治療を調整して，審判的でなく，穏やかな治療的な環境を確立する機会をもたらす。認知機能障害はノーマライズされ，参加者が感じている認知の問題について共感が与えられる。多くの参加者は，行動実験によって彼らの問題の原因を検討するための共同の仮説検証研究に参加することを承諾してくれる（詳細は第 10 章の定式化を参照のこと）。

CRT 課題の適正化と運用

　参加者が契約するのを助けるために，治療内容やその運用を適正にする際に，多くの技法が使われる。

1. 参加者が一貫して成功経験をし，まごつかずに，能力の範囲内でうまく動けるようなしっかりした構造を提供する。言語による教示は，最小限に保たれなければならない。できるだけ課題はモデリングによって，または，段階的な足場づくりのプロセスによって教えられなければならない。そのことによって，新しい課題要素は段階的にとりいれられる。
2. 最初，しっかりした構造を提供している間，治療者は直接的な指示を避け，非審判的な態度で参加者の行動にコメントしたり反復したりする立場をとる。その際，適応的な行動に対しては強調し，正の強化を行う。この段階では，参加者の自信と自己効力感をつくることが，新しいスキルを教えることより優先される必要がある。治療者が参加者の行動に変化を感じることができるようになるには，何週間もかかるかもしれない。治療者は適切な行動を強化し，非適応的な行動を無視する，というように行動に働きかける必要がある。
3. いろいろな様式を用いて材料を組み合わせながら，課題は変化に富み面白いものにする。時折，参加者が挑戦できるように難易度が難しい課題が提示され，それ以外では易しい課題が提示される。そのため治療者は創造的でなければならず，ユーモアまたは競争の要素を治療にとりいれる必要がある。多くの参加者は，課題に関して治療者の遂行を観察しながら治療者の役割を演じて楽しむ。
4. 参加者が素早く，顕著に，意味ある改善をもたらすことが確実になる課題と方略を選ぶ。たとえば，スティーブンは記憶について気にしていたが，治療

者は彼が新曲（彼の目標のうちの1つ）を覚えるのを記憶方略使用を教えることによって援助することで、かなり利点を得たことだろう。変化は、頻繁に注目され、強化されなければならない。

他の人々の関与

参加者を励ましたり、治療の重要性に注意を向けたり、強化したり、宿題を手伝ったりできる他のスタッフ、家族、友人が関わってくる。さらに、彼らが治療の価値を理解できないならば、たとえば、これらの人は相反する活動を調整することによって、治療を不注意に、または、故意に妨害するかもしれない。

非援助的な認知行動様式をターゲットとすること

異なる認知行動様式が広くさまざまな行動表出をもたらすが、たとえば、混乱し混沌としているのか、あるいは鈍く受身であるのかどうかにかかわらず、行動調整は同様の原理に基づいている。どちらのケースも、治療者は参加者が自分の行動を調整するようになるために、一貫してしっかりした構造を提供することを目標とする。これは、多くの方法によって達成することができる。

1. **行動についての単純な規則についての同意。**たとえば、ドナルドと彼の治療者は各々の課題の制限時間（実際、割り当てられた時間の終わりにブザーの鳴るタイマーで管理された）について同意した。この時間内は、ドナルドは黙っていることを治療者に同意した。しかし、各々の課題の終わりに、彼らは課題についてや、ドナルドがそれを実行していた間、彼の心に浮かんだ他の話題を話すことに短い時間を費やした。類似した技法は、ノーマに、別のより相対的な報酬（たとえば、各々の課題の後、2分の休みをとる）でより素早い反応を促すために採用された。
2. **課題の必要条件の制限。**これは、物理的に利用できる情報の量を制限したり（たとえば、課題のいくつかの部分を覆うことによって）、1度に課題を1つ提示することにかかわる。付加的な注意の必要性を減らす（たとえば、無関係な雑音または刺激を制限する）ことも有益である。
3. **課題教示へのありうる反応の範囲の制限。**たとえば、ドナルドが作業の速さを調節することができるまで、彼は常に1つの反応だけをするよう求められた。この唯一の反応がなされたとき、彼は中断するよう求められる。そこで

表 11.4　共通の認知行動に関する問題と解決策

問題	可能な解決策
反応開始の遅さ	1. 課題の完成に時間制限を与える 2. 参加者が自分の行動を導くために使用することができる，手がかりの言葉を提供する（例：立ち止まる－計画－行動） 3. 作業するスピードの例を示す 4. 単に内省だけに頼るのではなく，まず参加者が自分の考えにそって行動するか，明瞭に言語化し，次に考えることを示唆する 5. 活動し続けるために参加者が使える注意喚起のための秘密の合図を教える
敏捷性と衝動性 （極端なとき，混沌）	1. あらゆる課題の前に反省と計画を促すこと 2. 参加者が開始する前に課題の構造を話し合うこと 3. 参加者に実行するとき声を出して各々の行動を述べるよう求める 4. 課題を各段階に分けて，参加者に1段階のみを完了し，一時中断して，その次を考えるよう求める 5. 参加者と並行して，課題の行動の手本を示す 6. 1度に1段階の課題の教示を与える，または要求された行動を述べている速度で行うように参加者に求める 7. それが実行される前に，参加者に行動を，それが事項される前に述べるよう求める
非効率的な方略の適用	1. 参加者に方略の効果をモニターするよう求める 2. ブレインストーミングをして考えられる代わりの方略を決め，それから，最初の非効率な方略ともう1つの方略を用いる遂行を比較する 3. 方略の賛否を議論する 4. 2つの代替方略をテストするために，競争してみる 5. 何が効率的な方略であるかについて，治療者自身の偏りをチェックする
全体処理より細部への集中	1. 参加者に問題について細部と全体的な見方の両方，および両者が転換することを含むさまざまな説明を求める 2. 細部と全体処理の違いについて，参加者に教育する 3. 参加者に自分の（またはもう1人の）反応が細部か全体かどうかを考えるよう求める 4. 行動を導くためにさまざまな詳細なレベルの説明を使って参加者に試すよう求める

　彼と治療者はこの中断と，課題の必要条件について考える。これは，彼のメタ認知的な自己規制と行為の抑制の両方を教えるのを助けた。

4. **自己調整を促すための物理的手がかりの使用。** もっとも基本のレベルでは，参加者が課題（たとえば，関心を払うべき各項目を指す）を完了できるように，治療者は同時に行動の手本を示す必要があるかもしれない。ノーマのために，治療者はノーマ自身のスピードよりわずかに速いスピードで，一貫して課題を進めた。進歩するにつれて，参加者は物理的手掛かりを使用するこ

とで，より大きな自己責任を担うことができる。たとえば，課題を開始する前に，ドナルドと彼の治療者は，ドナルドが課題を引き受ける際に従う一連のステップについて同意し，書き出した。

5. **自己調整のために口に出して言うことを促す。**これは治療者によって最初は手本を示され，参加者によって徐々に理解される。言語教示の使用は，行動の指針を示すだけでなく，行動のペースを落とす助けとなる。

表11.4 は，問題を発見し，治療に統合される解決のための簡潔な指針を示す。

第12章
認知機能改善療法の将来
Cognitive remediation therapy in the future

　今までみてきたように，統合失調症の認知を改善するための治療を発展させることに，将来性があることは明らかである。実験室および臨床研究は個人の認知検査において改善を示し，いくつかの研究では機能的変化につながった研究もあった。私たちのモデルでは「認知機能の改善につながるような鍵となる認知の変化は何か？」という問題に焦点をあてた。結論としては，変化は単に課題特異的で，低レベルの認知スキルの練習に基づくと想定するボトムアップモデルにおいては劇的な効果をもたらさない。治療は方略と認知スキーマの柔軟な転移をもたらす認知スキルの訓練に集約するべきである。したがって，実行機能と，特にメタ認知的知識とメタ認知処理はCRTの対象であり，教示法はこれらのスキル向上のために計画されるべきである。治療はまだ発展の初期段階にあり，課題と教示の種類における有効性について，さらに研究を進めることが不可欠であると考えられる。認知的困難をかかえる人々に対する成人の教育を基にした教示法の有効性についても検証される必要がある。

　この認知の治療を発見するに至った経緯を心にとどめておくことも重要である。認知的困難の重要性について一度も議論されてこなかったのではなく，これらの問題を改善させる可能性を調べてこなかったのである。その原因として，認知的問題は不変であることを前提としていたという歴史的背景がある。しかしこの不変性は病期の異なる統合失調症患者に対する横断的研究の群間比較による間違った結論から導き出されていた。

　この本に関する研究の中で，今まで知られていなかったもう1つの領域を見い

だした。それは1つの状況から他の状況へのスキルの転移の研究である。この領域はここ10年間で非常に発展し，訓練と治療的介入に関する重要な知見が生み出されてきており，もはや見過ごすことはできない。現在見逃していることは，「木をみて森を見ず」である。統合失調症の研究は，あまりにも長い間，ボトムアップのアプローチに関心がそそがれており，生物学的および生理学的実体に集中して，患者の全般的な思考行動についての神経活動の共働に関してはほとんど注目してこなかった。神経認知の専門用語を使用することで，認知が思考，推論，記憶，判断に関するものであることが忘れられ，関心は神経回路に向かうようになった。神経心理学的検査は行動を評価するだけであり，脳葉の活動をみる顕微鏡ではない。検査の遂行成績は認知の行動様式を併合した思考の性質ばかりでなく，方略的思考を含む思考能力に影響される。この思考活動，特にメタ認知がどのように改善するかについて検討する必要がある。というのも，メタ認知は社会生活や仕事における日常の機能にまさに必要となる柔軟な反応を可能にする思考活動だからである。

　治療が通常どのように発展していくのか，これによってどのようにCRTが行われるのかを検討することも有益である。図12.1は小規模の事例研究から小規模の統制研究を通じて最終的に条件を満たした有効な治療に達するといった治療の発展を示している。これは，数多くの文献において好ましい結果となった良いアプローチと，被験者間の異なる要因あるいは研究のデザインに固有の要因に

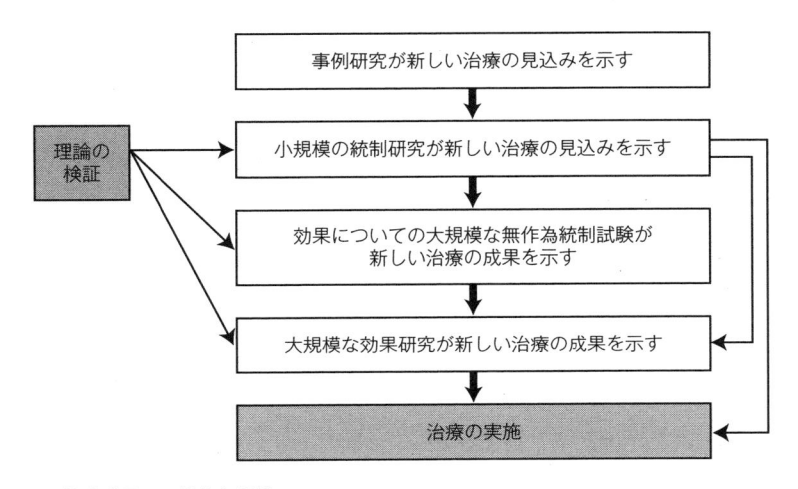

図12.1　治療発展の一般的な経緯

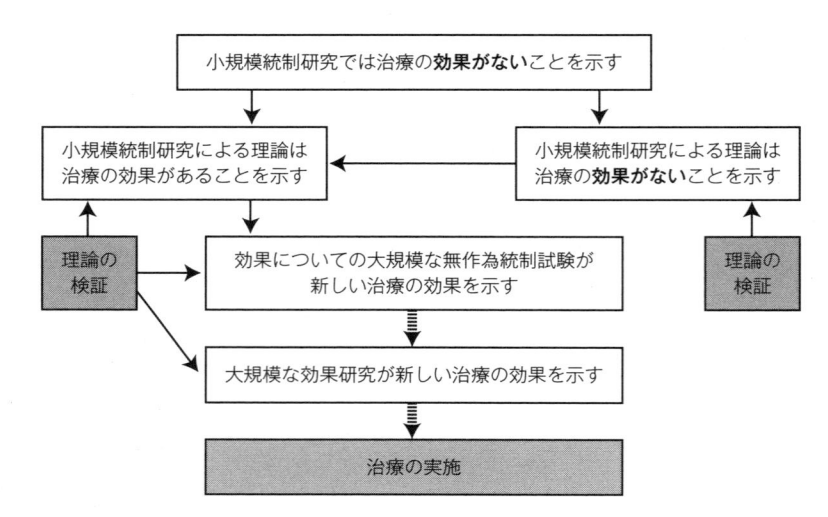

```
┌─────────────────────────────────────┐
│ 小規模統制研究では治療の効果がないことを示す │
└─────────────────────────────────────┘

┌──────────────────────┐        ┌──────────────────────┐
│ 小規模統制研究による理論は │ ←───── │ 小規模統制研究による理論は │
│ 治療の効果があることを示す │        │ 治療の効果がないことを示す │
└──────────────────────┘        └──────────────────────┘
        ↑                                    ↓
   ┌────────┐   ┌─────────────────────────┐  ┌────────┐
   │ 理論の │→│ 効果についての大規模な無作為統制試験が │  │ 理論の │
   │  検証  │   │ 新しい治療の効果を示す          │  │  検証  │
   └────────┘   └─────────────────────────┘  └────────┘
                        ↓
              ┌─────────────────────────┐
              │ 大規模な効果研究が新しい治療の効果を示す │
              └─────────────────────────┘
                        ↓
                   ┌──────────┐
                   │ 治療の実施 │
                   └──────────┘
```

図 12.2　認知機能改善の発展

よって説明することができない良くない結果であれば中断を想定している。図12.2ではCRTが発展した経緯を示して比較している。第一に，研究が異なる仮説，すなわち認知的問題が不変であるため治療によって変化させることはできないという仮説に基づいていたことがわかる。これは治療を続けてもほとんど変化しないことを示す便宜な研究を生み出した。しかし，これらの研究は治療の様式を分析しておらず，訓練の構成要素を区別するように計画されていなかった。または，これらの要素を厳密な方法で検証していなかった。今後は臨床的サービスと評価によって治療とモデルの検証を発展させ続ける必要がある。

さらに研究が必要か？

　私たちは楽観しているが，認知機能改善療法の効果は中程度であり，効果を改善するためにさらに研究を進めなければならない。この研究の範囲は広いが，いくつかの重要な問題についてはすぐにでも研究を進める必要がある。認知のモデルは介入の発展に不可欠であり，認知的問題の程度と類型については，さらに検討が必要である。これでは文献に示された過去の研究が軽視されてしまう。私たちは第3章に示した理由から，神経心理学的検査よりも実験認知心理学のアプローチをもっと利用するべきであると考える。これは他の著者が示唆してきたこ

表 12.1　今後の研究で考慮すべき問題

	統合失調症における遂行能力の認知モデルの発展	機能的転帰に関係した認知能力の同定	認知機能改善の研究
測度の問題	1. 単一試行 対 総得点 2. 認知遂行の変動性 3. メタ認知のアセスメント	1. 検査の選択に基づく理論 2. 認知 対 神経心理学的アプローチ 3. 機能的評価の特異性の増加	1. 特定の主要な転帰の選択 2. 特定の機能的転帰の選択
デザイン	1. 縦断的研究	1. 脆弱性の要因の同定 2. 統計的検出力による限定された標本数	1. モデルの検証―可能性のある間接的相互作用要因の説明 2. 統合的 対 独立的 CRT プログラム
参加者		群内要因	

のような方向の転換への多くの対抗する考えを無視しているわけではない（例：Serper and Harvey, 1994；Keefe, 1995；MacDonald and Carter, 2002）。研究は大規模であることも求められるため，個人差は区別される。また統合失調症の経過もみているので，エピソードに関連した要因はエピソード間の完全な回復の不足に関連した要因と区別される。

　転帰の予測に関する認知の役割は，たとえば職業訓練といったリハビリテーション・プログラムで弱まってきているようである。これは認知的問題を代償するシステムによって説明できるかもしれない。包括的プログラムに組み込むために，その代償がどのように行われるのかを知る必要がある。研究者たちは，現在行われているリハビリテーション・プログラムの一部に，リハビリテーションの異なる段階で進展を妨害する特定の認知的問題を見つけ始めている（Kupper and Hoffman, 2000；Bryson and Bell, 2003）。これらの研究は個人やタイプの異なるプログラムで成功するような方略的スキルを改良するために，さらに発展させなければならない。この研究はリハビリテーション・プログラム自体の変化にもつながるかもしれない。すなわち，知識と特定のスキルの改善について全般に集中してきたが，特に他の場面でその知識を転用する柔軟性についてはほとんど訓練されてこなかった。

　私たちのモデルは，認知効率の増加が個人の課題の成功あるいは遂行の改善に

つながることを示唆している。しかし，私たちはメタ認知を，学習したことを1つの場面からもう1つの場面に転移させることについての重要な変数として同定もしている。実験精神病理学者は直ちにメタ認知の特定の側面を評価する測度を同定する必要がある。このアセスメントは遂行レベルを評価するだけではなく，私たちのモデルから得た仮説を検証することにもなるだろう。

　この本の第1章に紹介されている生物心理社会的モデルに戻れば，遺伝学的統制の問題および認知的転帰に至る過程と遺伝学的問題の関係についても検討する必要がある。現在，カテコール-O-メチル転移酵素（COMT）のような遺伝子は，認知遂行の問題と関連づけられてきている。これらの遺伝子は統合失調症患者のCRTの転帰に関与する可能性もある。しかし，メタ認知の知識と調整に努力を集中させることによって，これらの遺伝的影響による認知システムの限界が克服されるかもしれない。

　有効な認知の治療を発展させるために，特定の治療デザインだけでなく，統合失調症の遂行能力についての認知モデルを発展させ，機能的転帰に関連した認知能力を引き続き同定することに専念しなければならない。そのモデルは治療の発展を支え，その対象は機能的転帰にとって重要となるだろう。一般的な問題といくつかの特定の問題は表12.1にあげられており，詳細については以下で議論されている。

統合失調症の遂行能力における認知モデルの発展

測度の問題

　神経心理学的検査から実験認知心理学に焦点が変化したことは，脳障害から健常な認知という新たな比較の傾向の到来を告げる。認知と方略的プロセスを基盤とするばかりではなく，課題に対する持続的注意によって影響を受ける可能性のある総得点に頼る代わりに，精度と反応時間による単一試行を調べることに移行する動きもある（例，Perlstein et al., 1998）。遂行能力の研究結果は，課題を単純にすることでさらに一貫性と解釈可能性が増すかもしれない。その上，最近では個人内の認知遂行のレベルよりも遂行のばらつきに注意が払われているので，これは将来，統合失調症のモデルの問題になるかもしれない（例，Spaulding et al., 2003）。Wexlerら（2004）は，膨大な試行の反応時間そのものよりも反応時間のばらつきが，課題の複雑さや課題に費やした時間のほかに，概念形成，ワーキングメモリ，推論と相関していたと報告している。

全課題にわたる遂行のばらつきはもちろん，認知遂行の変数に関連した特定の課題を同定することは，統合失調症患者の基本的な問題の研究にきわめて重要である。わずかな認知的変数がすべての遂行障害のもとになっていようと，独自の認知的問題が特定の課題遂行に影響を及ぼしていようと，例外なく厄介な問題であることに変わりはない。これはよく特殊 対 全般の障害といわれている。神経心理学的検査のメタ分析はこの問題を明らかにしていない。なぜなら，同じ構成概念を測定している異なる検査間の効果量や，同じ検査を用いている異なる研究の効果量にたびたび大きなばらつきがあるためである。これには明らかに多くの要因が作用しており，なかでも検査の識別力がもっとも影響力が強い。これは最近の問題ではなく，30年前にChapmanとChapman（1973）によって提起されていた問題である。

　私たちのモデルの中でメタ認知を強調してきたが，特に統合失調症において，それを評価する測度がまだほとんどない。最近報告された洞察の研究ではKoriatとGoldsmith（1996）によって考案されたパラダイム（方法論）を用いている。通常の方法でWCSTを使用しており，達成カテゴリーと保続的エラーを標準的に評価している。しかし，それぞれ分類した後，参加者は2つの決定をしなければならない。すなわち（a）分類の正しさをどれくらい確信していたか，（b）正しい反応には金銭的報酬があり，間違った反応では損をする場面で，反応を運で決めることをいとわなかったか。これらはメタ認知のモニタリングの基準（あなたはどれくらい確信していたか）と行動統制の基準（分類する位置を運で選んでいたか）を表していることを示唆している。Korenら（2004）はこの方法を用いて，実行機能の測度と，洞察とより高い相関を示すメタ認知の測度との相違点を発見した。この仕事はDanionら（2001a）に引き継がれた。彼らは行動と統制力の乏しさとの関係を含め，統合失調症の人々の一般的知識とその知識についての確信との違いや，この知識に基づいた行動を見い出した。正しく反応するようにと励ます教示によって一般的知識の得点が増加することから，この研究は，測度における動機づけの影響も強調した。日常の行動を改善するには，自己モニターによるメタ認知能力を利用し，この知識が適切な行動を導くことに慣れることを保証しなければならない。メタ認知の評価をさらに発展させるには，私たちのモデルを検証するだけでなく，課題遂行のメタ認知的側面における異なる変数の影響を調べる必要がある。

解釈の問題

　実験的パラダイム（方法論）への動きは，課題に必要な特定の認知操作をさらに統制することも示唆している。しかし，これは単に，よい課題遂行に関連した認知の要因が明らかになっているだけかもしれない。方略的処理は，異なる課題間で，別の時間に同じ被験者によって遂行された課題間で，および同じ時間に別の被験者間で変わるかもしれない。例として簡単なリスト学習の研究を取り上げてみる。リストのはじめ（初頭効果）あるいは終わり（新近効果）にある項目はよく記憶されるということは心理学的事実として想定されている。このような傾向は，ほとんどの研究のグループ・データでほぼ必ず現れる。時々，新近効果のない状態で初頭効果が出現したり，その反対もみられる。これは記憶した単語数（範囲）に影響されない。これらの効果は健常群において時間および検査の違いで異なる。おそらくリハーサル（Della Sala et al., 1998）といった，異なる記憶と学習方略を実行した結果だろう。記憶課題の参加者たちは受身的ではなく，課題の目標をそれぞれに見極めるかもしれない。したがって個人の認知的「事実」が不足していることは，特に，再生される項目数がグループ間で変わらない場合，方略の障害であることを自動的に示唆しているわけではない。しかし，CRTを教授する際には，規定よりも柔軟性が必要であることを示唆している。

デザインの問題

　これらの研究の目的は方略的処理の安定性を調べることである。そのため，縦断的研究（同じ課題についてのプロセスの安定性）ばかりでなく，横断的研究（すなわち多くの類似の課題）を集約する必要がある。課題－特異的知識は状況あるいは時間経過の違いの中で習得され，必ず得られるわけではないことを示すことで，私たちのモデルを提供している不安定さがあるかもしれない。これはメタ認知の問題を支持していることを示唆している。またそのことはメタ認知の知識あるいは統制は介入の主要なターゲットである必要がある。

被験者の問題

　統合失調症と診断され，サービスによる関係を保ち続けている人々は，1回のエピソードだけを持っているようにみえる人々と違うかもしれない。認知の問題は慢性度よりも症状レベルに関係するという根拠があるが（Greenwood et al., 2000），これらの問題が同じ認知パフォーマンスのパターンを基盤に生じるとは

考えられない。そのため今後の研究では，疾患の長さや症状の性質といったグループ要因内で調べる必要がある。

機能的転帰と関連した認知能力の同定

測度の問題

　認知スキルと機能的転帰の関係についての研究を一般化するには同類の測度を用いていなければならない。当初，認知スキルは無計画な方法で測定される傾向があった。多くのテスト・バッテリーの指針となる特定の理論における根拠はほとんどなかった。検査はたいてい，そのときの心理学の棚にあるものによって決まるようであった。理論に基づいて選択された場合，使用される検査の多くは，異なる研究では別の問題を評価することが推奨される。課題の負荷もまた，たとえば注意持続遂行検査における記憶負荷など，同じ課題を使用していても研究間でしばしば異なる。したがって，同種のものを比較することには問題がある。特に，認知検査はばらつきが異なるので，得点のばらつきが大きいときは，検査の成績と機能的転帰に関係をみつける可能性が高い。このような理由から，機能的転帰と，たとえばリスト学習（言語記憶）といった広範囲にわたる得点がある検査の関係をみつけることはより簡単かもしれない。このような検査の特徴の違いは，測定概念に関係しない。したがって，特に横断的研究による非常に有意性の高い相関は，成績が改善しても，将来の機能を示唆していないかもしれない。治療研究の中で経験的にそのような関係をみつける可能性があるだけである。

　同じ課題が使用されたときでさえ，研究者は評価のために検査の異なる要素をとりあげるかもしれない。たとえば，遂行と技能の側面を評価するウィスコンシン・カード分類検査にはいくつかの異なる測度がある。保続的エラーはセットの転換の障害を評価し，最初のカテゴリーに到達する前の遂行数は概念学習の初期経験を評価し，エラー数の多さは反応の無計画さを示し，カテゴリー数は全般的な概念学習を認めることを示唆してきた。WCSTをとりまく概念の混乱は啓発よりも困惑をもたらし，この検査と伝統的な神経心理学的アプローチを考慮するときがきたように思える。

　同様に機能的領域の評価の点で，多くの測度は信頼性と妥当性があるが，それらは必ずしも同じ領域の中で同じ項目を評価しているわけではない。それどころか，一部は領域の異なる側面に別の重みづけを与えている。たとえば，PSEは

すべての妄想を分けて数えるが，BPRSでは妄想に1つのカテゴリーを与え，不安と同じ重みづけを与えている。たとえば，社会機能スケール（Birchwood et al., 1990）のように，いくつかの測度は比較的長期間にわたってほんの少し変化するに過ぎない。したがって，短期間研究で一部の予測的関係を調べる助けにはならない。患者と関連がある機能的側面は，特に症状評価においてほとんど検討されてこなかった。患者は症状の現象学（たとえば声が頭の中あるいは頭の外で聞こえるかどうかということ）よりも，苦痛と日常生活における影響を強調する傾向がある。これらの強調は，特に症状の重症度を評価するために有益であることを立証するかもしれない。

研究は認知の測度が非常に少ないというだけでなく非常に多いということでも批判されるだろう。検査がほとんど用いられていない場合，認知と機能の関係は検査に特異的であり，検査によって評価されると思われている認知技能を基盤としてないため，認知と機能の関係を解釈する際に問題が生じる。たくさんの検査が用いられている場合，認知パフォーマンスの要因を抽出する因子分析を使用することで，多くの場合，分散は減少する。抽出された因子は多くの研究で異なるかもしれないし，ほとんどないかもしれない。もしそのような研究があれば確証的分析が実行される。因子がサンプルの特徴に依存しているかもしれないし（後述），含まれている検査の数に影響されるかもしれない。特定の項目は分散の大多数を説明する第1のごく少数の因子に著しく負荷を与えるわけではないため，おそらく，もっとも重要なことは，それらが認知と機能領域の結合に必要不可欠であるかもしれない説明可能な分散が十分にないことである。

解釈の問題

認知と転帰に直接的な関係があることは相関研究から推定されてきた。そのため，特定の認知機能が改善すれば，機能的改善は自動的に続くだろう。しかし，この関係は直接的ではなく，第3の要因が予測的関係を説明するかもしれないという治療研究からの根拠がある（例，Spaulding et al., 1999b ; Reeder et al., 2004）。

デザインの問題

多くの研究は横断的であるため，どんな関係性でも有意性を評価するために同じ測度を用いた異なるグループ内での再現性に頼らなければならない。これらは役には立つが，多くの縦断的研究が，認知的変数の予測力についての理解を改善

するだろう。生活の変化によって，気にならない程度の普段のストレス因が非常に有害なストレス因となるかもしれないので，これは特に重要である。このアプローチにより，重要な脆弱性要因を発見することが可能になるかもしれない。

被験者の特徴

患者群の十分な特徴を具体的に挙げている研究はほとんどない。急性期の群にみられるような違いは慢性期の群では重要ではないのかもしれない。同様に異なる症状パターンを経験する傾向がある患者群の間には違いがあるかもしれない。これらはデータの中で指摘されているが，同じ研究の中で直接比較されることはまれである。たいていサンプルサイズが小さいため，これらのいくつかはメタ分析の手法を用いることで克服できるかもしれない。

分析の問題

初期の大規模研究におけるサンプル数は，たいてい40例未満と小規模であった。これは研究の内的分散に関する問題を提起している。同様に小規模サンプルは特に多くは探索的回帰を含んでいるため，分析に関する問題を提起している。この手法は必ず再現性のない結果を生みだすとして悪評高い。その結果が本当にデータ内の関係を反映していることを保証するブーツストラップ法（bootstrapping）のような洗練された統計的手法はほとんど用いられていない。さらに，データに関する相互作用はほとんど調べられていない。認知から転帰に至る関係は，症状のレベルあるいは異なるタイプの症状に影響を受け，これまで研究の中で調べられてこなかった。

この領域における研究は改善しているが，さらに大規模な影響力のある研究が必要とされる。大規模研究が公表されるとき，まったく異なる理由で集められ，二次的な分析で得られるデータを使用する傾向がある。これは，この領域の中で理論を発展させるような認知的課題の範囲，微妙な機能的転帰，患者あるいは症状群が含まれている可能性は少ないことを意味している。

認知機能改善の研究

評価方法の問題

問題のほとんどは前節で検討されてきた。治療変化の探索的効果と臨床的に有

意な効果量の検出力とのバランスをとることは難しい。私たちの CRT モデルでは，メタ認知はもちろん，種々の基本的認知プロセスと実行機能を評価する必要がある。これらは介入をさらに発展させ，生み出されてきた仮説を明らかにする機能形態を調べるために非常に重要である。

　また，CRT が仕事や社会生活といった他の機能を改善させているはずであることを詳述してきた。したがって，変化が生じる見込みのある期間中はこれらを評価する必要がある。重要な転帰だけでなく治療効果を取り次いでいる可能性があるため，評価が必須の自己効力感や自尊心の領域もある。

デザインの問題

　これまで CRT の効果は，他の治療あるいは統制条件との比較を調べることで評価されてきた。しかし最近では援助つき雇用（Hogarty and Flesher, 1999b ; Bell et al., 2001a ; Hogarty et al., 2004）あるいは社会技能訓練（Spaulding et al., 1999b）のように，CRT を他の治療と統合する動きがある。これは，たとえば試行の 3 分の 1 が CRT のみであった場合，CRT の付加的効果や追加の治療が統制されない限り，特に CRT の作用様式について結果を解釈する際に問題を引き起こす。

分析の問題

　認知リハビリテーション・プログラムに関する重要な転帰は認知の要素に焦点をあてるべきである。しかしこれらは研究によって評価方法が異なる。次に測定方法の効果についていくつか示す。

- 訓練を包括した単独検査得点の改善
- 訓練セットの中では使われていない一般的検査における改善
- 異なる認知領域に対応する一連の得点の改善
- 因子得点（通常ベースライン・データから得られる）の改善
- 標準データから得られる Z 得点の変化
- さまざまな検査による Z 得点から得られる複合得点の変化
- 治療と認知的変化得点の共分散モデリング

　これらの測定方法の違いによる変化は，異なる結果を生み出すかもしれない。分析に異なる方法を選ぶ理由の多くは明らかではなく，CRT の作用様式について理論的関係を参照することはまれである。

試行の効果は通常，フォローアップ（追跡）期間の最後に評価される。もしフォローアップ期間後に消失していれば，選択された分析方法に応じて，治療の直後にみられた有意な効果は絶対ではないかもしれない。Wykesら（1999）は，もし次の治療に変化があればCRTは効果があると主張してきた。同様のことはさまざまな種類の薬物治療においてもいえる。CRTと他の心理学的治療は集中的に与えた後に中止する抗生物質であるかのように考えられてきた。抗生物質の効果は続くと考えられており，いくつかの心理療法，たとえばパニック障害に対する治療に関して，これは一致している。しかし喘息のような慢性的な再発性の病気に関しては，症状を和らげるために薬物治療が集中的に行われる一方，維持療法は機能増進をサポートするために提供される。統合失調症はまさに喘息のアナロジーがぴったりである。したがって，もし改善が持続していないとしても，治療が失敗したと評価されるべきではない。プラスの効果が消失したことは単にその効果が持続しなかったことを意味しているだけである。
　CRTの作用様式は認知機能の効果と関連して特に変わりやすいかもしれない。認知およびメタ認知の変化は直接機能的転帰と結びついているかもしれないが，機能的転帰の有意な変化を見つけることで臨床的に有意な閾に達するかもしれない。
　さらに熟考が必要な効果は，直接的な効果による改善ではなく，他の変数（たとえば症状，動機づけ，自己効力感，報酬による反応）によるCRTの特定の効果を通じて，認知が変化するかもしれないということである。治療の非特異的側面（たとえば統制治療の注意要求）もまた，認知を改善させるかもしれない。認知の変化と機能に効果のある治療には相互作用があるかもしれないが，統制治療に続く認知の変化は，ほとんど影響力をもっていない。そのため，統制条件のデータ分析には相互作用の要因に注意する必要があり，主要な転帰における治療の影響力をただ調べるだけではいけない。研究はまた，要因を媒介する役割についての理論的仮説を調べるためにデザインされていなければならない。CRTの研究は相互作用の要因と媒介要因の効果を検出できるように促進されなければならない。

CRTは心理療法である

　今までにCRTは心理療法としてではなく，脳機能を改善する技術として発展

してきた。CRTはより広範囲の背景を参考にするべきである。私たちは，明らかな治療プログラムに従ってCRTプログラムを説明してきた。CRTのプロセスはアセスメントから開始し，治療は参加者の個人的な目標と，治療を通して更新される定式化によって進められている。

　成功に貢献する治療の非特異的な側面について莫大な量の文献があるが，今まではっきりとCRTの説明の中で引用されることはなかった。たとえば，思いやりや共感によるよい治療関係は，一貫して治療に対するプラスの反応が予測されてきた。心理療法において，クライエントに自らの問題を理解するといったモデルを提供したり，達成感や自己効力感を徐々に浸透させることが重要な要素として長い年月をかけて見定められてきた。しかしCRTはこれらのことのいくつか（たとえば，自己効力感を改善する）を獲得するために特別にデザインされているが，プログラムは一般に脳機能に集約されてきており，治療転帰に影響を及ぼすことで知られている個人の心理学的特徴や基本的な治療手段については考慮されてこなかった。皮肉にも，治療におけるこれらの非特異的側面のいくつかは偶然にもCRTのプラスの効果に寄与し，治療への参加を促進してきたかもしれない。研究の中での脱落率は一般に低く，CRTは一般的に患者に受け入れやすいという事例における根拠がある。なぜなら，信念よりも認知機能を重視することは標準的であり，スティグマがなく，症状の苦痛には関係していないのでる。CRTプログラムはこの広範囲の治療的背景を認めるべきである。そして治療の転帰に影響するかもしれない非特異的要因の影響についても研究すべきである。

認知的改善の広がり

　認知を改善することができることは明らかであり，理論がさらに進展することにより，効果量をかなり改善できるかもしれない。しかし認知の改善は直接他のスキルの発展のためになるので，他のリハビリテーション・プログラムの前にCRTを行っているかもしれない。治療には2つの段階がある。認知が中立の状況で対象とされ，方略的処理スキルが日常生活の活動に組み込まれる。あるいは，スキル学習のために他のリハビリテーション・プログラムの中にCRTの原理を組み込むことが可能かもしれない。

サービスの問題

　認知機能障害はリハビリテーションや転帰に重要なため，統合失調症をケアする人々を含むスタッフは訓練を受けなければならない。特に，管理者は認知の改善によって全体的な成功率が上がるばかりでなく，リハビリテーション・プログラムの費用効果も増大することを知っている必要がある。いったんサービスを受けると，CRT は価値ある補強となるので，リハビリテーションサービス一式の費用効果を最大限に評価する必要がある資源のレベルに焦点をあてなければならない。以下，CRT に関して調べておくべき問題の種類をつけ加えておく。

- CRT の治療者としての専門的知識のレベル
- 被験者1人当たりのセッション数
- 治療者のための臨床的スーパーヴィジョン
- CRT と他のリハビリテーション・プログラムに共通する方法

CRT を管理することができるのは誰か？

　私たちが示してきた治療モデルの中で優先してきたことは，1 人ひとりに合ったアセスメントや治療を提供できる治療者である。治療のほかのモデルも，課題を提示したり，コンピューター化された治療との相互作用を先導することに関して，さまざまな責任をもつ治療者を入れている。1 対 1 の治療を提供する治療者は非常にお金がかかるように思えるかもしれないが，確実に有効性はある。脱落者は少なく，治療を 1 人ひとりに合わせられるだけでなく，課題における十分な関与は，治療の転帰を改善することができ，多くの人々に非常に有効である。これらは，費用がかかることよりもはるかに有益である。これまでのところ，私たちのグループにおける CRT は，だいたい，統合失調症の人々と一緒に働いた経験と，業務を進める上で心理学的知識を使用する能力によって選ばれたサイコロジストのアシスタント（たいてい大学院修了後の高度の訓練前で，最近心理学の学位をとったサイコロジスト）によって施行されてきている。そのような治療者はよく役割を変更し，臨床心理学的訓練のために移動する。そのため，訓練された治療者から 1 年だけだが治療を受けられる可能性がある。イギリスで，クライエント 1 人につき 1 年間の訓練を基本とした治療にかかる費用の推定額は約 500 〜 600 ポンド（1200 ドルあるいは 900 ユーロ：Wykes et al., 2003）である。この

値段は訓練，訓練された臨床心理士によるスーパーヴィジョン，治療のための設備費などを含んでおり，約12～16名の参加者が1年で訓練を完了することを想定している。

心理学の学位は必須ではないが，認知心理学を理解していることは助けになる。アメリカでは，ソーシャルワーカーは頻繁にこのようなプログラムを運営しており，最近イギリスにおいて，私たちも始めた精神科の看護師，ソーシャルワーカー，ケアワーカー，臨床心理士に訓練を始めた。治療者は最高度の資格をもっていたり，非常に熟練している必要はないが，次のものを含む，たくさんの重要な基準を満たしている必要がある。

- 精神保健サービスの範囲内での勤務経験，特に統合失調症の人々を相手にした勤務経験
- 臨床の仕事を進めるための理論的モデルを利用する能力
- 認知機能に関連がある領域（実行機能，注意および記憶）の心理学的モデルを理解し習得する能力
- 1対1を基本とする場面で，気難しいクライエントとかけあったり，うまくやっていく能力

また，すべての治療者が毎週関連のある心理学的モデルやそれらを臨床の実践に応用することについてよく知っている臨床心理学者か他の経験を積んだ精神保健の専門家から，臨床のスーパーヴィジョンを受けることを推奨している。

参加者1人当たりのセッション数

臨床経験上，CRTは1週間にいくつかのセッションを提供されなければならないのは明らかである。私たちの評価によると1週間に少なくとも3回のセッションが必要である。これは諸外国の他のグループの臨床経験と一致する。セッションが頻繁に実施されない限り，1回のセッションで得られた進歩は次のセッションの前に失われてしまうだろう。

私たちのモデルでは，セッションは長くもある。各セッションの所要時間は約1時間で，訓練を受ける人はそれぞれ40セッションが提供される。全参加者にすべてのセッションが必要かどうかについてはまだ明らかではない。しかし，大多数はやはり治療の終わりに改善が見られる。そのため，サービスはそのような集中的な治療を提供するために，組織される必要がある。私たちは，認知的観点

からアセスメントと治療を提供するために，別々のサービスを設定することを提案しており，頻繁なセッションが必要である。スタッフを訓練するには時間がかかる。もし各年に数名の参加者を治療できるだけであれば，彼らは治療の専門家にはなれないだろう。管理チームが CRT に熱心であり，スタッフが他の課題と同様に治療を進めたいと望んでいるときでも，治療の頻度（私たちは質の高さも望む）が影響されることは，私たちが経験してきたことでもある。その結果の有効性は少ない。

　CRT は認知を改善するが，効果はしばしば失われるという根拠がある。これは参加者がまだ認知的方略を用いることに慣れておらず，治療の中で獲得したメタ認知的技能を失ってしまうためだと思われる。したがって効果を促進するセッションは，その効果を確実に強化するために数カ月にわたって治療を続ける必要があることは明らかである。リハビリテーション・プログラムの中でその効果が利用されることにもなるので，非常に効果的でもある。Bryson と Bell（2003）は異なる認知技能が，特に治療の前半と後半で，リハビリテーション・プログラムの異なる側面を予測していることを見いだした。効果を促進するセッションは関係する技能が適切に用いられていることを保証してもいる。CRT のこれらの側面は表 12.2 に掲載している。

終わりに

　認知の要因はリカバリー（回復）の一部を検討するために不可欠である。前世紀にわたる研究から，統合失調症の診断がついている人々の少なくとも半数において，独立した仕事や満たされた社会生活を指標として評価されたリカバリーは乏しいことが知られている。これらの転帰は改善する必要があり，障壁の 1 つは認知機能障害と思われる。これらは直接転帰に関係した同じ障害であるだけでなく，薬物治療のアドヒアランスといった仲介の効果などもある。たとえば，Vauth ら（2004）は，より高次の概念の柔軟性は他からの援助を支持する特性に関係している一方，良好な注意力は薬物治療の有効性の理解に関係していることを見いだした。これらの関係はアドヒアランスの改善を目的とした異なるアプローチによる治療を示唆している。私たちは，どのリハビリテーション・プログラムでも，個人に関する認知プロセスのパターンに応じて検討する必要がある。薬物治療のアドヒアランスと同様に，生活技能，仕事を改善する治療に関する現

表 12.2　CRT プログラムを発展させるために検討すべき課題

1. 心理療法の一般的状況
    - 明確な治療モデルを描くこと
    - アセスメントを行うこと
    - 個人の目標を設定すること
    - 定式化を開発し，継続的に改定すること

2. 治療固有ではない効果
    - 治療関係
    - 思いやり
    - 共感
    - クライエントに対するモデルの提供
    - 自己効力感の増加

3. CRT を包括的なリハビリテーション・プログラムと統合させること
    - 最初に CRT を教授して，他のプログラムのスキルと統合させる
    - CRT の原理を他のリハビリテーション・プログラムの中に挿入する

4. サービスの課題
    - スタッフの養成
    - 管理者への情報提供
    - 治療者の CRT に関する専門的知識のレベル
    - 被験者1人当たりのセッション数
    - 治療者に対する臨床的スーパーヴィジョン

在の処方では，認知的問題の説明に失敗していることで明らかに限界があり，成功と同じだけの失敗を生み出すだろう。より洗練されたアプローチを通じてのみ，成功する可能性が増し，リカバリーの限界と考えられていた人々の人数を減らすことになるだろう。

　しかし当然のことながら，認知プロセスの障害が唯一の問題ではない。当事者たちはリカバリーのための3つの礎石として希望，意欲，責任ある行動を挙げてきた。そしてわずかな希望の光によって勇気づけられ，自分自身の行動を通じて学ぶ。これらの特性を育成することは CRT の重要な目的の1つである。希望は CRT 中の些細な個人的成功から生じる。変化をもたらす意欲は動機づけと自己効力感によって促進される。CRT による進歩は柔軟な反応を学ぶことや責任ある行動に必要な認知スキルの習得を基礎においている。私たちは，これが，選択の自由を得るエンパワーメントにつながり，彼らが自分のリカバリーに参加しはじめることができるように望んでいる。私たちは自己評価による QOL の劇的な改善について，私たち自身が当事者と行ったものについても別の人々によるものについても，現在いくつかの根拠をもっている（例，Cupitt et al., 2004）。

　ここでは，私たち自身のプログラムにおけるある人に関する話で終わりにしよ

う。彼女の精神保健チームは，リハビリテーション・プログラムの中で，彼女に予約させる方法をみつけられずにいた。治療をはじめるとき，彼女は家のまわりで何もしておらず，家を出ることはまれだった。非常に短期間ではあるが，彼女の家に訪問して治療をはじめなければならなかった。2週間後，彼女は，娘につき添われてではあったが，地域の精神保健サービスに行くことができるようになった。さらに3週間後，彼女は定期的に参加していたばかりでなく，セッションの開始よりも早めに到着した。彼女の持続的注意は改善し，次週の活動を計画し，予約をとることを覚え始めた。彼女は熱心で，非常に幸せそうにみえた。そして彼女の家族は彼女は以前とは違うと語った。彼女は今，CRTのセッションに参加しなければならない日だけに起きるのではなく，他の日も起きるようになった。これは早い時期から挫折と喪失を経験してきた人々に，いくらかの希望を与えた特定の治療の効果であった。さらにこの治療の方法を用いて，統合失調症による機能障害からのリカバリーを助ける介入法の一部として提案することが私たちの課題である。

監訳者あとがき

　本書はティル・ワイクス先生と彼女の共同研究者であるクレア・リーダー氏によって書かれた"Cognitive Remediation Therapy for Schizophrenia: Theory and Practice"の全訳です。原著が出版されたのは2005年であり，比較的それからすぐに日本語の翻訳をすることが決まったのですが，それからかなりの時間がたってしまったことに対しては，この翻訳を待ち焦がれておられた人々にお詫びを申し上げます。

　監訳者は大学院修了後富山医科薬科大学（現 富山大学）医学部精神神経医学講座に入局して以来，約20年統合失調症の人たちの臨床研究に携わってきました。倉知正佳先生が教授として赴任された翌年に私も当大学に来る機会にめぐまれましたが，当時から統合失調症の病態解明が講座の大きな研究テーマの1つでありました。そして，統合失調症をめぐって講座では，生化学，脳画像，精神生理学，薬理学，神経心理学などさまざまなアプローチから取り組んできておりました。その中で，私はとくに神経心理学によるアプローチを行うことを専門家として求められ，神経心理学的検査を駆使し，認知機能のアセスメントを日々行ってきました。そのため統合失調症の認知機能に関しては，長年ずっと着目してきたことでしたが，アセスメントでみられる統合失調症患者の認知機能障害を何とか改善する手立てはないものだろうかとしばしば考えることがありました。

　最初に認知機能障害の改善に関することが私の中に培われたのは米国ペンシルバニア大学に留学中（1995-1997）であり，米国でも当時まだ新しい領域で，その基礎研究を行っているポスドク研究員の仲間が行っていることにとても関

心をもって見ていました。帰国後もさまざまな文献を読む中で，"Cognition in Schizophrenia"（Oxford, 2002）という本の1つの章で，ワイクス先生が Cognitive rehabilitation and remediation in schizophrenia という認知リハビリテーションの概観をされているところを読み，私が求めていたものは「これだ」と直感しました。統合失調症はそれまで心理学的にはかかわりようのない疾患で，せいぜい神経心理学的アセスメントにより認知機能障害を明らかにするだけであるという考えが広がっていました。しかし，ワイクス先生の記述を読み，このこと自体を介入の対象としていける可能性を垣間見た思いでした。

　2005年の夏にアイルランドのダブリンで開催された国際神経心理学会に参加する前にロンドン精神医学研究所を訪問することにしました。さまざまな認知行動療法の研究室を見学するとともに，ワイクス先生とも出会い，改めてそこで認知機能改善療法も本格的に取り組まれていることを知りました。その時に認知機能改善療法をよりよく知るためにはどうしたらよいかを尋ねたところ，ちょうどこの原著がもうすぐ出版される予定であるとお聞きし，その年おそらく日本にいる誰よりも早くこの著書を手に入れることができたといういきさつがありました。2005年には東京大学の下山晴彦先生からのご依頼で，東京大学大学院教育学研究科で「臨床認知脳科学」という授業を担当し，12月に集中講義を通して1週間東京大学の大学院生とともに過ごしました。講義の中で，統合失調症の認知リハビリテーションにも触れたところ，一部の学生さんたちが大変関心を示し，勉強するための良い本はないかということを尋ねてきました。日本語の良い本はないが，英語の良い本があることを述べたところ，勉強を兼ねながら，この本を翻訳するという話が盛り上がり，学生さんの熱意も手伝って，そのための作業を始めることにしました。東京大学側の学生さんと私の周りにいる富山大学側の心理スタッフが各章を担当し，読み合わせをすることにしました。そのため，富山と東京に交互に一同が集まって読み合わせを行うということもいたしました。かなり大部な著であるということと，翻訳の不慣れさからかなり長引いており見通しがまだというとき，私が2006年と2008年に北海道大学へ講義をしに行った折，北海道大学精神科の2人の先生がとても関心があるということで訳を手伝っていただくことになりました。こうした長い経緯をたどって，本書はようやく陽の目をみることになりました。

　ワイクス先生のアプローチの基本には臨床的な視点が根付いており，当事者の幸福につながることがめざされています。そのために，本書は認知機能改善療法

の歴史的背景から，これまでの基礎研究，理論モデル，および治療過程の実際について詳細に記述されており，この1冊を読むことにより，認知機能改善療法についての概要を知ることができるでしょう。なお，Cognitive Remediation Therapy を「認知機能改善療法」と訳しています。Remediation というのは，悪いものを直すというよりも，まさにより良いものに，ないしはより適応的に認知機能を改善するための治療という意味合いがあると思われます。これをわが国にも定着させるためには日本語のニュアンスとあわせた訳語の選択は重要と思われるので，読者の忌憚ないご意見がうかがえるとありがたい次第です。

　終わりに，各章の訳者のほか，富山大学（当時富山医科薬科大学）に在籍していた中村晃子，鳥居幹樹，馬場伊美子，宮崎淳，奈良原光隆，松平志保の各諸氏には一部の粗訳を手伝っていただきました。豊巻敦人先生には担当された章以外に3章までの熟読をしていただき，それらの訳の精錬のお手伝いをしていただきました。また，前 富山医科薬科大学精神科教授（現 富山大学副学長）倉知正佳先生には訳語に関する助言をいただきました。東京大学大学院教育学研究科下山晴彦教授には東京大学の大学院生がこの翻訳作業に関わることへのご理解をくださいました。東京大学大学院総合文化研究科丹野義彦先生からは，ワイクス先生に関する資料を賜りました。これらすべての皆様に記して深謝いたします。最後に，出版に際してお世話になりました金剛出版の高島徹也さんにお礼申し上げます。

2011年3月
松井三枝

文献
References

Adams, H. E., Brantley, P. J., Malatesta, V. and Turkat, I. D. (1981) 'Modification of cognitive-processes – a case study of schizophrenia', *Journal of Consulting and Clinical Psychology*, 49, pp. 460–464.
Addington, J. and Addington, D. (1993) 'Premorbid functioning, cognitive functioning, symptoms and outcome in schizophrenia', *Journal of Psychiatry and Neuroscience*, 18, pp. 18–23.
—— (1998) 'Facial affect recognition and information processing in schizophrenia and bipolar disorder', *Schizophrenia Research*, 32, pp. 171–181.
—— (1999) 'Neurocognitive and social functioning in schizophrenia', *Schizophrenia Bulletin*, 25, pp. 173–182.
—— (2000) 'Neurocognitive and social functioning in schizophrenia: a 2.5 year follow-up study', *Schizophrenia Research*, 44, pp. 47–56.
Addington, J., McCleary, L. and Munroe-Blum, H. (1998) 'Relationship between cognitive and social dysfunction in schizophrenia', *Schizophrenia Research*, 34, pp. 59–66.
Addington, J., Addington, D. E. and Hutchinson, J. E. (2001) 'Neurocognition in early psychosis: a 2-year follow-up', *Schizophrenia Research*, 49, p. 128.
Albus, M., Hubmann, W., Ehrenberg, C., Forcht, U., Mohr, F., Sobizack, N., Wahlheim, C. and Hecht, S. (1996) 'Neuropsychological impairment in first-episode and chronic schizophrenic patients', *European Archives of Psychiatry and Clinical Neuroscience*, 246, pp. 249–255.
Aleman, A., Hijman, R., de Haan, E. H. F. and Kahn, R. S. (1999) 'Memory impairment in schizophrenia: a meta-analysis', *American Journal of Psychiatry*, 156, pp. 1358–1366.
Alexander, P. A. and Murphy, P. K. (1998) 'Profiling the differences in students' knowledge, interest, and strategic processing', *Journal of Educational Psychology*, 90, pp. 435–447.
—— (1999) 'Nurturing the seeds of transfer: a domain-specific perspective', *International Journal of Educational Research*, 31, pp. 561–576.
Allen, H. A. and Frith, C. D. (1983) 'Selective retrieval and free emission of category exemplars in schizophrenia', *British Journal of Psychology*, 74, pp. 481–490.
Allen, H. A., Liddle, P. F. and Frith, C. D. (1993) 'Negative features, retrieval processes and verbal fluency in schizophrenia', *British Journal of Psychiatry*, 163, pp. 769–775.

Allen, D. N., Goldstein, G. and Weiner, C. (2001) 'Differential neuropsychological patterns of frontal- and temporal-lobe dysfunction in patients with schizophrenia', *Schizophrenia Research*, 48, pp. 7–15.

Allen, D. N., Goldstein, G. and Warnick, E. (2003) 'A consideration of neuropsychologically normal schizophrenia', *Journal of the International Neuropsychological Society*, 9, pp. 56–63.

Allport, G. W. (1937) *Personality: A Psychological Interpretation*. New York: Holt.

Amabile, T. M., Hennessey, B. A. and Grossman, B. S. (1986) 'Social influences on creativity – the effects of contracted-for reward', *Journal of Personality and Social Psychology*, 50, pp. 14–23.

American Psychiatric Association (2000) *Diagnostic and Statistical Manual of Mental Disorders*, 4th edn, Washington, DC: American Psychiatric Association.

Anderson, R., Reeder, L. and Simon, H. (2004) 'Situated learning and education', *Educational Researcher*, 25, pp. 5–11.

Arieti, S. (1955) *Interpretation of Schizophrenia*. New York: Basic Books.

Arnold, S. E., Franz, B. R. and Trojanowski, J. Q. (1994) 'Elderly patients with schizophrenia exhibit infrequent neurodegenerative lesions', *Neurobiology of Aging*, 15, pp. 299–303.

Asarnow, R. F. and MacCrimmon, D. J. (1981) 'Span of apprehension deficits during the post-psychotic stages of schizophrenia – a replication and extension', *Archives of General Psychiatry*, 38, pp. 1007–1011.

Austin, M. P., Mitchell, P. and Goodwin, G. M. (2001) 'Cognitive deficits in depression – possible implications for functional neuropathology', *British Journal of Psychiatry*, 178, pp. 200–206.

Aylward, E., Walker, E. and Bettes, B. (1984) 'Intelligence in schizophrenia – meta-analysis of the research', *Schizophrenia Bulletin*, 10, pp. 430–459.

Babcock, H. (1933) *Dementia Praecox: A Psychological Study*. New York: Science Press.

Baddeley, A. (2000) 'The episodic buffer: a new component of working memory?', *Trends in Cognitive Sciences*, 4, pp. 417–423.

—— (2003) 'Working memory: looking back and looking forward', *Nature Reviews Neuroscience*, 4, pp. 829–839.

Baddeley, A. and Wilson, B. A. (1994) 'When implicit learning fails – amnesia and the problem of error elimination', *Neuropsychologia*, 32, pp. 53–68.

Baddeley, A. D. (1986) *Working Memory*. Oxford: Oxford University Press.

—— (1998) 'When long-term learning depends on short-term storage', *Journal of Memory and Language*, 27, pp. 586–595.

Baddeley, A. D. and Hitch, G. J. (1974) 'Working memory,' in G. A. Bower (ed.) *The Psychology of Learning and Motivation*. Oxford: Academic Press, pp. 47–89.

Balogh, D. W. and Merritt, R. D. (1985) 'Susceptibility to type-A backward pattern masking among hypothetically psychosis-prone college-students', *Journal of Abnormal Psychology*, 94, pp. 377–383.

Barch, D. A. (2003) 'Cognition in schizophrenia: Does working memory work?', *Current Directions in Psychological Science*, 12, pp. 146–150.

Barch, D. M. and Berenbaum, H. (1996), 'Language production and thought disorder in schizophrenia', *Journal of Abnormal Psychology*, 105(1), pp. 81–88.

Barch, D. M. and Carter, C. S. (1998) 'Selective attention in schizophrenia: relationship to verbal working memory', *Schizophrenia Research*, 33, pp. 53–61.

Barch, D. M. and Carter, C. S. (2005) 'Amphetamine improves cognitive function in medicated individuals with schizophrenia and in healthy volunteers', *Schizophrenia Research*, in press.

Barch, D. M., Carter, C. S., Braver, T. S., Sabb, F. W., Macdonald, A., Noll, D. C. and Cohen, J. D. (2001) 'Selective deficits in prefrontal cortex function in medication-naive patients with schizophrenia', *Archives of General Psychiatry*, 58, pp. 280–288.

Barch, D. M., Csernansky, J. G., Conturo, T. and Snyder, A. Z. (2002) 'Working and long-term memory deficits in schizophrenia: Is there a common prefrontal mechanism?', *Journal of Abnormal Psychology*, 111, pp. 478–494.

Bark, N., Revheim, N., Huq, F., Khalderov, V., Ganz, Z. W. and Medalia, A. (2003) 'The impact of cognitive remediation on psychiatric symptoms of schizophrenia', *Schizophrenia Research*, 63, pp. 229–235.

Baron, J. (1985), *Rationality and Intelligence*. Cambridge: Cambridge University Press.

—— (2000) *Thinking and Deciding*. Cambridge: Cambridge University Press.

Bartlett, F. C. (1932) *Remembering: An Experimental and Social Study*. Cambridge: Cambridge University Press.

Baruch, I., Hemsley, D. R. and Gray, J. A. (1988) 'Differential performance of acute and chronic-schizophrenics in a latent inhibition task', *Journal of Nervous and Mental Disease*, 176, pp. 598–606.

Basso, M. R., Nasrallah, H. A., Olson, S. C. and Bornstein, R. A. (1998) 'Neuropsychological correlates of negative, disorganized and psychotic symptoms in schizophrenia', *Schizophrenia Research*, 31, pp. 99–111.

Bauman, E. (1971a) 'Schizophrenic short-term memory – deficit in subjective organization', *Canadian Journal of Behavioural Science*, 3, pp. 55–61

—— (1971b), 'Schizophrenic short-term memory – role of organization at input', *Journal of Consulting and Clinical Psychology*, 36, pp. 1–14.

Bavin, L., Wagner, M., Cohen, R. and Rockstroh, B. (2001) 'Increased semantic and repetition priming in schizophrenic patients', *Journal of Abnormal Psychology*, 110, pp. 67–75.

Beadle-Brown, J., Murphy, G., Wing, L., Gould, J., Shah, A. and Holmes, N. (2002) 'Changes in social impairment for people with intellectual disabilities: a follow-up of the Camberwell cohort', *Journal of Autism and Developmental Disorders*, 32, pp. 195–206.

Beatty, W. W., Jocic, Z., Monson, N. and Staton, R. D. (1993) 'Memory and frontal-lobe dysfunction in schizophrenia and schizoaffective disorder', *Journal of Nervous and Mental Disease*, 181, pp. 448–453.

Bebbington, P. and Kuipers, L. (1994) 'The predictive utility of expressed emotion in schizophrenia – an aggregate analysis', *Psychological Medicine*, 24, pp. 707–718.

Beck, A. T. (1952) 'Successful outpatient psychotherapy of a chronic schizophrenic with a delusion based on borrowed guilt', *Psychiatry: Journal of the Study of Interpersonal Processes*, 15, pp. 305–312.

Becker, T., Leese, M., McCrone, P., Clarkson, P., Szmukler, G. and Thornicroft, G. (1998) 'Impact of community mental health services on users' social networks – PRiSM Psychosis Study 7', *British Journal of Psychiatry*, 173, pp. 404–408.

Beech, A., Powell, T., Mcwilliam, J. and Claridge, G. (1989) 'Evidence of reduced cognitive inhibition in schizophrenia', *British Journal of Clinical Psychology*, 28, pp. 109–116.

Bell, M. D. and Bryson, G. (2001) 'Work rehabilitation in schizophrenia: Does cognitive impairment limit improvement?', *Schizophrenia Bulletin*, 27, pp. 269–279.

Bell, M. D. and Lysaker, P. H. (1995) 'Psychiatric symptoms and work performance among persons with severe mental illness', *Psychiatric Services*, 46, pp. 508–510.

Bell, M. D., Greig, T. C., Kaplan, E. and Bryson, G. (1997) 'Wisconsin card sorting test dimensions in schizophrenia: factorial, predictive, and divergent validity', *Journal of Clinical and Experimental Neuropsychology*, 19, pp. 933–941.

Bell, M., Bryson, G., Greig, T., Corcoran, C. and Wexler, B. E. (2001a) 'Neurocognitive enhancement therapy with work therapy – effects on neuropsychological test performance', *Archives to General Psychiatry*, 58, pp. 763–768.

Bell, M. D., Greig, T. C., Bryson, G. and Kaplan, E. (2001b) 'Patterns of object relations and reality testing deficits in schizophrenia: Clusters and their symptom and personality correlates', *Journal of Clinical Psychology*, 57, pp. 1353–1367.

Bell, M., Bryson, G. and Wexler, B. E. (2003) 'Cognitive remediation of working memory deficits: durability of training effects in severely impaired and less severely impaired schizophrenia', *Acta Psychiatrica Scandinavica*, 108, pp. 101–109.

Bell, M. D., Bryson, G., Fiszdon, J. M., Greig, T. and Wexler, B. E. (2004) 'Neurocognitive enhancement therapy and work therapy in schizophrenia: work outcomes at 6 months and 12 month follow-up', *Biological Psychiatry*, 55, p. 335.

Bellack, A. S. (1992) 'Cognitive rehabilitation for schizophrenia – is it possible – is it necessary', *Schizophrenia Bulletin*, 18, pp. 43–50.

Bellack, A. S., Mueser, K. T., Morrison, R. L., Tierney, A. and Podell, K. (1990) 'Remediation of cognitive deficits in schizophrenia', *American Journal of Psychiatry*, 147, pp. 1650–1655.

Bellack, A. S., Blanchard, J. J. and Mueser, K. T. (1996) 'Cue availability and affect perception in schizophrenia', *Schizophrenia Bulletin*, 22, pp. 535–544.

Bellack, A. S., Sayers, M., Mueser, K. T. and Bennett, M. (1994) 'Evaluation of social-problem solving in schizophrenia', *Journal of Abnormal Psychology*, 103, pp. 371–378.

Bellack, A. S., Gold, J. M. and Buchanan, R. W. (1999) 'Cognitive rehabilitation for schizophrenia: problems, prospects, and strategies', *Schizophrenia Bulletin*, 25, pp. 257–274.

Bellack, A. S., Weinhardt, L. S., Gold, J. M. and Gearon, J. S. (2001) 'Generalization of training effects in schizophrenia', *Schizophrenia Research*, 48, pp. 255–262.

Bellucci, D. M., Glaberman, K. and Haslam, N. (2003) 'Computer-assisted cognitive rehabilitation reduces negative symptoms in the severely mentally ill', *Schizophrenia Research*, 59, pp. 225–232.

Benedict, R. H. B. and Harris, A. E. (1989) 'Remediation of attention deficits in chronic-schizophrenic patients – a preliminary study', *British Journal of Clinical Psychology*, 28, pp. 187–188.

Benedict, R. H. B., Harris, A. E., Markow, T., Mccormick, J. A., Nuechterlein, K. H. and Asarnow, R. F. (1994) 'Effects of attention training on information-processing in schizophrenia', *Schizophrenia Bulletin*, 20, pp. 537–546.

Bengtsson-Tops, A. and Hansson, L. (2001) 'Quantitative and qualitative aspects of the social network in schizophrenic patients living in the community. Relationship to sociodemographic characteristics and clinical factors and subjective quality of life', *International Journal of Social Psychiatry*, 47, pp. 67–77.

Bentall, R. (2003) *Madness Explained: Psychosis and Human Nature*. London: Allen Lane.

Bentall, R. P. and Slade, P. D. (1985) 'Reality testing and auditory hallucinations –

a signal detection analysis', *British Journal of Clinical Psychology*, 24, pp. 159–169.

Bentall, R. P., Lewis, S., Tarrier, N., Haddock, G., Drake, R. and Day, J. (2003) 'Relationships matter: the impact of the therapeutic alliance on outcome in schizophrenia', *Schizophrenia Research*, 60, p. 319.

Ben-Yishay, Y., Piasetsky, E. B. and Rattok, A. (1987) 'Effectiveness of an attention-training program', in M. Meier, A. Benton and L. Diller (eds), *Neuropsychological Rehabilitation*. New York: Guilford Press, pp. 165–181.

Berg, E. A. (1948) 'A simple, objective technique for measuring flexibility in thinking', *Journal of General Psychology*, 39, pp. 15–22.

Biemiller, A. and Meichenbaum, D. (1998) 'The consequences of negative scaffolding for students who learn slowly – a commentary on C. Addison Stone's "The metaphor of scaffolding: its utility for the field of learning disabilities"', *Journal of Learning Disabilities*, 31, pp. 365–369.

Bilder, R. M., Goldman, R. S., Robinson, D., Reiter, G., Bell, L., Bates, J. A., Pappadopulos, E., Willson, D. F., Alvir, J. M. J., Woerner, M. G., Geisler, S., Kane, J. M. and Lieberman, J. A. (2000) 'Neuropsychology of first-episode schizophrenia: initial characterization and clinical correlates', *American Journal of Psychiatry*, 157, pp. 549–559.

Bilder, R. M., Goldman, R. S., Volavka, J., Czobor, P., Hoptman, M., Sheitman, B., Lindenmayer, J. P., Citrome, L., McEvoy, J., Kunz, M., Chakos, M., Cooper, T. B., Horowitz, T. L. and Lieberman, J. A. (2002a), 'Neurocognitive effects of clozapine, olanzapine, risperidone, and haloperidol in patients with chronic schizophrenia or schizoaffective disorder', *American Journal of Psychiatry*, 159, pp. 1018–1028.

Bilder, R. M., Volavka, J., Czobor, P., Malhotra, A. K., Kennedy, J. L., Ni, X. Q., Goldman, R. S., Hoptman, M. J., Sheitman, B., Lindenmayer, J. P., Citrome, L., Mcevoy, J. P., Kunz, M., Chakos, M., Cooper, T. B. and Lieberman, J. A. (2002b) 'Neurocognitive correlates of the COMT Val (158) Met polymorphism in chronic schizophrenia', *Biological Psychiatry*, 52, pp. 701–707.

Binder, J., Albus, M., Hubmann, W., Scherer, J., Sobizack, N., Franz, U., Mohr, F. and Hecht, S. (1998) 'Neuropsychological impairment and psychopathology in first-episode schizophrenic patients related to the early course of illness', *European Archives of Psychiatry and Clinical Neuroscience*, 248, pp. 70–77.

Birchwood, M., Smith, J., Cochrane, R., Wetton, S. and Copestake, S. (1990) 'The social functioning scale – the development and validation of a new scale of social adjustment for use in family intervention programs with schizophrenic patients', *British Journal of Psychiatry*, 157, pp. 853–859.

Birchwood, M., Iqbal, Z., Chadwick, P. and Trower, P. (2000) 'Cognitive approach to depression and suicidal thinking in psychosis I. Ontogeny of post-psychotic depression', *British Journal of Psychiatry*, 177, pp. 516–521.

Bleuler, E. (1950) *Dementia Praecox or the Group of Schizophrenias*. New York: International Universities Press.

Bokat, C. E. and Goldberg, T. E. (2003) 'Letter and category fluency in schizophrenic patients: a meta-analysis', *Schizophrenia Research*, 64, pp. 73–78.

Borod, J. C., Alpert, M., Brozgold, A., Martin, C., Welkowitz, J., Diller, L., Peselow, E., Angrist, B. and Lieberman, A. (1989) 'A preliminary comparison of flat affect schizophrenics and brain-damaged patients on measures of affective processing', *Journal of Communication Disorders*, 22, pp. 93–104.

Bowen, L., Wallace, C. J., Glynn, S. M., Neuchterlein, K. H., Lutzker, J. R. and Kuehnel, T. G. (1994) 'Schizophrenic individuals cognitive functioning and performance in interpersonal interactions and skills training procedures', *Journal of Psychiatric Research*, 28, pp. 289–301.

Bracy, O. (1995) *CogRehab Software*. Indianapolis: Psychological Software Services.

Bradshaw, W. and Brekke, J. S. (1999) 'Subjective experience in schizophrenia: factors influencing self-esteem, satisfaction with life, and subjective distress', *American Journal of Orthopsychiatry*, 69, pp. 254–260.

Braff, D. L. (1993) 'Information processing and attention dysfunctions in schizophrenia', *Schizophrenia Bulletin*, 19, pp. 233–259.

Bransford, J. D. and Schwartz, D. L. (1999) 'Rethinking transfer: a simple proposal with multiple implications,' in A. Iran-Nejad and P. D. Pearson (eds) *Review of Research in Education*, 24th edn, Washington, DC: American Educational Research Association, pp. 61–100.

Bray, N. J., Buckland, P. R., Williams, N. M., Williams, H. J., Norton, N., Owen, M. J. and O'Donovan, M. C. (2003) 'A haplotype implicated in schizophrenia susceptibility is associated with reduced COMT expression in human brain', *American Journal of Human Genetics*, 73, pp. 152–161.

Brazo, P., Marie, R. M., Halbecq, I., Benali, K., Segard, L., Delamillieure, P., Langlois-Thery, S., Van der Elst, A., Thibaut, F., Petit, M. and Dollfus, S. (2002) 'Cognitive patterns in subtypes of schizophrenia', *European Psychiatry*, 17, pp. 155–162.

Brebion, G., Amador, X., Smith, M. J. and Gorman, J. M. (1997a) 'Mechanisms underlying memory impairment in schizophrenia', *Psychological Medicine*, 27, pp. 383–393.

Brebion, G., Smith, M. J., Amador, X., Malaspina, D. and Gorman, J. M. (1997b) 'Clinical correlates of memory in schizophrenia differential links between depression, positive and negative symptoms, and two types of memory impairment', *American Journal of Psychiatry*, 154, pp. 1538–1543.

Brebion, G., Amador, X., Smith, M. J. and Gorman, J. M. (1998) 'Memory impairment and schizophrenia: the role of processing speed', *Schizophrenia Research*, 30, pp. 31–39.

Brebion, G., Amador, X., Smith, S., Malaspina, D., Sharif, Z. and Gorman, J. M. (2000a) 'Depression, psychomotor retardation, negative symptoms, and memory in schizophrenia', *Neuropsychiatry Neuropsychology and Behavioral Neurology*, 13, pp. 177–183.

Brebion, G., Smith, M. J., Gorman, J. M., Malaspina, D., Sharif, Z. and Amador, X. (2000b) 'Memory and schizophrenia: differential link of processing speed and selective attention with two levels of encoding', *Journal of Psychiatric Research*, 34, pp. 121–127.

Brebion, G., Groman, J. M., Malaspina, D., Sharif, Z. and Amador, X. (2001) 'Clinical and cognitive factors associated with verbal memory task performance in patients with schizophrenia', *American Journal of Psychiatry*, 158, pp. 758–764.

Brenner, H. D., Hodel, B., Roder, V. and Corrigan, P. (1992) 'Treatment of cognitive dysfunctions and behavioral deficits in schizophrenia', *Schizophrenia Bulletin*, 18, pp. 21–26.

Brenner, H. D., Roder, V., Hodel, B., Kienzle, N., Reed, D. and Liberman, R. P. (1994) *Integrated Psychological Therapy for Schizophrenic Patients (IPT)*. New York: Hogrefe and Huber.

Broadbent, D. E. (1958) *Perception and Communication*. London: Pergamon.
Brown, C., Harwood, K., Hays, C., Heckman, J. and Shot, J. (1993) 'Effectiveness of cognitive rehabilitation for improving attention in patients with schizophrenia', *Occupational Therapy Journal of Research*, 13, pp. 71–86.
Bryson, G. and Bell, M. D. (2001) 'Work performance improvement in schizophrenia: symptom and cognitive predictors', *Schizophrenia Research*, 49, p. 258.
—— (2003) 'Initial and final work performance in schizophrenia: cognitive and symptom predictors', *Journal of Nervous and Mental Disease*, 191, pp. 87–92.
Bryson, G., Bell, M. and Lysaker, P. (1997) 'Affect recognition in schizophrenia: a function of global impairment or a specific cognitive deficit', *Psychiatry Research*, 71, pp. 105–113.
Bryson, G., Whelahan, H. A. and Bell, M. (2001) 'Memory and executive function impairments in deficit syndrome schizophrenia', *Psychiatry Research*, 102, pp. 29–37.
Burda, P. C., Starkey, T. W. and Dominguez, F. (1991) 'Computer administered treatment of psychiatric inpatients', *Computers in Human Behavior*, 7, pp. 1–5.
Burgess, P. and Shallice, T. (1996) *The Hayling and Brixton Tests*. Bury St Edmunds: Thames Valley Test Company (TVTC).
Butler, P. D., DeSanti, L. A., Maddox, J., Harkavy-Friedman, J. M., Amador, X. F., Goetz, R. R., Javitt, D. C. and Gorman, J. M. (2003) 'Visual backward-masking deficits in schizophrenia: relationship to visual pathway function and symptomatology', *Schizophrenia Research*, 59, pp. 199–209.
Buzan, T. and Buzan, B. (1996) *The Mind Map Book: How to Use Radiant Thinking to Maximize Your Brain's Untapped Potential*. London: Plume.
Cadenhead, K. S., Serper, Y. and Braff, D. L. (1998) 'Transient versus sustained visual channels in the visual backward masking deficits of schizophrenia patients', *Biological Psychiatry*, 43, pp. 132–138.
Calev, A. (1984a) 'Recall and recognition in chronic non-demented schizophrenics – use of matched tasks', *Journal of Abnormal Psychology*, 93, pp. 172–177.
—— (1984b) 'Recall and recognition in mildly disturbed schizophrenics – the use of matched tasks', *Psychological Medicine*, 14, pp. 425–429.
Calev, A., Edelist, S., Kugelmass, S. and Lerer, B. (1991) 'Performance of long-stay schizophrenics on matched verbal and visuospatial recall tasks', *Psychological Medicine*, 21, pp. 655–660.
Campione, J. C., Shapiro, A. M. and Brown, A. L. (1995) 'Forms of transfer in a community of learners. Flexible learning and understanding', in A. E. McKeough, J. Lupart and A. Marim (eds) *Teaching for Transfer – Fostering Generalisation in Learning*, Mahwah, NJ: Lawrence Erlbaum Associates, Inc., pp. 35–68.
Cancro, R., Sutton, S., Kerr, J. and Sugerman, A. A. (1971) 'Reaction time and prognosis in acute schizophrenia', *Journal of Nervous and Mental Disease*, 153, pp. 351–359.
Cannon, M., Jones, P., Huttunen, M. O., Tanskanen, A., Huttunen, T., Rabe-Hesketh, S. and Murray, R. M. (1999) 'School performance in Finnish children and later development of schizophrenia – a population-based longitudinal study', *Archives of General Psychiatry*, 56, pp. 457–463.
Cannon, M., Walsh, E., Hollis, C., Kargin, M., Taylor, E., Murray, R. and Jones, P. (2001) 'Predictors of later schizophrenia and affective psychosis among attendees at a child psychiatry department', *British Journal of Psychiatry*, 178, pp. 420–426.

Cannon, T. D., Bearden, C. E., Hollister, J. M., Rosso, I. M., Sanchez, L. E. and Hadley, T. (2000) 'Childhood cognitive functioning in schizophrenia patients and their unaffected siblings: a prospective cohort study', *Schizophrenia Bulletin*, 26, pp. 379–393.

Cannon, M., Caspi, A., Moffitt, T. E., Harington, H., Taylor, A., Murray, R. M. and Poulton, R. (2002) 'Evidence for early-childhood, pan-developmental impairment specific to schizophreniform disorder: results from a longitudinal birth cohort', *Archives of General Psychiatry*, 59, pp. 449–456.

Carroll, A., Fattah, S., Clyde, Z., Coffey, I., Owens, D. G. C. and Johnstone, E. C. (1999) 'Correlates of insight and insight change in schizophrenia', *Schizophrenia Research*, 35, pp. 247–253.

Carstairs, K., Okocha, C. I., Hemsley, D., Toone, B. and Sivakumar, K. (1995) 'An application of Shallice's response selection model to the symptoms of schizophrenia', *Neurology Psychiatry and Brain Research*, 3, pp. 211–218.

Carter, C., Robertson, L., Nordahl, T., Chaderjian, M., Kraft, L. and OShoraCelaya, L. (1996) 'Spatial working memory deficits and their relationship to negative symptoms in unmedicated schizophrenia patients', *Biological Psychiatry*, 40, pp. 930–932.

Caspi, A., Reichenberg, A., Weiser, M., Rabinowitzc, J., Kaplan, Z., Knobler, H., Davidson-Sagi, N. and Davidson, M. (2003) 'Cognitive performance in schizophrenia patients assessed before and following the first psychotic episode', *Schizophrenia Research*, 65, pp. 87–94.

Censits, D. M., Ragland, J. D., Gur, R. C. and Gur, R. E. (1997) 'Neuropsychological evidence supporting a neurodevelopmental model of schizophrenia: a longitudinal study', *Schizophrenia Research*, 24, pp. 289–298.

Cervone, D. (1993) 'The role of self-referent cognitions in goal setting, motivation, and performance,' in M. Rabonowitz (ed.) *Cognitive Science Foundations of Instruction*. Hillsdale, NJ: Lawrence Erlbaum Associates, Inc., pp. 57–95.

Chadwick, P., Lees, S. and Birchwood, M. (2000) 'The revised beliefs about voices questionnaire (BAVQ-R)', *British Journal of Psychiatry*, 177, pp. 229–232.

Chapman, L. J. and Chapman, J. P. (1973) 'Problems in measurement of cognitive deficit', *Psychological Bulletin*, 79, pp. 380–385.

—— (1978) 'Measurement of differential deficit', *Journal of Psychiatric Research*, 14, pp. 303–311.

Chen, E. Y. H., Wilkins, A. J. and McKenna, P. J. (1994) 'Semantic memory is both impaired and anomalous in schizophrenia', *Psychological Medicine*, 24, pp. 193–202.

Chen, E. Y. H., Lam, L. C. W., Chen, R. Y. L., Nguyen, D. G. H., Chan, C. K. Y. and Wilkins, A. J. (1997) 'Neuropsychological correlates of sustained attention in schizophrenia', *Schizophrenia Research*, 24, pp. 299–310.

Chen, E. Y. H., Kwok, C. L., Chen, R. Y. L. and Kwong, P. P. K. (2001) 'Insight changes in acute psychotic episodes – a prospective study of Hong Kong Chinese patients', *Journal of Nervous and Mental Disease*, 189, pp. 24–30.

Chen, W. J. and Faraone, S. V. (2000) 'Sustained attention deficits as markers of genetic susceptibility to schizophrenia', *American Journal of Medical Genetics*, 97, pp. 52–57.

Chen, W. J., Liu, S. K., Chang, C. J., Lien, Y. J., Chang, Y. H. and Hwu, H. G. (1998) 'Sustained attention deficit and schizotypal personality features in nonpsychotic relatives of schizophrenic patients', *American Journal of Psychiatry*, 155, pp. 1214–1220.

Cicerone, K. D., Dahlberg, C., Kalmar, K., Langenbahn, D. M., Malec, J. F., Bergquist, T. F., Felicetti, T., Giacino, J. T., Harley, J. P., Harrington, D. E., Herzog, J., Kneipp, S., Laatsch, L. and Morse, P. A. (2000) 'Evidence-based cognitive rehabilitation: recommendations for clinical practice', *Archives of Physical Medicine and Rehabilitation*, 81, pp. 1596–1615.

Ciompi, L. (1980) 'The natural history of schizophrenia in the long term', *British Journal of Psychiatry*, 136, pp. 413–420.

Cirillo, M. A. and Seidman, L. J. (2003) 'Verbal declarative memory dysfunction in schizophrenia: From clinical assessment to genetics and brain mechanisms', *Neuropsychology Review*, 13, pp. 43–77.

Clare, L., McKenna, P. J., Mortimer, A. M. and Baddeley, A. D. (1992) 'Preserved procedural and implicit memory in schizophrenia: further evidence for an amnesic syndrome pattern of impairment', *Schizophrenia Research*, 6, p. 156.

—— (1993) 'Memory in schizophrenia – what is impaired and what is preserved', *Neuropsychologia*, 31, pp. 1225–1241.

Cohen, J. D. and Servan-Schreiber, D. (1992) 'Context, cortex, and dopamine – a connectionist approach to behavior and biology in schizophrenia', *Psychological Review*, 99, pp. 45–77.

Cohen, J. D., Barch, D. M., Servan-Schreiber, D. and Carter, C. S. (1996) 'Context processing disturbances in schizophrenia: Empirical test of a theoretical model', *Biological Psychiatry*, 39, p. 370.

Cohen, J. D., Barch, D. M., Carter, C. and Servan-Schreiber, D. (1999) 'Context-processing deficits in schizophrenia: converging evidence from three theoretically motivated cognitive tasks', *Journal of Abnormal Psychology*, 108, pp. 120–133.

Concise Oxford Dictionary, 10th edn. (1999) New York: Oxford University Press.

Conklin, H. M., Curtis, C. E., Katsanis, J. and Iacono, W. G. (2000) 'Verbal working memory impairment in schizophrenia patients and their first-degree relatives: evidence from the digit span task', *American Journal of Psychiatry*, 157, pp. 275–277.

Cook, J. A. and Razzano, L. (2000) 'Vocational rehabilitation for persons with schizophrenia: recent research and implications for practice', *Schizophrenia Bulletin*, 26, pp. 87–103.

Cooper, G. and Sweller, J. (1987) 'Effects of schema acquisition and rule automation on mathematical problem-solving transfer', *Journal of Educational Psychology*, 79, pp. 347–362.

Cornblatt, B. and Obuchowski, M. (1997) 'Update of high-risk research: 1987–1997', *International Review of Psychiatry*, 9, pp. 437–447.

Corrigan, P. W. and Basit, A. (1997) 'Generalization of social skills training for persons with severe mental illness', *Cognitive and Behavioral Practice*, 4, pp. 191–206.

Corrigan, P. W. and Toomey, R. (1995) 'Interpersonal problem-solving and information-processing in schizophrenia', *Schizophrenia Bulletin*, 21, pp. 395–403.

Corrigan, P. W. and Nelson, D. R. (1998) 'Factors that affect social cue recognition in schizophrenia', *Psychiatry Research*, 78, pp. 189–196.

Corrigan, P. W., Green, M. F. and Toomey, R. (1994) 'Cognitive correlates to social cue perception in schizophrenia', *Psychiatry Research.*, 53, pp. 141–151.

Corrigan, P., Hirschbeck, J. and Wolfe, M. (1995) 'Memory and vigilance training to improve social perception in schizophrenia', *Schizophrenia Research*, 17, pp. 257–265.

Cosway, R., Byrne, M., Clafferty, R., Hodges, A., Grant, E., Abukmeil, S. S., Lawrie, S. M., Miller, P. and Johnstone, E. C. (2000) 'Neuropsychological change in young people at high risk for schizophrenia: results from the first two neuropsychological assessments of the Edinburgh High Risk Study', *Psychological Medicine*, 30, pp. 1111–1121.

Cowan, N. (1988) 'Evolving conceptions of memory storage, selective attention and their mutual constrains within the human information-processing systems', *Psychological Bulletin*, 104, pp. 163–191.

Crawford, J. R., Moore, J. W. and Cameron, I. M. (1992) 'Verbal fluency – A nart-based equation for the estimation of premorbid performance', *British Journal of Clinical Psychology*, 31, pp. 327–329.

Cromwell, R. L. and Spaulding, W. (1978) *How Schizophrenics Handle Information*. New York: Spectrum.

Cuesta, M. J. and Peralta, V. (1995) 'Cognitive disorders in the positive, negative, and disorganization syndromes of schizophrenia', *Psychiatry Research*, 58, pp. 227–235.

Cuevas, H. M., Fiore, S. M. and Oser, R. L. (2002) 'Scaffolding cognitive and metacognitive processes in low verbal ability learners: use of diagrams in computer-based training environments', *Instructional Science*, 30, pp. 433–464.

Cuppitt, C., Byrne, L. and Tompson, N. (2004) 'Delivering cognitive remediation therapy in clinical setting', *Clinical Psychology*, 37, pp. 10–14.

Cutting, J. E. (1985) 'Perception and cognition – Heil, J', *Contemporary Psychology*, 30, pp. 186–188.

Daban, C., Amado, I., Bayle, F., Gut, A., Willard, D., Bourdel, M. C., Loo, H., Olie, J. P., Millet, B., Krebs, M. O. and Poirier, M. F. (2002) 'Correlation between clinical syndromes and neuropsychological tasks in unmedicated patients with recent onset schizophrenia', *Psychiatry Research*, 113, pp. 83–92.

Danion, J. M., Rizzo, L. and Bruant, A. (1999) 'Functional mechanisms underlying impaired recognition memory and conscious awareness in patients with schizophrenia', *Archives of General Psychiatry*, 56, pp. 639–644.

Danion, J. M., Gokalsing, E., Robert, P., Massin-Krauss, M. and Bacon, E. (2001a) 'Defective relationship between subjective experience and behavior in schizophrenia', *American Journal of Psychiatry*, 158, pp. 2064–2066.

Danion, J. M., Meulemans, T., Kauffmann-Muller, F. and Vermaat, H. (2001b) 'Intact implicit learning in schizophrenia', *American Journal of Psychiatry*, 158, pp. 944–948.

David, A. S. (1999) 'Intelligence and schizophrenia', *Acta Psychiatrica Scandinavica*, 100, pp. 1–2.

David, A., Van Os, J., Jones, P., Harvey, I., Foerster, A. and Fahy, T. (1995) 'Insight and psychotic illness – cross-sectional and longitudinal associations', *British Journal of Psychiatry*, 167, pp. 621–628.

David, A. S., Malmberg, A., Brandt, L., Allebeck, P. and Lewis, G. (1997) 'IQ and risk for schizophrenia: a population-based cohort study', *Psychological Medicine*, 27, pp. 1311–1323.

Davidson, L. (2003) *Living Outside Mental Illness: Qualitative Studies of Recovery in Schizophrenia*. New York: New York University Press.

Davidson, M., Harvey, P. D., Powchik, P., Parrella, M., White, L., Knobler, H. Y., Losonczy, M. F., Keefe, R. S. E., Katz, S. and Frecska, E. (1995) 'Severity of symptoms in chronically institutionalized geriatric schizophrenic patients', *American Journal of Psychiatry*, 152, pp. 197–207.

Davidson, M., Reichenberg, A., Rabinowitz, J., Weiser, M., Kaplan, Z. and Mark, M. (1999) 'Behavioral and intellectual markers for schizophrenia in apparently healthy male adolescents', *American Journal of Psychiatry*, 156, pp. 1328–1335.

De Corte, E. (2003) 'Transfer as the productive use of acquired knowledge, skills, and motivations', *Current Directions in Psychological Science*, 12, pp. 142–146.

Deegan, P. E. (1997) 'Recovery and empowerment for people with psychiatric disabilities', *Social Work in Health Care*, 25, pp. 11–24.

—— (1998) *The Number Sense: How the Mind Creates Mathematics*. Harmondsworth: Penguin.

Delahunty, A. and Morice, R. (1993) *A Training Programme for the Remediation of Cognitive Deficits in Schizophrenia*. Albury, NSW: Dept. of Health.

Delahunty, A., Morice, R. and Frost, B. (1993) 'Specific cognitive flexibility rehabilitation in schizophrenia', *Psychological Medicine*, 23, pp. 221–227.

Delahunty, A., Reeder, C., Wykes, T., Morice, R. and Newton, E. (2002) *Revised Cognitive Remediation Therapy Manual*. London: Institute of Psychiatry.

Deldin, P. J., Keller, J., Gergen, J. A. and Miller, G. A. (2000) 'Right-posterior face processing anomaly in depression', *Journal of Abnormal Psychology*, 109, pp. 116–121.

Della Sala, S. and Logie, R. H. (1997) 'Impairments of methodology and theory in cognitive neuropsychology: a case for rehabilitation?', *Neuropsychological Rehabilitation*, 7, pp. 367–385.

Della Sala, S., Logie, R. H., Trivelli, C., Cubelli, R. and Marchetti, C. (1998) 'Dissociation between recency and span: neuropsychological and experimental evidence', *Neuropsychology*, 12, pp. 533–545.

DeSisto, M., Harding, C. M., Mccormick, R. V., Ashikaga, T. and Brooks, G. W. (1995) 'The Maine and Vermont 3-decade studies of serious mental-illness 2. Longitudinal course comparisons', *British Journal of Psychiatry*, 167, pp. 338–342.

DeSisto, M., Harding, C. M., Mccormick, R. V., Ashikaga, T. and Brooks, G. W. (1999) 'The Maine and Vermont three-decade studies of serious mental illness: longitudinal course comparisons', in P. Chohen, C. Slomkowski *et al.* (eds) *Historical and Geographical Influences on Psychopathology*. Mahwah, NJ: Lawrence Erlbaum Associates, Inc., pp. 331–348.

De Soto, C. B. (1960) 'Learning a social structure', *Journal of Abnormal and Social Psychology*, 60, pp. 417–421.

Dewey, J. (1910) *How We Think*. Buffalo, NY: Prometheus Books.

Donohoe, G. and Robertson, I. H. (2003) 'Can specific deficits in executive function explain the negative symptoms of schizophrenia? A review', *Neurocase*, 9, pp. 97–108.

Drake, R. J. and Lewis, S. W. (2003) 'Insight and neurocognition in schizophrenia', *Schizophrenia Research*, 62, pp. 165–173.

Duffy, L. and O'Carroll, R. (1994) 'Memory impairment in schizophrenia – a comparison with that observed in the alcoholic Korsakoff syndrome', *Psychological Medicine*, 24, pp. 155–165.

Dunn, R. S. and Dunn, K. J. (1979) 'Learning styles teaching styles – should they . . . can they . . . be matched', *Educational Leadership*, 36, pp. 238–244.

Durkin, D. (1978) 'What classroom observations reveal about reading comphrehensive instruction', *Reading Research Quarterly*, 14, pp. 481–533.

Dykstra, T. (1997) 'First person account: How I cope', *Schizophrenia Bulletin*, 23, pp. 697–699.

Edwards, J., Jackson, H. J. and Pattison, P. E. (2002) 'Emotion recognition via facial expression and affective prosody in schizophrenia: a methodological review', *Clinical Psychology Review*, 22, pp. 789–832.

Efron, R. (1970a) 'Effect of stimulus duration on perceptual onset and offset latencies', *Perception and Psychophysics*, 8(4), pp. 231–234.

—— (1970b) 'The relationship between duration of a stimulus and duration of a perception', *Neuropsychologia*, 8(1), pp. 37–55.

Egan, M. F., Goldberg, T. E., Gscheidle, T., Weirich, M., Bigelow, L. B. and Weinberger, D. R. (2000) 'Relative risk of attention deficits in siblings of patients with schizophrenia', *American Journal of Psychiatry*, 157, pp. 1309–1316.

Egan, M. F., Goldberg, T. E., Kolachana, B. S., Callicott, J. H., Mazzanti, C. M., Straub, R. E., Goldman, D. and Weinberger, D. R. (2001a) 'Effect of COMT Val(108/158) Met genotype on frontal lobe function and risk for schizophrenia', *Proceedings of the National Academy of Sciences of the United States of America*, 98, pp. 6917–6922.

Egan, M. F., Hyde, T. M., Bonomo, J. B., Mattay, V. S., Bigelow, L. B., Goldberg, T. E. and Weinberger, D. R. (2001b) 'Relative risk of neurological signs in siblings of patients with schizophrenia', *American Journal of Psychiatry*, 158, pp. 1827–1834.

Ekman, P. and Friesen, W. V. (1975) *Unmasking the Face: A Guide to Recognising Emotions from Facial Clues*. Englewood Cliffs, NJ: Prentice Hall.

Elvevag, B., Duncan, J. and McKenna, P. J. (2000a) 'The use of cognitive context in schizophrenia: an investigation', *Psychological Medicine*, 30, pp. 885–897.

Elvevag, B., Weinberger, D. R., Suter, J. C. and Goldberg, T. E. (2000b) 'Continuous performance test and schizophrenia: a test of stimulus-response compatibility, working memory, response readiness, or none of the above?', *American Journal of Psychiatry*, 157, pp. 772–780.

Elvevag, B., Weinstock, D. M., Akil, M., Kleinman, J. E. and Goldberg, T. E. (2001) 'A comparison of verbal fluency tasks in schizophrenic patients and normal controls', *Schizophrenia Research*, 51, pp. 119–126.

Ericsson, K. A., Chase, W. G. and Faloon, S. (1980) 'Acquisition of a memory skill', *Science*, 208, pp. 1181–1182.

Estes, W. K. and Taylor, H. A. (1964) 'Detection method + probabilistic models for assessing information processing from brief visual displays', *Proceedings of the National Academy of Sciences of the United States of America*, 52, pp. 446–453.

Faraone, S. V., Green, A. I., Seidman, L. J. and Tsuang, M. T. (2001) '"Schizotaxia": clinical implications and new directions for research', *Schizophrenia Bulletin*, 27, pp. 1–18.

Field, C., Galletly, C. Anderson, D. and Walker, P. (1997) 'Computer-aided cognitive rehabilitation: possible application to the attentional deficit of schizophrenia, a report of negative results.', *Perceptual and Motor Skills*, 85, pp. 995–1002.

Filion, D. L., Dawson, M. and Schell, A. (1998) 'The psychological significance

of human startle eyeblink modification: a review', *Biological Psychology*, 28, pp. 187–188.
Fine, C., Lumsden, J. and Blair, R. J. R. (2001) 'Dissociation between "theory of mind" and executive functions in a patient with early left amygdala damage', *Brain*, 124, pp. 287–298.
Fiszdon, J. M., Bryson, G. J., Wexler, B. E. and Bell, M. D. (2004) 'Durability of cognitive remediation training in schizophrenia: performance on two memory tasks at 6-month and 12-month follow-up', *Psychiatry Research*, 125, pp. 1–7.
Flavell, J. H. (1979) 'Meta-cognition and cognitive monitoring – new area of cognitive-developmental inquiry', *American Psychologist*, 34, pp. 906–911.
Flavell, J. H., Miller, P. H. and Miller, S. A. (2002) *Cognitive Development*, 4th edn. Upper Saddle River, NJ: Prentice Hall.
Fleming, K., Goldberg, T. E., Gold, J. M. and Weinberger, D. R. 1995, 'Verbal working-memory dysfunction in schizophrenia – use of a Brown-Peterson paradigm', *Psychiatry Research*, 56(2), pp. 155–161.
Fleming, K., Goldberg, T. E., Binks, S., Randolph, C., Gold, J. M. and Weinberger, D. R. (1997) 'Visuospatial working memory in patients with schizophrenia', *Biological Psychiatry*, 41, pp. 43–49.
Freeman, L. C., Romney, A. K. and Freeman, S. C. (1987) 'Cognitive structure and informant accuracy', *American Anthropologist*, 89, pp. 310–325.
Friedman, J. I., Harvey, P. D., McGurk, S. R., White, L., Parrella, M., Raykov, T., Coleman, T., Adler, D. N. and Davis, K. L. (2002) 'Correlates of change in functional status of institutionalized geriatric schizophrenic patients: focus on medical comorbidity', *American Journal of Psychiatry*, 159, pp. 1388–1394.
Frith, C. D. (1979) 'Consciousness, information-processing and schizophrenia', *British Journal of Psychiatry*, 134, pp. 225–235.
—— (1987) 'The positive and negative symptoms of schizophrenia reflect impairments in the perception and initiation of action', *Psychological Medicine*, 17, pp. 631–648.
—— (1992) *The Cognitive Neuropsychology of Schizophrenia*. Hove, UK: Lawrence Erlbaum Associates.
Frith, C. D. and Corcoran, R. (1996) 'Exploring "theory of mind" in people with schizophrenia', *Psychological Medicine*, 26, pp. 521–530.
Frith, C. D. and Done, D. J. (1988) 'Towards a neuropsychology of schizophrenia', *British Journal of Psychiatry*, 153, pp. 437–443.
—— (1989) 'Experiences of alien control in schizophrenia reflect a disorder in the central monitoring of action', *Psychological Medicine*, 19, pp. 359–363.
Fucetola, R., Seidman, L. J., Kremen, W. S., Faraone, S. V., Goldstein, J. M. and Tsuang, M. T. (2000) 'Age and neuropsychological function in schizophrenia: a decline in executive abilities beyond that observed in healthy volunteers', *Biological Psychiatry*, 48, pp. 137–146.
Fuchs, L. S., Fuchs, D., Prentice, K., Burch, M., Hamlett, C. L., Owen, R., Hosp, M. and Jancek, D. (2003a) 'Explicitly teaching for transfer: effects on third-grade students' mathematical problem solving', *Journal of Educational Psychology*, 95(2), pp. 293–305.
Fuchs, L. S., Fuchs, D., Prentice, K., Burch, M., Hamlett, C. L., Owen, R. and Schroeter, K. (2003b) 'Enhancing third-grade students' mathematical problem

solving with self-regulated learning strategies', *Journal of Educational Psychology*, 95, pp. 306–315.

Fujii, D. and Wylie, A. (2003) 'Neurocognition and community outcome in schizophrenia: long-term predictive validity', *Schizophrenia Research*, 59, pp. 223–279.

Furst, A. J. and Hitch, G. J. (2000) 'Separate roles for executive and phonological components of working memory in mental arithmetic', *Memory and Cognition*, 28, pp. 774–782.

Garety, P. A. and Freeman, D. (1999) 'Cognitive approaches to delusions: a critical review of theories and evidence', *British Journal of Clinical Psychology*, 38, pp. 113–154.

Garety, P. and Hemsley, D. R. (1994) *Delusions: Investigations into the Psychology of Delusional Reasoning*. Hove, UK: Psychology Press.

Garner, R. (1990) 'When children and adults do not use learning strategies – toward a theory of settings', *Review of Educational Research*, 60, pp. 517–529.

Gelman, R. and Greeno, J. (1989) 'On the nature of competence. Principles for understanding in a domain', in L. B. Resnick (ed.) *Knowing, Learning and Instruction. Essays in Honor of Robert Glaser*. Hillsdale, NJ: Lawrence Erlbaum Associates, Inc., pp. 125–186.

Gentner, D., Loewenstein, J. and Thompson, L. (2003) 'Learning and transfer: a general role for analogical encoding', *Journal of Educational Psychology*, 95, pp. 393–408.

Gick, M. L. and Holyoak, K. J. (1983) 'Schema induction and analogical transfer', *Cognitive Psychology*, 15, pp. 1–38.

Glahn, D. C., Cannon, T. D., Gur, R. E., Ragland, J. D. and Gur, R. C. (2000) 'Working memory constrains abstraction in schizophrenia', *Biological Psychiatry*, 47, pp. 34–42.

Goddard, L., Dritschel, B. and Burton, A. (2001) 'The effects of specific retrieval instruction on social problem-solving in depression', *British Journal of Clinical Psychology*, 40, pp. 297–308.

Gold, J. M., Randolph, C., Carpenter, C. J., Goldberg, T. E. and Weinberger, D. R. (1992) 'Forms of memory failure in schizophrenia', *Journal of Abnormal Psychology*, 101, pp. 487–494.

Gold, J. M., Blaxton, T. A., Hermann, B. P., Randolph, C., Fedio, P., Goldberg, T. E., Theodore, W. H. and Weinberger, D. R. (1995) 'Memory and intelligence in lateralized temporal-lobe epilepsy and schizophrenia', *Schizophrenia Research*, 17, pp. 59–65.

Gold, J. M., Carpenter, C., Randolph, C., Goldberg, T. E. and Weinberger, D. R (1997) 'Auditory working memory and Wisconsin card sorting test performance in schizophrenia', *Archives of General Psychiatry*, 54(2), pp. 159–165.

Gold, J. M., Iannone, V. N., Queern, C. and Buchanan, R. W. (1999) 'Working memory in schizophrenia: impairments in storage and processing', *Schizophrenia Research*, 36(1–3), p. 130.

Gold, J. M., Rehkemper, G., Binks, S. W., Carpenter, C. J., Fleming, K., Goldberg, T. E. and Weinberger, D. R. (2000) 'Learning and forgetting in schizophrenia', *Journal of Abnormal Psychology*, 109, pp. 534–538.

Gold, J. M., Iannone, V. N., McMahon, R. P. and Buchanan, R. W. (2001) 'Cognitive correlates of competitive employment among patients with schizophrenia', *Schizophrenia Research*, 49, p. 134.

Gold, S., Arndt, S., Nopoulos, P., O'Leary, D. S. and Andreasen, N. C. (1999) 'Longitudinal study of cognitive function in first-episode and recent-onset schizophrenia', *American Journal of Psychiatry*, 156, pp. 1342–1348.

Goldberg, T. E., Weinberger D. R., Berman, K. F., Pliskin, M. H. and Podd, M. H. (1987) 'Further evidence for dementia of the prefrontal type in schizophrenia – a controlled study of teaching the Wisconsin card sorting test', *Archives of General Psychiatry*, 44, pp. 1008–1014.

Goldberg, T. E., Weinberger, D. R., Pliskin, N. H., Berman, K. F. and Podd, M. H. (1989) 'Recall memory deficit in schizophrenia – a possible manifestation of prefrontal dysfunction', *Schizophrenia Research*, 2, pp. 251–257.

Goldberg, T. E., Torrey, E. F., Gold, J. M., Ragland, J. D., Bigelow, L. B. and Weinberger, D. R. (1993) 'Learning and memory in monozygotic twins discordant for schizophrenia', *Psychological Medicine*, 23, pp. 71–85.

Goldberg, T. E., Patterson, K. J., Taqqu, Y. and Wilder, K. (1998) 'Capacity limitations in short-term memory in schizophrenia: tests of competing hypotheses', *Psychological Medicine*, 28, pp. 665–673.

Goldman, R. S., Axelrod, B. N. and Tompkins, L. M. (1992) 'Effect of instructional cues on schizophrenic-patients performance on the Wisconsin card sorting test', *American Journal of Psychiatry*, 149(2), pp. 1718–1722.

Goldman-Rakic, P. S. (1987) 'Circuitry of primate prefrontal cortex and regulation of behavior by representational knowledge', in F. Plum and V. Mountacastle (eds) *Handbook of Physiology: The Nervous System*. Bethesda, MD: American Physiological Society, pp. 373–417.

—— (1991) 'Prefrontal cortical dysfunction in schizophrenia: the relevance of working memory,' in B. J. Carroll and J. E. Barrett (eds) *Psychopathology and the Brain*. New York: Raven Press.

—— (1992) 'Working memory and the mind', *Scientific American*, 267, pp. 111–117.

—— (1999) 'The physiological approach: functional architecture of working memory and disordered cognition in schizophrenia', *Biological Psychiatry*, 46, pp. 650–661.

Goldstein, G., Allen, D. N. and Seaton, B. E. (1998) 'A comparison of clustering solutions for cognitive heterogeneity in schizophrenia', *Journal of the International Neuropsychological Society*, 4, pp. 353–362.

Gourovitch, M. L., Goldberg, T. E. and Weinberger, D. R. (1996) 'Verbal fluency deficits in patients with schizophrenia: semantic fluency is differentially impaired as compared with phonologic fluency', *Neuropsychology*, 10, pp. 573–577.

Gouzoulis-Mayfrank, E., Voss, T. A., Morth, D., Thelen, B., Spitzer, M. and Meincke, U. (2003) 'Semantic hyperpriming in thought-disordered patients with schizophrenia: state or trait? – a longitudinal investigation', *Schizophrenia Research*, 65, pp. 65–73.

Graham, S. and Harris, K. R. (1989) 'Components analysis of cognitive strategy instruction – Effects on learning-disabled students compositions and self-efficacy', *Journal of Educational Psychology*, 81, pp. 353–361.

Granholm, E., Asarnow, R. F. and Marder, S. R. (1996) 'Display visual angle and attentional scanpaths on the span of apprehension task in schizophrenia', *Journal of Abnormal Psychology*, 105, pp. 17–24.

Grant, C., Addington, J., Addington, D. and Konnert, C. (2001) 'Social functioning in first and multiepisode schizophrenia', *Canadian Journal of Psychiatry-Revue Canadienne de Psychiatrie*, 46, pp. 746–749.

Grant, D. A. and Berg, E. A. (1948) 'A behavioral analysis of degree of reinforcement and ease of shifting to new responses in a Weigl-type card-sorting problem', *Journal of Experimental Psychology*, 38, pp. 404–411.

Gras-Vincendon, A., Danion, J. M., Grange, D., Bilik, M., Willardschroeder, D., Sichel, J. P. and Singer, L. (1994) 'Explicit memory, repetition priming and cognitive skill learning in schizophrenia', *Schizophrenia Research*, 13, pp. 117–126.

Gray, J. A., Joseph, M. H., Hemsley, D. R., Young, A. M. J., Warburton, E. C., Boulenguez, P., Grigoryan, G. A., Peters, S. L., Rawlins, J. N. P., Taib, C. T., Yee, B. K., Cassaday, H., Weiner, I., Gal, G., Gusak, O., Joel, D., Shadach, E., Shalev, U., Tarrasch, R. and Feldon, J. (1995a) 'The role of mesolimbic dopaminergic and retrohippocampal afferents to the nucleus accumbens in latent inhibition: implications for schizophrenia', *Behavioural Brain Research*, 71, pp. 19–31.

Gray, N. S., Pilowsky, L. S., Gray, J. A. and Kerwin, R. W. (1995b) 'Latent inhibition in drug-naive schizophrenics – relationship to duration of illness and dopamine D2 binding using spet', *Schizophrenia Research*, 17, pp. 95–107.

Green, M. F. (1996) 'What are the functional consequences of neurocognitive deficits in schizophrenia?', *American Journal of Psychiatry*, 153, pp. 321–330.

Green, M. F., Nuechterlein, K. H. and Breitmeyer, B. (1997) 'Backward masking performance in unaffected siblings of schizophrenic patients. Evidence for a vulnerability indicator', *Archives of General Psychiatry*, 54, pp. 465–472.

Green, M. F., Nuechterlein, K. H., Breitmeyer, B. and Mintz, J. (1999) 'Backward masking in unmedicated schizophrenic patients in psychotic remission: possible reflection of aberrant cortical oscillation', *American Journal of Psychiatry*, 156, pp. 1367–1373.

Green, M. F., Kern, R. S., Braff, D. L. and Mintz, J. (2000) 'Neurocognitive deficits and functional outcome in schizophrenia: Are we measuring the "right stuff"?', *Schizophrenia Bulletin*, 26, pp. 119–136.

Green, M. F., Marder, S. R., Glynn, S. M., McGurk, S. R., Wirshing, W. C., Wirshing, D. A., Liberman, R. P. and Mintz, J. (2002) 'The neurocognitive effects of low-dose haloperidol: a two-year comparison with risperidone', *Biological Psychiatry*, 51, pp. 972–978.

Green, M. F., Nuechterlein, K. H., Breitmeyer, B., Tsuang, J. and Mintz, J. (2003) 'Forward and backward visual masking in schizophrenia: influence of age', *Psychological Medicine*, 33, pp. 887–895.

Greenwood, K. E., Sigmundsson, T., Morris, R. G. and Wykes, T. (2000) 'A comparison of profiles of executive impairments in schizophrenia: the relationship with chronicity and symptoms', *Schizophrenia Research*, 41, p. B301.

Greenwood, K. E., Reeder, C. and Wykes, T. (2003) 'The functional outcome of executive impairments in the psychomotor poverty syndrome: verbal working memory may mediate the relationship between memory and real-life skills', *Schizophrenia Research*, 60, pp. 136–137.

Greenwood, K. E., Sigmundsson, T., Wykes, T. and Morris, R. (2004) 'Real world planning impairments in the disorganisation but not the psychomotor poverty syndrome of schizophrenia', *Schizophrenia Research*, 67, p. 271.

Greig, T. C., Bryson, G. J. and Bell, M. D. (2004) 'Theory of mind performance in schizophrenia: diagnostic, symptom, and neuropsychological correlates', *Journal of Nervous and Mental Disease*, 192, pp. 12–18.

Greve, K. W., Farrell, J. F., Besson, P. S. and Crouch, J. A. (1995) 'A psychometric analysis of the California card sorting test', *Archives of Clinical Neuropsychology*, 10, pp. 265–278.

Greve, K. W., Williams, M. C., Haas, W. G., Littell, R. R. and Reinoso, C. (1996) 'The role of attention in Wisconsin card sorting test performance', *Archives of Clinical Neuropsychology*, 11, pp. 215–222.

Greve, K. W., Ingram, F. and Bianchini, K. J. (1998) 'Latent structure of the Wisconsin card sorting test in a clinical sample', *Archives of Clinical Neuropsychology*, 13, pp. 597–609.

Grigorenko, E. L. and Sternberg, R. J. (1998) 'Dynamic testing', *Psychological Bulletin*, 124, pp. 75–111.

Gruzelier, J., Seymour, K., Wilson, L., Jolley, A. and Hirsch, S. (1988) 'Impairments on neuropsychological tests of temporo-hippocampal and fronto-hippocampal functions and word fluency in remitting schizophrenia and affective disorders', *Schizophrenia Research*, 1, pp. 191–192.

Haas, G. L., Radomsky, E. D., Montrose, D. M., Miewald, J., Keshavan, M. and Sweeney, J. A. (2003) 'Short- and long-term recovery of cognitive functioning following the first episode of schizophrenia', *Schizophrenia Research*, 60, p. 137.

Haddock, G., McCarron, J., Tarrier, N. and Faragher, E. B. (1999) 'Scales to measure dimensions of hallucinations and delusions: the psychotic symptom rating scales (PSYRATS)', *Psychological Medicine*, 29, pp. 879–889.

Hafner, H., Maurer, K., Loffler, W., An der Heiden, W., Hambrecht, M. and Schultze-Lutter, F. (2003) 'Modeling the early course of schizophrenia', *Schizophrenia Bulletin*, 29(2), pp. 325–340.

Hamera, E. and Brown, C. (2000) 'Developing a context-based performance measure for persons with schizophrenia: the test of grocery shopping skills', *American Journal of Occupation Therapy*, 54, pp. 20–25.

Hanes, K. R., Andrewes, D. G., Smith, D. J. and Pantelis, C. (1996) 'A brief assessment of executive control dysfunction: discriminant validity and homogeneity of planning, set shift, and fluency measures', *Archives of Clinical Neuropsychology*, 11, pp. 185–191.

Hans, S. L., Auerbach, J. G., Asarnow, J. R., Styr, B. and Marcus, J. (2000) 'Social adjustment of adolescents at risk for schizophrenia: the Jerusalem Infant Development Study', *Journal of the American Academy of Child and Adolescent Psychiatry*, 39, pp. 1406–1414.

Harding, C. M., Brooks, G. W., Ashikaga, T., Strauss, J. S. et al. (1987a) 'The Vermont longitudinal study of persons with severe mental illness: I. Methodology, study sample, and overall status 32 years later', *American Journal of Psychiatry*, 144, pp. 718–726.

Harding, C. M., Brooks, G. W., Ashikaga, T., Strauss, J. S. et al. (1987b) 'The Vermont longitudinal study of persons with severe mental illness: II. Long-term outcome of subjects who retrospectively met DSM-III criteria for schizophrenia', *American Journal of Psychiatry*, 144, pp. 727–735.

Harrison, G., Hopper, K., Craig, T., Laska, E., Siegel, C., Wanderling, J., Dube, K. C., Ganev, K., Giel, R., An der Heiden, W., Holmberg, S. K., Janca, A., Lee, P. W. H., Leon, C. A., Malhotra, S., Marsella, A. J., Nakane, Y., Sartorius, N., Shen, Y., Skoda, C., Thara, R., Tsirkin, S. J., Varma, V. K., Walsh, D. and Wiersma, D. (2001) 'Recovery from psychotic illness: a 15- and 25-year international follow-up study', *British Journal of Psychiatry*, 178, pp. 506–517.

Hartman, M., Steketee, M. C., Silva, S., Lanning, K. and Andersson, C. (2003) 'Wisconsin card sorting test performance in schizophrenia: the role of working memory', *Schizophrenia Research*, 63, pp. 201–217.

Harvey, P. D. (1985) 'Reality monitoring in mania and schizophrenia – the association of thought disorder and performance', *Journal of Nervous and Mental Disease*, 173, pp. 67–73.

—— (2004) 'Treatment of cognitive deficits in elderly schizophrenic patients', in R. Keefe (ed.) *Improving Cognitive Function in the Schizophrenic Patient*, 2nd edn., London: Science Press.

Harvey, P. D. and Keefe, R. S. (2001) 'Studies of cognitive change in patients with schizophrenia following novel antipsychotic treatment', *American Journal of Psychiatry*, 158, pp. 176–184.

Harvey, P. D. and Pedley, M. (1989) 'Auditory and visual distractibility in schizophrenia – clinical and medication status correlations', *Schizophrenia Research*, 2, pp. 295–300.

Harvey, P. D. and Serper, M. R. (1990) 'Linguistic and cognitive failures in schizophrenia – a multivariate analysis', *Journal of Nervous and Mental Disease*, 178, pp. 487–494.

Harvey, P. D., Davidson, M., Mueser, K. T., Parrella, M., White, L. and Powchik, P. (1997) 'Social-adaptive functioning evaluation (SAFE): a rating scale for geriatric psychiatric patients', *Schizophrenia Bulletin*, 23, pp. 131–145.

Harvey, P. D., Howanitz, E., Parrella, M., White, L., Davidson, M., Mohs, R. C., Hoblyn, J. and Davis, K. L. (1998) 'Symptoms, cognitive functioning, and adaptive skills in geriatric patients with lifelong schizophrenia: a comparison across treatment sites', *American Journal of Psychiatry*, 155, pp. 1080–1086.

Harvey, P. D., Bertisch, H. A., Friedman, J. I., Parrella, M., White, L. and Davis, K. L. (2003) 'Cognitive and functional decline in older patients with schizophrenia: evidence for threshold effects?', *Biological Psychiatry*, 53, p. 45.

Hatano, G. and Greeno, J. G. (1999) 'Commentary: alternative perspectives on transfer and transfer studies', *International Journal of Educational Research*, 31, pp. 645–654.

Hayes, R. L. and McGrath, J. J. (2001) *Cognitive Rehabilitation for People with Schizophrenia and Related Conditions (Cochrane review)*. Oxford: Update Software.

Heaton, R. K., Baade, L. E. and Johnson, K. L. (1978) 'Neuropsychological test results associated with psychiatric disorders in adults', *Psychological Bulletin*, 85, pp. 141–162.

Heaton, R., Paulsen, J. S., Mcadams, L. A., Kuck, J., Zisook, S., Braff, D., Harris, M. J. and Jeste, D. V. (1994) 'Neuropsychological deficits in schizophrenics – relationship to age, chronicity, and dementia', *Archives of General Psychiatry*, 51, pp. 469–476.

Heaton, R. K., Gladsjo, J. A., Palmer, B. W., Kuck, J., Marcotte, T. D. and Jeste, D. V. (2001) 'Stability and course of neuropsychological deficits in schizophrenia', *Archives of General Psychiatry*, 58, pp. 24–32.

Hebb, D. O. (1949) *The Organization of Behaviour*. New York: Wiley.

Hegarty, J. D., Baldessarini, R. J., Tohen, M., Waternaux, C. and Oepen, G. (1994) '100 years of schizophrenia – a metaanalysis of the outcome literature', *American Journal of Psychiatry*, 151, pp. 1409–1416.

Heilbrun, A. B. (1980) 'Impaired recognition of self-expressed thought in patients with auditory hallucinations', *Journal of Abnormal Psychology*, 89, pp. 728–736.

Heinrichs, R. W. and Zakzanis, K. K. (1998) 'Neurocognitive deficit in schizophrenia: a quantitative review of the evidence', *Neuropsychology*, 12, pp. 426–445.

Heinrichs, R. W., Ruttan, L., Zakzanis, K. K. and Case, D. (1997) 'Parsing schizophrenia with neurocognitive tests: evidence of stability and validity', *Brain and Cognition*, 35, pp. 207–224.

Hellman, S. G., Kern, R. S., Neilson, L. M. and Green, M. F. (1998) 'Monetary reinforcement and Wisconsin card sorting performance in schizophrenia: Why show me the money?', *Schizophrenia Research*, 34(1–2), pp. 67–75.

Hemsley, D. R. (1977) 'What have cognitive deficits to do with schizophrenic symptoms', *British Journal of Psychiatry*, 130, pp. 167–173.

—— (1982) 'Cognitive impairment in schizophrenia,' in A. Burton (ed.) *The Pathology and Psychology of Cognition*. London: Methuen, pp. 169–203.

—— (1987) 'An experimental psychological model for schizophrenia,' in H. Hafner, W. Gattaz and K. Janzair (eds) *Search for the Causes of Schizophrenia*, Berlin: Springer-Verlag.

—— (1993) 'A simple (or simplistic-questionable) cognitive model for schizophrenia', *Behaviour Research and Therapy*, 31, pp. 633–645.

—— 1994) 'A cognitive model for schizophrenia and its possible neural basis', *Acta Psychiatrica Scandinavica*, 90, pp. 80–86.

—— (1996) 'Schizophrenia – a cognitive model and its implications for psychological intervention', *Behavior Modification*, 20, pp. 139–169.

—— (2005) 'The schizophrenic experience: taken out of context', *Schizophrenia Bulletin*, 31, pp. 1–11.

Hepp, H. H., Maier, S., Hermle, L. and Spitzer, M. (1996) 'The Stroop effect in schizophrenic patients', *Schizophrenia Research*, 22, pp. 187–195.

Heresco-Levy, U., Ermilov, M., Giltsinsky, B., Lichtenstein, M. and Blander, D. (1999) 'Treatment-resistant schizophrenia and staff rejection', *Schizophrenia Bulletin*, 25, pp. 457–465.

Hermanutz, M. and Gestrich, J. (1991) 'Computer-assisted attention training in schizophrenics – a comparative study', *European Archives of Psychiatry and Clinical Neuroscience*, 240, pp. 282–287.

Heydebrand, G., Weiser, M., Rabinowitz, J., Hoff, A. L., Delisi, L. E. and Csernansky, J. G. (2004) 'Correlates of cognitive deficits in first episode schizophrenia', *Schizophrenia Research*, 68, pp. 1–9.

Hijman, R., Pol, H. E. H., Sitskoorn, M. M. and Kahn, R. S. (2003) 'Global intellectual impairment does not accelerate with age in patients with schizophrenia: a cross-sectional analysis', *Schizophrenia Bulletin*, 29, pp. 509–517.

Hill, S. K., Ragland, J. D., Gur, R. C. and Gur, R. E. (2002) 'Neuropsychological profiles delineate distinct profiles of schizophrenia, an interaction between memory and executive function, and uneven distribution of clinical subtypes', *Journal of Clinical and Experimental Neuropsychology*, 24, pp. 765–780.

Hirsch, S., Bowen, J., Emami, J., Cramer, P., Jolley, A., Haw, C. and Dickinson, M. (1996) 'A one year prospective study of the effect of life events and medication in the aetiology of schizophrenic relapse', *British Journal of Psychiatry*, 168, pp. 49–56.

Hodel, B. and Brenner, H. D. (1994) 'Cognitive therapy with schizophrenic patients –

conceptual basis, present state, future directions', *Acta Psychiatrica Scandinavica*, 90, pp. 108–115.
Hoff, A. L., Riordan, H., Odonnell, D. W., Morris, L. and Delisi, L. E. (1992) 'Neuropsychological functioning of 1st-episode schizophreniform patients', *American Journal of Psychiatry*, 149, pp. 898–903.
Hoff, A. L., Sakuma, M., Wieneke, M., Horon, R., Kushner, M. and Delisi, L. E. (1999) 'Longitudinal neuropsychological follow-up study of patients with first-episode schizophrenia', *American Journal of Psychiatry*, 156, pp. 1336–1341.
Hoffmann, H. and Kupper, Z. (2003) 'Predictive factors of successful vocational re-integration in patients with chronic schizophrenia', *Psychiatrische Praxis*, 30, pp. 312–317.
Hoffmann, H., Kupper, Z. and Kunz, B. (2000) 'Hopelessness and its impact on rehabilitation outcome in schizophrenia – an exploratory study', *Schizophrenia Research*, 43, pp. 147–158.
Hogarty, G. E. and Flesher, S. (1992) 'Cognitive remediation in schizophrenia – Proceed – with caution', *Schizophrenia Bulletin*, 18, pp. 51–57.
—— (1999a) 'Developmental theory for a cognitive enhancement therapy of schizophrenia', *Schizophrenia Bulletin*, 25, pp. 677–692.
—— (1999b) 'Practice principles of Cognitive Enhancement Therapy for schizophrenia', *Schizophrenia Bulletin*, 25, pp. 693–708.
Hogarty, G. E., Flesher, S., Ulrich, R., Carter, M., Greenwald, D., Pogue-Geile, M., Keshavan, M., Cooley, S., DiBarry, A. L., Garrett, A., Parapally, H. and Zoretich, R. (2004) 'Cognitive enhancement therapy for schizophrenia: effects of a 2-year randomized trial on cognitive and behaviour', *Archives of General Psychiatry*, 61, pp. 866–876.
Holthausen, E. A. E., Wiersma, D., Knegtering, R. H. and van den Bosch, R. J. (1999a) 'Psychopathology and cognition in schizophrenia spectrum disorders: the role of depressive symptoms', *Schizophrenia Research*, 39, pp. 65–71.
Holthausen, E. A. E., Wiersma, D. and van den Bosch, R. J. (1999b) 'Psychopathology and social functioning in psychotic patients with and without cognitive deficits', *Schizophrenia Research*, 36, p. 135.
Holthausen, E. A. E., Wiersma, D., Sitskoorn, M. M., Hijman, R., Dingemans, P. M., Schene, A. H. and van den Bosch, R. J. (2002) 'Schizophrenic patients without neuropsychological deficits: subgroup, disease severity or cognitive compensation?', *Psychiatry Research*, 112, pp. 1–11.
Holthausen, E. A. E., Wiersma, D., Sitskoorn, M. M., Dingemans, P. M., Schene, A. H. and van den Bosch, R. J. (2003) 'Long-term memory deficits in schizophrenia: primary or secondary dysfunction?', *Neuropsychology*, 17, pp. 539–547.
Holyoak, K. J. and Thagard, P. (1997) 'The analogical mind', *American Psychologist*, 52, pp. 35–44.
Holzman, P. and Gardner, R. (1960) 'Leveling-sharpening and memory organization', *Journal of Abnormal and Social Psychology*, 61, pp. 176–180.
Hooker, C. and Park, S. (2002) 'Emotion processing and its relationship to social functioning in schizophrenia patients', *Psychiatry Research*, 112, pp. 41–50.
Hughes, C., Kumari, V., Soni, W., Das, M., Binneman, B., Drozd, S., O'Neil, S., Mathew, V. and Sharma, T. (2003) 'Longitudinal study of symptoms and cognitive function in chronic schizophrenia', *Schizophrenia Research*, 59, pp. 137–146.
Huston, P. E. and Shakow, D. (1949) 'Learning capacity in schizophrenia – with

special reference to the concept of deterioration', *American Journal of Psychiatry*, 105, pp. 881–888.
Hutton, S. B., Puri, B. K., Duncan, L. J., Robbins, T. W., Barnes, T. R. E. and Joyce, E. M. (1998) 'Executive function in first-episode schizophrenia', *Psychological Medicine*, 28, pp. 463–473.
Huxley, P. and Thornicroft, G. (2003) 'Social inclusion, social quality and mental illness', *British Journal of Psychiatry*, 182, pp. 289–290.
Iddon, J. L., McKenna, P. J., Sahakian, B. J. and Robbins, T. W. (1998) 'Impaired generation and use of strategy in schizophrenia: evidence from visuospatial and verbal tasks', *Psychological Medicine*, 28, pp. 1049–1062.
Ihnen, G. H., Penn, D. L., Corrigan, P. W. and Martin, J. (1998) 'Social perception and social skill in schizophrenia', *Psychiatry Research*, 80, pp. 275–286.
Ikebuchi, E., Nakagome, K. and Takahashi, N. (1999) 'How do early stages of information processing influence social skills in patients with schizophrenia?', *Schizophrenia Research*, 35, pp. 255–262.
Ismail, B., Cantor-Graae, E. and Mcneil, T. F. (2000) 'Minor physical anomalies in schizophrenia: cognitive, neurological and other clinical correlates', *Journal of Psychiatric Research*, 34, pp. 45–56.
Jaeger, J., Berns, S., Tigner, A. and Douglas, E. (1992) 'Remediation of neuropsychological deficits in psychiatric populations – rationale and methodological considerations', *Psychopharmacology Bulletin*, 28, pp. 367–390.
Javitt, D. C., Strous, R. D., Grochowski, S., Ritter, W. and Cowan, N. (1997) 'Impaired precision, but normal retention, of auditory sensory ("echoic") memory information in schizophrenia', *Journal of Abnormal Psychology*, 106, pp. 315–324.
Javitt, D. C., Rabinowicz, E., Silipo, G. and Shelley, A. M. (1999) 'Electrophysiological dissection of working memory dysfunction in schizophrenia', *Schizophrenia Research*, 36, pp. 254–255.
Jeste, S. D., Patterson, T. L., Palmer, B. W., Dolder, C. R., Goldman, S. and Jeste, D. V. (2003) 'Cognitive predictors of medication adherence among middle-aged and older outpatients with schizophrenia', *Schizophrenia Research*, 63, pp. 49–58.
Johns, L. C. and McGuire, P. K. (1999) 'Verbal self-monitoring and auditory hallucinations in schizophrenia', *Lancet*, 353, pp. 469–470.
Johns, L. C. and van Os, J. (2001) 'The continuity of psychotic experiences in the general population', *Clinical Psychology Review*, 21, pp. 1125–1141.
Johns, L. C., Nazroon, J. Y., Bebbington, P. and Kuipers, E. (2002) 'Occurrence of hallucinatory experiences in a community sample and ethnic variations', *British Journal of Psychiatry*, 180, pp. 174–178.
Johnson-Laird, P. N. (1983) *Mental Models – Towards a Cognitive Science of Language, Inference and Consciousness*. Cambridge, MA: Harvard University Press.
Johnson-Selfridge, M. and Zalewski, C. (2001) 'Moderator variables of executive functioning in schizophrenia: meta-analytic findings', *Schizophrenia Bulletin*, 27, pp. 305–316.
Jones, S. H., Gray, J. A. and Hemsley, D. R. (1992) 'Loss of the kamin blocking effect in acute but not chronic schizophrenics', *Biological Psychiatry*, 32, pp. 739–755.
Jones, W., Bellugi, U., Lai, Z., Chiles, M., Reilly, J., Lincoln, A. and Adolphs, R. (2000) 'Hypersociability in Williams syndrome', *Journal of Cognitive Neuroscience*, 12, pp. 30–46.

Joseph, P. L. A., Sturgeon, D. A. and Leff, J. (1992) 'The perception of emotion by schizophrenic patients', *British Journal of Psychiatry*, 161, pp. 603–609.

Joyce, E. M., Collinson, S. L. and Crichton, P. (1996) 'Verbal fluency in schizophrenia: relationship with executive function, semantic memory and clinical alogia', *Psychological Medicine*, 26, pp. 39–49.

Joyce, E., Hutton, S., Mutsatsa, S., Gibbins, H., Webb, E., Paul, S., Robbins, T. and Barnes, T. (2002) 'Executive dysfunction in first-episode schizophrenia and relationship to duration of untreated psychosis: the West London Study', *British Journal of Psychiatry*, 181, pp. S38–S44.

Kagan, J. (1965) 'Personality and the learning process', *Daedalus*, 94, pp. 553–563.

Kahneman, D. (1973) *Attention and Effort*. Englewood Cliffs, NJ: Prentice Hall.

—— (1968) 'Method findings and theory in studies of visual masking', *Psychological Bulletin*, 70, pp. 404–425.

Kamin, L. (1968) '"Attention-like" processes in classical conditioning', in M. Jones (ed.) *Miami Symposium on the Prediction of Behavior*. Miami: University of Miami Press, pp. 9–33.

Kaney, S. and Bentall, R. P. (1992) 'Persecutory delusions and the self-serving bias – evidence from a contingency judgment task', *Journal of Nervous and Mental Disease*, 180, pp. 773–780.

Kanwisher, N. (2000) 'Domain specificity in face perception', *Nature Neuroscience*, 3, pp. 759–763.

Kapur, S. (2003) 'Psychosis as a state of aberrant salience: a framework linking biology, phenomenology, and pharmacology in schizophrenia', *American Journal of Psychiatry*, 160, pp. 13–23.

Katona, G. (1940) *Organizing and Memorizing*. New York: Columbia University Press.

Kazes, M., Danion, J. M., Berthet, L., Amado, I., Willard, D., Robert, P. and Poirier, M. F. (1999) 'Impairment of consciously controlled use of memory in schizophrenia', *Schizophrenia Research*, 36, p. 172.

Kee, K. S., Kern, R. S. and Green, M. F. (1998) 'Perception of emotion and neurocognitive functioning in schizophrenia: what's the link?', *Psychiatry Research*, 81, pp. 57–65.

Keefe, R. S. E. (1995) 'The contribution of neuropsychology to psychiatry', *American Journal of Psychiatry*, 152, pp. 6–15.

Keefe, R. S. and Gold, J. M. (2004) 'The effects of pharmacology on cognitive deficits in schizophrenia', in R. S. Keefe (ed.) *Improving Cognitive Function in the Schizophrenic Patient*, 2nd edn. London: Science Press.

Keefe, R. S. E., Roitman, S. E. L., Harvey, P. D., Blum, C. S., Dupre, R. L., Prieto, D. M., Davidson, M. and Davis, K. L. (1995) 'A pen-and-paper human analog of a monkey prefrontal cortex activation task – spatial working memory in patients with schizophrenia', *Schizophrenia Research*, 17, pp. 25–33.

Keefe, R. S. E., Silva, S. G., Perkins, D. O. and Lieberman, J. A. (1999) 'The effects of atypical antipsychotic drugs on neurocognitive impairment in schizophrenia: a review and meta-analysis', *Schizophrenia Bulletin*, 25, pp. 201–222.

Keitzman, M. L. (1991) 'Information processing and schizophrenia', in S. R. Steinhauer, J. Gruzelier and J. Zubin (eds) *Neuropsychology, Psychophysiology and Information Processing*. Amsterdam: Elsevier.

Kemp, R. and David, A. (1996) 'Psychological predictors of insight and compliance in psychotic patients', *British Journal of Psychiatry*, 169, pp. 444–450.

Kern, R. S., Green, M. F. and Goldstein, M. J. (1995) 'Modification of performance on the span of apprehension, a putative marker of vulnerability to schizophrenia', *Journal of Abnormal Psychology*, 104, pp. 385–389.

Kern, R. S., Wallace, C. J., Hellman, S. G., Womack, L. M. and Green, M. F. (1996) 'A training procedure for remediating WCST deficits in chronic psychotic patients: an adaptation of errorless learning principles. [erratum appears in J Psychiatr Res 1997 May-Jun; 31(3):1]', *Journal of Psychiatric Research*, 30, pp. 283–294.

Kern, R. S., Green, M. F. and Wallace, C. J. (1997) 'Declarative and procedural learning in schizophrenia: a test of the integrity of divergent memory systems', *Cognitive Neuropsychiatry*, 2, pp. 39–50.

Kerns, J. G. and Berenbaum, H. (2002) 'Cognitive impairments associated with formal thought disorder in people with schizophrenia', *Journal of Abnormal Psychology*, 111, pp. 211–224.

Kiefer, M., Apel, A. and Weisbrod, M. (2002) 'Arithmetic fact retrieval and working memory in schizophrenia', *Schizophrenia Research*, 53, pp. 219–227.

Klin, A. (2000) 'Attributing social meaning to ambiguous visual stimuli in higher-functioning autism and Asperger syndrome: the social attribution task', *Journal of Child Psychology and Psychiatry and Allied Disciplines*, 41(831), p. 846.

Kluwe, R. H. (1982) 'Cognitive knowledge and executive control: metacognition', in D. R. Griffin (ed.) *Animal Mind – Human mind*. New York: Springer-Verlag, pp. 201–224.

Koh, S. D., Kayton, L. and Berry, R. (1973) 'Mnemonic organization in young nonpsychotic schizophrenics', *Journal of Abnormal Psychology*, 81, pp. 299–310.

Koh, S. D., Kayton, L. and Peterson, R. A. (1976) 'Affective encoding and consequent remembering in schizophrenic young adults', *Journal of Abnormal Psychology*, 85, pp. 156–166.

Kolb, D. A. (1984) *Experiential Learning*. Englewood Cliffs, NJ: Prentice Hall.

Koreen, A. R., Siris, S. G., Chakos, M., Alvir, J., Mayerhoff, D. and Lieberman, J. (1993) 'Depression in 1st-episode schizophrenia', *American Journal of Psychiatry*, 150, pp. 1643–1648.

Koren, D., Seidman, L. J., Harrison, R. H., Lyons, M. J., Kremen, W. S., Caplan, B., Goldstein, J. M., Faraone, S. V. and Tsuang, M. T. (1998) 'Factor structure of the Wisconsin card sorting test: dimensions of deficit in schizophrenia', *Neuropsychology*, 12, pp. 289–302.

Koren, D., Seidman, L. J., Poyurovski, M., Goldsmith, M., Viksman, P., Zichel, S. and Klein, E. (2004) 'The neuropsychological basis of insight in first-episode schizophrenia: a pilot metacognitive study', *Schizophrenia Research*, 70, pp. 195–202.

Koriat, A. and Goldsmith, M. (1996) 'Monitoring and control processes in the strategic regulation of memory accuracy', *Psychological Review*, 103, pp. 490–517.

Krabbendam, L. and Aleman, A. (2003) 'Cognitive rehabilitation in schizophrenia: a quantitative analysis of controlled studies', *Psychopharmacology*, 169, pp. 376–382.

Kraepelin, E., Huntingdon, N. Y., Robert, E. (eds) (1971) *Dementia Praecox and Paraphreni*. Melbourne, NY: Krieger.

Kravariti, E., Morris, R. G., Rabe-Hesketh, S., Murray, R. M. and Frangou, S. (2003) 'The Maudsley early-onset schizophrenia study: cognitive function in adolescent-onset schizophrenia', *Schizophrenia Research*, 65, pp. 95–103.

Kremen, W. S., Seidman, L. J., Pepple, J., Tsuang, M. T. and Faraone, S. V. (1994)

'Neuropsychological risk indicators for schizophrenia – a review of family studies', *Schizophrenia Bulletin*, 20, pp. 103–119.

Kremen, W. S., Buka, S. L., Seidman, L. J., Goldstein, J. M., Koren, D. and Tsuang, M. T. (1998) 'IQ decline during childhood and adult psychotic symptoms in a community sample: a 19-year longitudinal study', *American Journal of Psychiatry*, 155, pp. 672–677.

Kremen, W. S., Hoff, A. L., Wieneke, I. and Delisi, L. E. (2000a) 'Individual cognitive profile analysis in schizophrenia: evidence from a new sample', *Biological Psychiatry*, 47, p. 106.

Kremen, W. S., Seidman, L. J., Faraone, S. V., Toomey, R. and Tsuang, M. T. (2000b) 'The paradox of normal neuropsychological function in schizophrenia', *Journal of Abnormal Psychology*, 109, pp. 743–752.

Kremen, W. S., Seidman, L. J., Faraone, S. V. and Tsuang, M. T. (2001) 'Intelligence quotient and neuropsychological profiles in patients with schizophrenia and in normal volunteers', *Biological Psychiatry*, 50(6), pp. 453–462.

Kupper, Z. and Hoffmann, H. (2000) 'Course patterns of psychosocial functioning in schizophrenia patients attending a vocational rehabilitation program', *Schizophrenia Bulletin*, 26, pp. 681–698.

Kurtz, M. (2005) 'Neurocognitive impairment across the lifespan in schizophrenia: an update', *Schizophrenia Research* (in press).

Kurtz, M. M., Moberg, P. J., Gur, R. C. and Gur, R. E. (2004a) 'Approaches to cognitive remediation of neuropsychological deficits in schizophrenia: a review and meta-analysis', *Neuropsychology Review*, 11, pp. 197–210.

Kurtz, M. M., Moberg, P. J., Mozley, L. H., Swanson, C. L., Gur, R. C. and Gur, R. E. (2001b) 'Effectiveness of an attention- and memory-training program on neuropsychological deficits in schizophrenia', *Neurorehabilitation and Neural Repair*, 15, pp. 75–80.

Kurtz, M. M., Wexler, B. E. and Bell, M. D. (2004) 'The Penn Conditional Exclusion Test (PCET): relationship to the Wisconsin card sorting test and work function in patients with schizophrenia', *Schizophrenia Research*, 68(1), pp. 95–102.

Lancaster, R. S., Evans, J. D., Bond, G. R. and Lysaker, P. H. (2003) 'Social cognition and neurocognitive deficits in schizophrenia', *Journal of Nervous and Mental Disease*, 191, pp. 295–299.

Langdon, R., Coltheart, M., Ward, P. B. and Catts, S. V. (2002) 'Theory-of-mind impairments in schizophrenia: an alternative account based on performance deficits in perspective-taking', *Schizophrenia Research*, 53, p. 139.

Laurent, A., Biloa-Tang, M., Bougerol, T., Duly, D., Anchisi, A. M., Bosson, J. L., Pellat, J., d'Amato, T. and Dalery, J. (2000) 'Executive/attentional performance and measures of schizotypy in patients with schizophrenia and in their nonpsychotic first-degree relatives', *Schizophrenia Research*, 46, pp. 269–283.

Laws, K. R., McKenna, P. J. and McCarthy, R. A. (1996) 'Reconsidering the gospel according to group studies: a neuropsychological case study approach to onset schizophrenia', *Cognitive Neuropsychiatry*, 1, pp. 319–343.

Leff, J. and Trieman, N. (2000) 'Long-stay patients discharged from psychiatric hospitals – social and clinical outcomes after five years in the community. The TAPS Project 46', *British Journal of Psychiatry*, 176, pp. 217–223.

Lemelin, S. and Baruch, P. (1998) 'Clinical psychomotor retardation and attention in depression', *Journal of Psychiatric Research*, 32, pp. 81–88.

Lencz, T., Bilder, R. M., Turkel, E., Goldman, R. S., Robinson, D., Kane, J. M. and Lieberman, J. A. (2003) 'Impairments in perceptual competency and maintenance on a visual delayed match-to-sample test in first-episode schizophrenia', *Archives of General Psychiatry*, 60, pp. 238–243.

Lenzenweger, M. F., Cornblatt, B. A. and Putnick, M. (1991) 'Schizotypy and sustained attention', *Journal of Abnormal Psychology*, 100, pp. 84–89.

Liddle, P. F. and Morris, D. L. (1991) 'Schizophrenic syndromes and frontal-lobe performance', *British Journal of Psychiatry*, 158, pp. 340–345.

Loeb, P. A. (1996) *Independent Living Scales Manual*. San Antonio, TX: Psychological Corporation.

Logie, R. H. (1995) *Visuo-Spatial Working Memory*. Hove, UK & Lawrence Erlbaum, Associates Ltd.

Lopez-Luengo, B. and Vazquez, C. (2003) 'Effects of attention process training on cognitive functioning of schizophrenic patients', *Psychiatry Research*, 119, pp. 41–53.

Lubow, R. E., Weiner, I., Schlossberg, A. and Baruch, I. (1987) 'Latent inhibition and schizophrenia', *Bulletin of the Psychonomic Society*, 25, pp. 464–467.

Luria, A. R. (1966) *Higher Cortical Functions in Man*. New York: Basic Books.

Lysaker, P. and Bell, M. (1994) 'Insight and cognitive impairment in schizophrenia – performance on repeated administrations of the Wisconsin card sorting test', *Journal of Nervous and Mental Disease*, 182, pp. 656–660.

—— (1995) 'Work Rehabilitation and Improvements in Insight in Schizophrenia', *Journal of Nervous and Mental Disease*, 183, pp. 103–106.

Lysaker, P., Bell, M. D., Zito, W. S. and Bioty, S. M. (1995) 'Social skills at work: deficits and predictors of improvement in schizophrenia', *Journal of Nervous and Mental Disease*, 183, pp. 688–692.

Lysaker, P. H., Clements, C. A., Wright, D. E., Evans, J. and Marks, K. A. (2001) 'Neurocognitive correlates of helplessness, hopelessness, and well-being in schizophrenia', *Journal of Nervous and Mental Disease*, 189, pp. 457–462.

MacCabe, J. H., Aldouri, E., Fahy, T. A., Sham, P. C. and Murray, R. M. (2002) 'Do schizophrenic patients who managed to get to university have a non-developmental form of illness?', *Psychological Medicine*, 32, pp. 535–544.

McClure, R. K. (2001) 'The visual backward masking deficit in schizophrenia', *Progress in Neuro-Psychopharmacology and Biological Psychiatry*, 25, pp. 301–311.

MacDonald, A. W. and Carter, C. S. (2002) 'Cognitive experimental approaches to investigating impaired cognition in schizophrenia: a paradigm shift', *Journal of Clinical and Experimental Neuropsychology*, 24, pp. 873–882.

Mcdowell, J. E. and Clementz, B. A. (1996) 'Ocular-motor delayed response task performance among schizophrenia patients', *Neuropsychobiology*, 34, pp. 67–71.

McGhie, A. and Chapman, J. (1961) 'Disorders of attention and perception in early schizophrenia', *British Journal of Medical Psychology*, 34, pp. 103–113.

McGurk, S. R. and Meltzer, H. Y. (2000) 'The role of cognition in vocational functioning in schizophrenia', *Schizophrenia Research*, 45, pp. 175–184.

McGurk, S. R. and Mueser, K. T. (2003) 'Cognitive functioning and employment in severe mental illness', *Journal of Nervous and Mental Disease*, 191(12), pp. 789–798.

—— (2004) 'Cognitive functioning, symptoms, and work in supported employment: a review and heuristic model', *Schizophrenia Research*, 70(2–3), pp. 147–173.

McGurk, S., Mueser, K., Harvey, P. D., LaPuglia, R. and Marder, S. R. (2003)

'Cognitive and symptom predictors of work outcomes for clients with schizophrenia in supported employment', *Psychiatric Services*, 54, pp. 1129–1135.

Mackworth, N. H. (1948) 'The breakdown of vigilance during prolonged visual search', *Quarterly Journal of Experimental Psychology*, 1, pp. 6–21.

Maher, B. A. (1974) 'Delusional thinking and perceptual disorder', *Journal of Individual Psychology*, 30, pp. 98–113.

Mahurin, R. K., Velligan, D. I. and Miller, A. L. (1998) 'Executive-frontal lobe cognitive dysfunction in schizophrenia: a symptom subtype analysis', *Psychiatry Research*, 79, pp. 139–149.

Malenka, R. C., Angel, R. W., Hampton, B. and Berger, P. A. (1982) 'Impaired central error-correcting behavior in schizophrenia', *Archives of General Psychiatry*, 39, pp. 101–107.

Mandal, M. K., Pandey, R. and Prasad, A. B. (1998) 'Facial expressions of emotions and schizophrenia: a review', *Schizophrenia Bulletin*, 24, pp. 399–412.

Massel, H. K., Corrigan, P. W., Liberman, R. P. and Milan, M. A. (1991) 'Conversation skills training of thought-disordered schizophrenic patients through attention focusing', *Psychiatry Research*, 38, pp. 51–61.

Mathews, A., Mogg, K., May, J. and Eysenck, M. (1989) 'Implicit and explicit memory bias in anxiety', *Journal of Abnormal Psychology*, 98, pp. 236–240.

Mayer, R. E. (1999) 'Multi-media aids to problem-solving transfer', *International Journal of Educational Research*, 31, pp. 611–623.

Mayer, R. and Wittrock, M. C. (1996) 'Problem-solving transfer', in D. C. Berliner and R. C. Calfee (eds) *Handbook of Educational Psychology*. New York: Macmillan, pp. 47–62.

Medalia, A., Aluma, M., Tryon, W. and Merriam, A. E. (1998) 'Effectiveness of attention training in schizophrenia', *Schizophrenia Bulletin*, 24, pp. 147–152.

Medalia, A., Dorn, H. and Watras-Gans, S. (2000a) 'Treating problem-solving deficits on an acute care psychiatric inpatient unit', *Psychiatry Research*, 97, pp. 79–88.

Medalia, A., Revheim, N. and Casey, M. (2000b) 'Remediation of memory disorders in schizophrenia', *Psychological Medicine*, 30, pp. 1451–1459.

Medalia, A., Revheim, N. and Casey, M. (2001) 'The remediation of problem-solving skills in schizophrenia', *Schizophrenia Bulletin*, 27, pp. 259–267.

Medalia, A., Revheim, N. and Casey, M. (2002) 'Remediation of problem-solving skills in schizophrenia: evidence of a persistent effect', *Schizophrenia Research*, 57, pp. 165–171.

Meichenbaum, D. H. (1966) 'Effects of social reinforcement on level of abstraction in schizophrenics', *Journal of Abnormal Psychology*, 71, pp. 354–362.

—— (1969) 'Effects of instructions and reinforcement on thinking and language behavior of schizophrenics', *Behaviour Research and Therapy*, 7, pp. 101–114.

Meichenbaum, D. and Cameron, R. (1973) 'Training schizophrenics to talk to themselves – means of developing attentional controls', *Behavior Therapy*, 4, pp. 515–534.

Menditto, A. A., Baldwin, L. J., Oneal, L. G. and Beck, N. C. (1991) 'Social learning procedures for increasing attention and improving basic skills in severely regressed institutionalized patients', *Journal of Behavior Therapy and Experimental Psychiatry*, 22, pp. 265–269.

Messick, S. (1976) *Individuality in Learning*. San Francisco: Jossey-Bass.

Miller, W. R. and Rollnick, S. (2002), *Motivational Interviewing: Preparing People for Change*, 2nd edn. New York: Guilford Press.

Miller, S., Saccuzzo, D. P. and Braff, D. L. (1979) 'Information processing deficit in remitted schizophrenics', *Journal of Abnormal Psychology*, 88, pp. 446–449.

Minzenberg, M. J., Ober, B. A. and Vinogradov, S. (2002) 'Semantic priming in schizophrenia: a review and synthesis', *Journal of the International Neuropsychological Society*, 8, pp. 699–720.

Mirsky, A. F. (1988) 'Research on schizophrenia in the Nimh Laboratory of Psychology and Psychopathology, 1954–1987', *Schizophrenia Bulletin*, 14, pp. 151–156.

Mirsky, A. F., Lochhead, S. J., Jones, B. P., Kugelmass, S., Walsh, D. and Kendler, K. S. (1992) 'On familial factors in the attentional deficit in schizophrenia – a review and report of 2 new subject samples', *Journal of Psychiatric Research*, 26, pp. 383–403.

Moelter, S. T., Hill, S. K., Ragland, J. D., Lunardelli, A., Gur, R. C., Gur, R. E. and Moberg, P. J. (2001) 'Controlled and automatic processing during animal word list generation in schizophrenia', *Neuropsychology*, 15, pp. 502–509.

Moritz, S., Mersmann, K., Kloss, M., Jacobsen, D. Andresen, B., Krausz, M., Pawlik, K. and Naber, D. (2001) 'Enhanced semantic priming in thought-disordered schizophrenic patients using a word pronunciation task', *Schizophrenia Research*, 48, pp. 301–305.

Morris, R. G., Rushe, T., Woodruffe, P. W. R. and Murray, R. M. (1995) 'Problem-solving in schizophrenia – a specific deficit in planning ability', *Schizophrenia Research*, 14, pp. 235–246.

Morrison, R. L., Bellack, A. S. and Mueser, K. T. (1988) 'Deficits in facial-affect recognition and schizophrenia', *Schizophrenia Bulletin*, 14, pp. 67–83.

Mueser, K. T., Bellack, A. S., Douglas, M. S. and Wade, J. H. (1991) 'Prediction of social skill acquisition in schizophrenic and major affective-disorder patients from memory and symptomatology', *Psychiatry Research*, 37, pp. 281–296.

Mueser, K. T., Kosmidis, M. H. and Sayers, M. D. (1992) 'Symptomatology and the prediction of social skills acquisition in schizophrenia', *Schizophrenia Research*, 8, pp. 59–68.

Mueser, K. T., Becker, D. R., Torrey, W. C., Xie, H. Y., Bond, G. R., Drake, R. E. and Dain, B. J. (1997) 'Work and nonvocational domains of functioning in persons with severe mental illness: a longitudinal analysis', *Journal of Nervous and Mental Disease*, 185, pp. 419–426.

Murphy, D. and Cutting, J. (1990) 'Prosodic comprehension and expression in schizophrenia', *Journal of Neurology Neurosurgery and Psychiatry*, 53, pp. 727–730.

Murray, R. M., O'Callaghan, E., Castle, D. J. and Lewis, S. W. (1992) 'A neurodevelopmental approach to the classification of schizophrenia', *Schizophrenia Bulletin*, 18, pp. 319–332.

Myin-Germeys, I., Krabbendam, L., Jolles, J., Delespaul, P. A. and van Os, J. (2002) 'Are cognitive impairments associated with sensitivity to stress in schizophrenia? An experience sampling study', *American Journal of Psychiatry*, 159, pp. 443–449.

Nathaniel-James, D. A. and Frith, C. D. (1996) 'Confabulation in schizophrenia: evidence of a new form?', *Psychological Medicine*, 26, pp. 391–399.

Nathaniel-James, D. A., Brown, R. and Ron, M. A. (1996) 'Memory impairment in schizophrenia: its relationship to executive function', *Schizophrenia Research*, 21, pp. 85–96.

Nebes, R. D., Butters, M. A., Mulsant, B. H., Pollock, B. G., Zmuda, M. D., Houck, P. R. and Reynolds, C. F. (2000) 'Decreased working memory and processing speed mediate cognitive impairment in geriatric depression', *Psychological Medicine*, 30, pp. 679–691.

Neely, J. H. (1991) 'Semantic context and word recognition – a citation-classic commentary on semantic priming and retrieval from lexical memory – evidence for facilitatory and inhibitory processes and semantic priming and retrieval from lexical memory – roles of inhibition less spreading activation and limited capacity attention by Neely, J.H', *Current Contents/Social and Behavioral Sciences*, 20, p. 10.

Neisser, U. (1968) *Cognitive Psychology*. Englewood Cliffs, NJ: Prentice Hall.

Nelson, H. E., Pantelis, C., Carruthers, K., Speller, J., Baxendale, S. and Barnes, T. R. E. (1990) 'Cognitive functioning and symptomatology in chronic schizophrenia', *Psychological Medicine*, 20, pp. 357–365.

Ngan, E. T. C. and Liddle, P. F. (2000) 'Reaction time, symptom profiles and course of illness in schizophrenia', *Schizophrenia Research*, 46(2–3), pp. 195–201.

Nietfeld, J. L. and Schraw, G. (2002) 'The effect of knowledge and strategy training on monitoring accuracy', *Journal of Educational Research*, 95, pp. 131–142.

Nieuwenstein, M. R., Aleman, A. and de Haan, E. H. F. (2001) 'Relationship between symptom dimensions and neurocognitive functioning in schizophrenia: a meta-analysis of WCST and CPT studies', *Journal of Psychiatric Research*, 35, pp. 119–125.

Nisbet, H., Siegert, R., Hunt, M. and Fairley, N. (1996) 'Improving schizophrenic in-patients' Wisconsin card-sorting performance', *British Journal of Clinical Psychology*, 35, pp. 631–633.

Nopoulos, P., Flashman, L., Flaum, M., Arndt, S. and Andreasen, N. (1994) 'Stability of cognitive functioning early in the course of schizophrenia', *Schizophrenia Research*, 14, pp. 29–37.

Norman, D. A. and Shallice, T. (1986) 'Attention and action: willed and automatic human control of behaviour,' in R. J. Davidson, G. E. Schwartz and D. Shapiro (eds) *Consciousness and Self-Regulation*, 4th edn. New York: Plenum Press, pp. 1–18.

Novic, J., Luchins, D. J. and Perline, R. (1984) 'Facial affect recognition in schizophrenia. Is there a differential deficit', *British Journal of Psychiatry*, 144, pp. 533–537.

Nuechterlein, K. H. (1983) 'Pre-emptive thinking and schizophrenia research – psychosis and schizophrenia – cerebral mechanisms, autonomic responsiveness, and attention in schizophrenia – discussion', *Nebraska Symposium on Motivation*, 31, pp. 319–344.

Nuechterlein, K. H. and Dawson, M. E. (1984) 'Information processing and attentional functioning in the developmental course of schizophrenic disorder', *Schizophrenia Bulletin*, 10, pp. 160–203.

Nuechterlein, K. H. and Green, M. F. (1991) 'Neuropsychological vulnerability or episode factors in schizophrenia', *Behavioral and Brain Sciences*, 14, p. 37.

Nuechterlein, K. H., Dawson, M. E., Gitlin, M., Ventura, J., Goldstein, M. J., Snyder, K. S., Yee, C. M. and Mintz, J. (1992) 'Developmental processes in schizophrenic disorders – longitudinal studies of vulnerability and stress', *Schizophrenia Bulletin*, 18, pp. 387–425.

Nuechterlein, K. H., Dawson, M. E. and Green, M. F. (1994) 'Information-processing abnormalities as neuropsychological vulnerability indicators for schizophrenia', *Acta Psychiatrica Scandinavica*, 90, pp. 71–79.

Oades, R. D., Muller, B. W., Bender, S. and Sartory, G. (2000) 'A conditioned blocking impairment in nonparanoid schizophrenia: onset age and illness duration', *Schizophrenia Research*, 41, p. B318.

O'Carroll, R. E., Russell, H. H., Lawrie, S. M. and Johnstone, E. C. (1999) 'Errorless learning and the cognitive rehabilitation of memory – impaired schizophrenic patients', *Psychological Medicine*, 29, pp. 105–112.

Olbrich, R. and Mussgay, L. (1990) 'Reduction of schizophrenic deficits by cognitive training – an evaluative study', *European Archives of Psychiatry and Clinical Neuroscience*, 239, pp. 366–369.

O'Leary, D. S., Flaum, M., Kesler, M. L., Flashman, L. A., Arndt, S. and Andreasen, N. C. (2000) 'Cognitive correlates of the negative, disorganized, and psychotic symptom dimensions of schizophrenia', *Journal of Neuropsychiatry and Clinical Neurosciences*, 12, pp. 4–15.

Oliver, N. and Kuipers, E. (1996) 'Stress and its relationship to expressed emotion in community mental health workers', *International Journal of Social Psychiatry*, 42, pp. 150–159.

Oltmanns, T. F., Ohayon, J. and Neale, J. M. (1978) 'Effect of anti-psychotic medication and diagnostic criteria on distractibility in schizophrenia', *Journal of Psychiatric Research*, 14, pp. 81–91.

Palmer, B. W., Heaton, R. K., Paulsen, J. S., Kuck, J., Braff, D., Harris, M. J., Zisook, S. and Jeste, D. V. (1997) 'Is it possible to be schizophrenic yet neuropsychologically normal?', *Neuropsychology*, 11, pp. 437–446.

Palmer, B. W., Heaton, R. K., Gladsjo, J. A., Evans, J. D., Patterson, T. L., Golshan, S. and Jeste, D. V. (2002) 'Heterogeneity in functional status among older outpatients with schizophrenia: employment history, living situation, and driving', *Schizophrenia Research*, 55, pp. 205–215.

Pantelis, C., Barnes, T. R. E., Nelson, H. E., Tanner, S., Weatherley, L., Owen, A. M. and Robbins, T. W. (1997) 'Frontal-striatal cognitive deficits in patients with chronic schizophrenia', *Brain*, 120, pp. 1823–1843.

Pantelis, C., Barber, F. Z., Barnes, T. R. E., Nelson, H. E., Owen, A. M. and Robbins, T. W. (1999) 'Comparison of set-shifting ability in patients with chronic schizophrenia and frontal lobe damage', *Schizophrenia Research*, 37, pp. 251–270.

Pantelis, C., Stuart, G. W., Nelson, H. E., Robbins, T. W. and Barnes, T. R. E. (2001) 'Spatial working memory deficits in schizophrenia: relationship with tardive dyskinesia and negative symptoms', *American Journal of Psychiatry*, 158, pp. 1276–1285.

Paris, S. G. and Winograd, P. (1990) 'Promoting metacognition and motivation of exceptional children', *Remedial and Special Education*, 11, pp. 7–15.

Park, S. and Holzman, P. S. (1992) 'Schizophrenics show spatial working memory deficits', *Archives of General Psychiatry*, 49, pp. 975–982.

Patel, A., Everitt, B., Knapp, M., Reeder, C. and Wykes, T. (2004) 'Schizophrenia patients with cognitive deficits: costs and factors associated with costs', *Schizophrenia Research*, 67, p. 274.

Patterson, T. L., Klapow, J. C., Eastham, J., Heaton, R. K., Evans, J. D., Koch, W. L. and Jeste, D. V. (1998) 'Correlates of functional status in older patients with schizophrenia', *Psychiatry Research*, 80, pp. 41–52.

Paulsen, J. S., Heaton, R. K. and Jeste, D. V. (1994) 'Neuropsychological impairment and in tardive dyskinesia', *Neuropsychology*, 8, pp. 227–241.

Paulsen, J. S., Heaton, R. K., Sadek, J. R., Perry, W., Dellis, D. C., Kruck, J., Zisook, S., Jeste, D. V. and Braff, D. L. (1995) 'Learning and memory in schizophrenia', *Schizophrenia Research*, 15, p. 109.

Peer, J., Rothmann, T., Penrod, R., Penn, D. and Spaulding, W. (2004) 'Social cognitive biases and neurocognitive deficits in paranoid symptoms: evidence for an interaction effect and changes during treatment', *Schizophrenia Research*, 71(2–3), pp. 463–471.

Penades, R., Boget, T., Lomena, F., Bernardo, M., Mateos, J. J., Laterza, C., Pavia, J. and Salamero, M. (2000) 'Brain perfusion and neuropsychological changes in schizophrenic patients after cognitive rehabilitation', *Psychiatry Research-Neuroimaging*, 98, pp. 127–132.

Penades, R., Boget, T., Lomena, F., Mateos, J. J., Catalan, R., Gasto, C. and Salamero, M. (2002) 'Could the hypofrontality pattern in schizophrenia be modified through neuropsychological rehabilitation?', *Acta Psychiatrica Scandinavica*, 105, pp. 202–208.

Penades, R., Boget, T., Catalan, R., Bernardo, M., Gasto, C. and Salamero, M. (2003) 'Cognitive mechanisms, psychosocial functioning, and neurocognitive rehabilitation in schizophrenia', *Schizophrenia Research*, 63, pp. 219–227.

Penn, D. L., Mueser, K. T., Spaulding, W., Hope, D. A. and Reed, D. (1995) 'Information processing and social competence in chronic schizophrenia', *Schizophrenia Bulletin*, 21, pp. 269–281.

Penn, D. L., Corrigan, P. W., Bentall, R. P., Racenstein, J. M. and Newman, L. (1997a) 'Social cognition in schizophrenia', *Psychological Bulletin*, 121, pp. 114–132.

Penn, D. L., Spaulding, W., Reed, D., Sullivan, M., Mueser, K. T. and Hope, D. A. (1997b) 'Cognition and social functioning in schizophrenia', *Psychiatry – Interpersonal and Biological Processes*, 60, pp. 281–291.

Penn, D. L., Ritchie, M., Francis, J., Combs, D. and Martin, J. (2002) 'Social perception in schizophrenia: the role of context', *Psychiatry Research*, 109, pp. 149–159.

Perlstein, W. M., Carter, C. S., Barch, D. M. and Baird, J. W. (1998) 'The Stroop task and attention deficits in schizophrenia: a critical evaluation of card and single-trial Stroop methodologies', *Neuropsychology*, 12(3), pp. 414–425.

Perry, W., Heaton, R. K., Potterat, E., Roebuck, T., Minassian, A. and Braff, D. L. (2001a) 'Working memory in schizophrenia: transient "online" storage versus executive functioning', *Schizophrenia Bulletin*, 27, pp. 157–176.

Perry, W., Potterat, E. G. and Braff, D. L. (2001b) 'Self-monitoring enhances Wisconsin card sorting test performance in patients with schizophrenia: performance is improved by simply asking patients to verbalize their sorting strategy', *Journal of the International Neuropsychological Society*, 7, pp. 344–352.

Phillips, W. and Silverstein, S. (2003) 'Convergence of biological and psychological perspectives on cognitive co-ordination in schizophrenia', *Behavioural and Brain Sciences*, 26, pp. 65–138.

Pickup, G. J. and Frith, C. D. (2001) 'Theory of mind impairments in schizophrenia: symptomatology, severity and specificity', *Psychological Medicine*, 31, pp. 207–220.

Pilling, S., Bebbington, P., Kuipers, E., Garety, P., Geddes, J., Orbach, G. and Morgan, C. (2002a) 'Psychological treatments in schizophrenia: I. Meta-analysis of family intervention and cognitive behaviour therapy', *Psychological Medicine*, 32, pp. 763–782.

Pilling, S., Bebbington, P., Kuipers, E., Garety, P., Geddes, J., Martindale, B., Orbach, G. and Morgan, C. (2002b) 'Psychological treatments in schizophrenia: II. Meta-analyses of randomized controlled trials of social skills training and cognitive remediation', *Psychological Medicine*, 32, pp. 783–791.

Pinkham, A. E., Penn, D. L., Perkins, D. O. and Lieberman, J. (2003) 'Implications for the neural basis of social cognition for the study of schizophrenia', *American Journal of Psychiatry*, 160, pp. 815–824.

Poole, J. H., Ober, B. A., Shenaut, G. K. and Vinogradov, S. (1999) 'Independent frontal-system deficits in schizophrenia: cognitive, clinical, and adaptive implications', *Psychiatry Research*, 85, pp. 161–176.

Posner, M. I. and Boies, S. J. (1971) 'Components of attention', *Psychological Review*, 78, pp. 391–408.

Pukrop, R., Matuschek, E., Ruhrmann, S., Brockhaus-Dumke, A., Tendolkar, I., Bertsch, A. and Klosterkotter, J. (2003) 'Dimensions of working memory dysfunction in schizophrenia', *Schizophrenia Research*, 62, pp. 259–268.

Rabinowicz, E. F., Opler, L. A., Owen, D. R. and Knight, R. A. (1996) 'Dot enumeration perceptual organization task (DEPOT): evidence for a short-term visual memory deficit in schizophrenia', *Journal of Abnormal Psychology*, 105, pp. 336–348.

Rabinowicz, E. F., Silipo, G., Goldman, R. and Javitt, D. C. (2000) 'Auditory sensory dysfunction in schizophrenia – imprecision or distractibility?', *Archives of General Psychiatry*, 57, pp. 1149–1155.

Ragland, J. D., Moelter, S. T., McGrath, C., Hill, S. K., Gur, R. E., Bilker, W. B., Siegel, S. J. and Gur, R. C. (2003) 'Levels-of-processing effect on word recognition in schizophrenia', *Biological Psychiatry*, 54, pp. 1154–1161.

Reber, A. S. (1967) 'Implicit learning of artificial grammars', *Journal of Verbal Learning and Verbal Behavior*, 6, pp. 855–863.

Reed, R. A., Harrow, M., Herbener, E. S. and Martin, E. M. (2002) 'Executive function in schizophrenia: is it linked to psychosis and poor life functioning?', *Journal of Nervous and Mental Disease*, 190, pp. 725–732.

Reeder, C., Newton, E., Frangou, S. and Wykes, T. (2004) 'Which executive skills should we target to affect social functioning and symptom change? A study of a cognitive remediation therapy program', *Schizophrenia Bulletin*, 30, pp. 87–100.

Reitan, R. (1958) 'Validity of the trail making test as an indicator of organic brain damage', *Perceptual and Motor Skills*, 8, pp. 271–276.

Rempfer, M., Hamera, E., Brown, C. and Cromwell, R. (2003) 'The relations between cognition and the independent living skill of shopping in people with schizophrenia', *Psychiatry Research*, 117, pp. 103–112.

Revheim, N., Kamintzer, D., Casey, M. and Medalia, A. (2001) 'Implementation of a cognitive rehabilitation program in an IPRT setting', *Psychiatric Rehabiliation Skills*, 5, pp. 403–425.

Riding, R. J. and Buckle, C. F. (1990) *Learning Styles and Training Performance*. Sheffield: Training Agency.

Riding, R. and Cheema, I. (1991) 'Cognitive styles: an overview and integration', *Educational Psychology* 11, pp. 193–215.

Riding, R. J., Glass, A. and Douglas, G. (1993) 'Individual differences in thinking:

cognitive and neurophysiological perspectives. Special issues: Thinking', *Educational Psychology*, 13, pp. 267–279.

Robertson I. T. (1985) 'Human information-processing strategies and syle', *Behaviour and Information Technology*, 4, pp. 19–29.

Rojas-Drummond, S., Mercer, N. and Dabrowski, E. (2001) 'Collaboration, scaffolding and the promotion of problem solving strategies in Mexican pre-schoolers', *European Journal of Psychology of Education*, 16, pp. 179–196.

Rosenbaum, G., Mackavey, W. R. and Grisell, J. L. (1957) 'Effects of biological and social motivation on schizophrenic reaction time', *Journal of Abnormal and Social Psychology*, 54, pp. 364–368.

Rosenfarb, I. S., Nuechterlein, K. H., Goldstein, M. J. and Subotnik, K. L. (2000) 'Neurocognitive vulnerability, interpersonal criticism, and the emergence of unusual thinking by schizophrenic patients during family transactions', *Archives of General Psychiatry*, 57, pp. 1174–1179.

Ross, R. G., Harris, J. G., Olincy, A. and Radant, A. (2000) 'Eye movement task measures inhibition and spatial working memory in adults with schizophrenia, ADHD, and a normal comparison group', *Psychiatry Research*, 95, pp. 35–42.

Rossell, S. L. and David, A. S. (1997) 'Improving performance on the WCST: variations on the original procedure', *Schizophrenia Research*, 28, pp. 63–76.

Rund, B. R. (1998) 'A review of longitudinal studies of cognitive functions in schizophrenia patients', *Schizophrenia Bulletin*, 24, pp. 425–435.

Rund, B. R., Melle, I., Friis, S., Larsen, T. K., Midboe, L. J., Opjordsmoen, S., Simonsen, E., Vaglum, P. and McGlashan, T. (2004) 'Neurocognitive dysfunction in first-episode psychosis: correlates with symptoms, premorbid adjustment, and duration of untreated psychosis', *American Journal of Psychiatry*, 161, pp. 466–472.

Rushe, T. M., Morris, R. G., Miotto, E. C., Feigenbaum, J. D., Woodruff, P. W. R. and Murray, R. M. (1999) 'Problem-solving and spatial working memory in patients with schizophrenia and with focal frontal and temporal lobe lesions', *Schizophrenia Research*, 37, pp. 21–33.

Russell, A. J., Munro, J. C., Jones, P. B., Hemsley, D. R. and Murray, R. M. (1997) 'Schizophrenia and the myth of intellectual decline', *American Journal of Psychiatry*, 154, pp. 635–639.

Rutschmann, J., Cornblatt, B. and Erlenmeyerkimling, L. (1986) 'Sustained attention in children at risk for schizophrenia – findings with 2 visual continuous performance tests in a new sample', *Journal of Abnormal Child Psychology*, 14, pp. 365–385.

Salamé, P., Danion, J. M., Peretti, S. and Cuervo, C. (1998) 'The state of functioning of working memory in schizophrenia', *Schizophrenia Research*, 30, pp. 11–29.

Salokangas, R. K. R. (1983) 'Prognostic implications of the sex of schizophrenic patients', *British Journal of Psychiatry*, 142, pp. 145–151.

Sandford, J. A. and Browne, R. J. (2004) *Captain's Log [CD-ROM]: Cognitive Training System. Version 1.0*. Indianapolis: Psychological Software Services.

Sawyer, R. J., Graham, S. and Harris, K. R. (1992) 'Direct teaching, strategy instruction, and strategy instruction with explicit self-regulation – effects on the composition skills and self-efficacy of students with learning disabilities', *Journal of Educational Psychology*, 84, pp. 340–352.

Sayers, S. L., Bellack, A. S., Mueser, K. T., Tierney, A. M., Wade, J. H. and Morrison,

R. L. (1995) 'Family interactions of schizophrenic and schizoaffective patients – determinants of relatives' negativity', *Psychiatry Research*, 56, pp. 121–134.

Saykin, A. J., Gur, R. C., Gur, R. E., Mozley, P. D., Mozley, L. H., Resnick, S. M., Kester, D. B. and Stafiniak, P. (1991) 'Neuropsychological function in schizophrenia – selective impairment in memory and learning', *Archives of General Psychiatry*, 48, pp. 618–624.

Saykin, A. J., Shtasel, D. L., Gur, R. E., Kester, D. B., Mozley, L. H., Stafiniak, P. and Gur, R. C. (1994) 'Neuropsychological deficits in neuroleptic naive patients with first-episode schizophrenia', *Archives of General Psychiatry*, 51, pp. 124–131.

Schacter, D. L. (1987) 'Implicit memory – history and current status', *Journal of Experimental Psychology – Learning Memory and Cognition*, 13, pp. 501–518.

Schank, R. C. (1977) *Scripts, Plans, Goals, and Understanding.* Hillsdale, NY: Lawrence Erlbaum Associates, Inc.

Schmand, B., Brand, N. and Kuipers, T. (1992) 'Procedural learning of cognitive and motor skills in psychotic patients', *Schizophrenia Research*, 8, pp. 157–170.

Schneider, F., Heimann, H., Himer, W., Huss, D., Mattes, R. and Adam, B. (1990) 'Computer-based analysis of facial action in schizophrenic and depressed patients', *European Archives of Psychiatry and Clinical Neuroscience*, 240, pp. 67–76.

Schuepbach, D., Keshavan, M. S., Kmiec, J. A. and Sweeney, J. A. (2002) 'Negative symptom resolution and improvements in specific cognitive deficits after acute treatment in first-episode schizophrenia', *Schizophrenia Research*, 53, pp. 249–261.

Schunk, D. H. (1986) 'Vicarious influences on self-efficacy for cognitive skill learning', *Journal of Social and Clinical Psychology*, 4, pp. 316–327.

—— (1996) 'Goal and self-evaluative influences during children's cognitive skill learning', *American Educational Research Journal*, 33(2), pp. 359–382.

Seidman, L. J., Lanca, M., Kremen, W. S., Faraone, S. V. and Tsuang, M. T. (2003) 'Organizational and visual memory deficits in schizophrenia and bipolar psychoses using the Rey-Osterrieth complex figure: effects of duration of illness', *Journal of Clinical and Experimental Neuropsychology*, 25, pp. 949–964.

Sergi, M. J. and Green, M. F. (2003) 'Social perception and early visual processing in schizophrenia', *Schizophrenia Research*, 59, pp. 233–241.

Serper, M. R. and Harvey, P. D. (1994) 'The need to integrate neuropsychological and experimental schizophrenia research', *Schizophrenia Bulletin*, 20, pp. 1–11.

Servan-Schreiber, D., Cohen, J. D. and Steingard, S. (1996) 'Schizophrenic deficits in the processing of context – a test of a theoretical model', *Archives of General Psychiatry*, 53, pp. 1105–1112.

Shallice, T. (1982) 'Specific impairments of planning', *Philosophical Transactions of the Royal Society of London Series B – Biological Sciences*, 298, pp. 199–209.

—— (1988) *From Neuropsychology to Mental Structure.* Cambridge: Cambridge University Press.

Shallice, T. and Burgess, P. (1990) 'The frontal lobes and failures of supervisory control', *Quarterly Journal of Experimental Psychology Section A – Human Experimental Psychology*, 42, pp. 201–202.

—— (1996) 'The domain of supervisory processes and temporal organization of behaviour', *Philosophical Transactions of the Royal Society of London Series B – Biological Sciences*, 351, pp. 1405–1411.

Shallice, T. and Warrington, E. K. (1970) 'Independent functioning of verbal memory stores – a neuropsychological study', *Quarterly Journal of Experimental Psychology*, 22, pp. 261–273.

Shallice, T., Burgess, P. W. and Frith, C. D. (1991) 'Can the neuropsychological case study approach be applied to schizophrenia', *Psychological Medicine*, 21, pp. 661–673.

Shapiro, M. B. and Nelson, E. H. (1955) 'An investigation of the nature of cognitive impairment in co-operative psychiatric patients', *British Journal of Medical Psychology*, 28, pp. 239–256.

Shapiro, M. B. and Ravenette, A. T. (1959) 'A preliminary experiment on paranoid delusions', *Journal of Mental Science*, 105, pp. 295–312.

Shepherd, M., Watt, D., Falloon, I. and Smeeton, N. (1989) 'The natural history of schizophrenia – a 5-year follow-up study of outcome and prediction in a representative sample of schizophrenics', *Psychological Medicine*, 15(46).

Shute, V. J. and Gawlick, L. A. (1995) 'Practice effects on skill acquisition, learning outcome, retention, and sensitivity to relearning', *Human Factors*, 37, pp. 781–803.

Silver, H., Feldman, P., Bilker, W. and Gur, R. C. (2003) 'Working memory deficit as a core neuropsychological dysfunction in schizophrenia', *American Journal of Psychiatry*, 160, pp. 1809–1816.

Silverstein, S. M., Menditto, A. A. and Stuve, P. (1999) 'Shaping procedures as cognitive retraining techniques in individuals with severe and persistent mental illness', *Psychiatric Rehabilitation Skills*, 3, pp. 59–76.

Silverstein, S. M., Menditto, A. A. and Stuve, P. (2001) 'Shaping attention span: an operant conditioning procedure to improve neurocognition and functioning in schizophrenia', *Schizophrenia Bulletin*, 27, pp. 247–257.

Singely, M. and Anderson, J. (1989) *The Transfer of Cognitive Skills*. Cambridge, MA: Harvard University Press.

Smith, T. E., Hull, J. W., Huppert, J. D. *et al.* (2002) 'Recovery from psychosis in schizophrenia and schizoaffective disorder: symptoms and neurocognitive rate-limiters for the development of social behavior skills', *Schizophrenia Research*, 55, pp. 229–237.

Snitz, B. E., Curtis, C. E., Zald, D. H., Katsanis, J. and Iacono, W. G. (1999) 'Neuropsychological and oculomotor correlates of spatial working memory performance in schizophrenia patients and controls', *Schizophrenia Research*, 38, pp. 37–50.

Sohlberg, M. and Mateer, C. (1987) 'Effectiveness of an attention-training program', *Journal of Clinical and Experimental Neuropsychology*, 9, pp. 117–130.

Sonnier, I. L. (1991) 'Hemisphericity: a key to understanding individual differences among teachers and learners', *Journal of Instructional Psychology*, 18, pp. 17–22.

Spaulding, D. M. (2003) 'Reflections: back from remission', *American Journal of Nursing*, 103, p. 31.

Spaulding, W. and Sullivan, M. (1992) 'From laboratory to clinic: psychological methods and principles in psychiatric rehabilitation', in R. P. Liberman (ed.) *Handbook of Psychiatric Rehabilitation*. New York: Macmillan, pp. 30–55.

Spaulding, W., Huntzinger, R. S., Lecompte, P. and Cromwell, R. L. (1984) 'Clinical and etiological implications of a specific attention deficit in schizophrenia', *Journal of Nervous and Mental Disease*, 172, pp. 279–286.

Spaulding, W. D., Storms, L., Goodrich, V. and Sullivan, M. (1986) 'Applications of experimental psychopathology in psychiatric rehabilitation', *Schizophrenia Bulletin*, 12, pp. 560–577.

Spaulding, W., Reed, D., Storzbach, D., Sullivan, M. and Weiler, M. (1998) 'The effects of a remediational approach to cognitive therapy for schizophrenia 3826', in T. Wykes, N. Tarrier *et al.* (eds) *Outcome and Innovation in Psychological Treatment of Schizophrenia*. Chichester: Wiley, pp. 145–160.

Spaulding, W. D., Fleming, S. K., Reed, D., Sullivan, M., Storzbach, D. and Lam, M. (1999a) 'Cognitive functioning in schizophrenia: implications for psychiatric rehabilitation', *Schizophrenia Bulletin*, 25, pp. 275–289.

Spaulding, W. D., Reed, D., Sullivan, M., Richardson, C. and Weiler, M. (1999) 'Effects of cognitive treatment in psychiatric rehabilitation', *Schizophrenia Bulletin*, 25, pp. 657–676.

Spaulding, W. D., Sullivan, M. E. and Poland, J. S. (2003) *Treatment and Rehabilitation of Severe Mental Illness*. New York: Guilford Press.

Sperling, G. (1960) 'The information avaliable in brief visual presentation', *Psychological Monographs*, 74, p. 29.

Spitzer, M., Braun, U., Maier, S., Hermle, L. and Maher, B. A. (1993) 'Indirect semantic priming in schizophrenic patients', *Schizophrenia Research*, 11, pp. 71–80.

Squire, L. R. and Cohen, N. (1979) 'Memory and amnesia – resistance to disruption develops for years after learning', *Behavioral and Neural Biology*, 25, pp. 115–125.

Staal, W. G., Hijman, R., Pol, H. E. H. and Kahn, R. S. (2000) 'Neuropsychological dysfunctions in siblings discordant for schizophrenia', *Psychiatry Research*, 95, pp. 227–235.

Stark, R., Mandl, H., Gruber, H. and Renkl, A. (1999). 'Instructional means to overcome transfer problems in the domain of economics: empirical studies', *International Journal of Educational Research*, 3, pp. 591–609.

Startup, M. (1996) 'Insight and cognitive deficits in schizophrenia: evidence for a curvilinear relationship', *Psychological Medicine*, 26, pp. 1277–1281.

Steffy, R. A. and Galbraith, K. J. (1980) 'Relation between latency and redundancy-associated deficit in schizophrenic reaction-time performance', *Journal of Abnormal Psychology*, 89, pp. 419–427.

Steinhauer, S. R., Condray, R., Zubin, J. and Dougherty, G. (1991) 'Schizotypal symptoms and information-processing deficits in families of schizophrenic patients', *Schizophrenia Research*, 4, p. 393.

Sternberg, R. J., Wagner, R. K., Williams, W. M. and Horvath, J. A. (1995) 'Testing common-sense', *American Psychologist*, 50, pp. 912–927.

Stratta, P., Mancini, F., Mattei, P., Casacchia, M. and Rossi, A. (1994) 'Information-processing strategy to remediate Wisconsin card sorting test performance in schizophrenia – a pilot study', *American Journal of Psychiatry*, 151, pp. 915–918.

Stratta, P., Daneluzzo, E., Prosperini, P., Bustini, M., Mattei, P. and Rossi, A. (1997a) 'Is Wisconsin card sorting test performance related to "working memory" capacity?', *Schizophrenia Research*, 27, pp. 11–19.

Stratta, P., Mancini, F., Mattei, P., Daneluzzo, E., Bustini, M., Casacchia, M. and Rossi, A. (1997b) 'Remediation of Wisconsin card sorting test performance in schizophrenia – a controlled study', *Psychopathology*, 30, pp. 59–66.

Stratta, P., Daneluzzo, E., Bustini, M., Prosperini, P. and Rossi, A. (2000) 'Processing of context information in schizophrenia: relation to clinical symptoms and WCST performance', *Schizophrenia Research*, 44, pp. 57–67.

Stratta, P., Prosperini, P., Daneluzzo, E., Bustini, M. and Rossi, A. (2001) 'Educational level and age influence spatial working memory and Wisconsin card sorting test performance differently: a controlled study in schizophrenic patients', *Psychiatry Research*, 102, pp. 39–48.

Surguladze, S., Rossell, S., Rabe-Hesketh, S. and David, A. S. (2002) 'Cross-modal semantic priming in schizophrenia', *Journal of the International Neuropsychological Society*, 8(7), pp. 884–892.

Suslow, T., Schonauer, K. and Arolt, V. (2001) 'Attention training in the cognitive rehabilitation of schizophrenic patients: a review of efficacy studies', *Acta Psychiatrica Scandinavica*, 103, pp. 15–23.

Tamlyn, D., McKenna, P. J., Mortimer, A. M., Lund, C. E., Hammond, S. and Baddeley, A. D. (1992) 'Memory impairment in schizophrenia – its extent, affiliations and neuropsychological character', *Psychological Medicine*, 22, pp. 101–115.

Tek, C., Kirkpatrick, B. and Buchanan, R. W. (2001) 'A five-year followup study of deficit and nondeficit schizophrenia', *Schizophrenia Research*, 49, pp. 253–260.

Tek, C., Gold, J., Blaxton, T., Wilk, C., McMahon, R. P. and Buchanan, R. W. (2002) 'Visual perceptual and working memory impairments in schizophrenia', *Archives of General Psychiatry*, 59, pp. 146–153.

Tenyi, T., Herold, R., Szili, I. M. and Trixler, M. (2002) 'Schizophrenics show a failure in the decoding of violations of conversational implicatures', *Psychopathology*, 35, pp. 25–27.

Teuber, H. L. (1950) 'Recent advances in diagnostic psychological testing', in M. R. E. Harrower (ed.) *Neuropsychology*. Springfield, IL: Charles C. Thomas, pp. 85–102.

Thorndike, E. L. and Woodworth, R. R. (1901) 'The influences of improvement in one mental function upon the efficiency of other functions', *Psychology Review*, 8, pp. 247–261.

Thornley, B. and Adams, C. (1998) 'Content and quality of 2000 controlled trials in schizophrenia over 50 years', *British Medical Journal*, 317, pp. 1181–1184.

Tienari, P. (1991) 'Interaction between genetic vulnerability and family environment – the Finnish adoptive family study of schizophrenia', *Acta Psychiatrica Scandinavica*, 84, pp. 460–465.

Toulopoulou, T., Rabe-Hesketh, S., King, H., Murray, R. M. and Morris, R. G. (2003) 'Episodic memory in schizophrenic patients and their relatives', *Schizophrenia Research*, 63, pp. 261–271.

Tracy, J. I., Mattson, R., King, C., Bundick, T., Celenza, M. A. and Glosser, G. (2001) 'A comparison of memory for verbal and non-verbal material in schizophrenia', *Schizophrenia Research*, 50, pp. 199–211.

Trenerry, M., Crosson, B., DeBoe, J. and Leber, W. (1989) *Stroop Neuropsychological Screening Test*. New York: Psychological Assessment Resources.

Tulving, E. and Markowitsch, H. J. (1998) 'Episodic and declarative memory: role of the hippocampus', *Hippocampus*, 8, pp. 198–204.

Turken, U., Vuilleumier, P., Mathalon, D. H., Swick, D. and Ford, J. M. (2003) 'Are impairments of action monitoring and executive control true dissociative dysfunctions in patients with schizophrenia?', *American Journal of Psychiatry*, 160, pp. 1881–1883.

Turner, D., Luke, C., Pomarol-Clotet, E., McKenna, P., Robbins, T. and Shakian, B. (2004) 'Modafinil improves cognition and attentional shifting in patients with chronic schizophrenia', *Neuropsychopharmacology Review*, 29, pp. 1363–1373.

Turvey, M. T. (1973) 'Peripheral and central processes in vision – inferences from an information-processing analysis of masking with patterned stimuli', *Psychological Review*, 80, pp. 1–52.

Twamley, E. W., Doshi, R., Nayak, G. V., Palmer, B. W., Golshan, S., Heaton, R., Patterson, T. L. and Jeste, D. (2002) 'Generalized cognitive impairments, ability to perform everyday tasks, and level of independence in community living situations of older patients with psychosis', *American Journal of Psychiatry*, 159, pp. 2013–2020.

Twamley, E. W., Jeste, D. V. and Bellack, A. S. (2003) 'A review of cognitive training in schizophrenia', *Schizophrenia Bulletin*, 29, pp. 359–382.

Ueland, T. and Rund, B. R. (2004) 'A controlled randomized treatment study: the effects of a cognitive remediation program on adolescents with early onset psychosis', *Acta Psychiatrica Scandinavica*, 109, pp. 70–74.

Vallar, G. and Papagno, C. (2002) 'Neuropsychological impairments of verbal short-term memory,' in A. D. Baddeley, M. D. Kopelman, and B. Wilson (eds) *Handbook of Memory Disorders*, 2nd edn. Chichester: Wiley, pp. 249–270.

Van der Does, A. J. W., Dingemans, P. M. A. J., Linszen, D. H. and Nugter, M. A. (1996) 'Symptoms, cognitive and social functioning in recent-onset schizophrenia: A longitudinal study', *Schizophrenia Research*, 19, pp. 61–71.

van der Gaag, M. (1992) *The Results of Cognitive Training in Schizophrenic Patients*. Delft: Eburon.

van der Gaag, M., Kern, R. S., van den Bosch, R. J. and Liberman, R. P. (2002) 'A controlled trial of cognitive remediation in schizophrenia', *Schizophrenia Bulletin*, 28, pp. 167–176.

van Os, J., Wright, P. and Murray, R. M. (1997) 'Follow-up studies of schizophrenia I: natural history and non-psychopathological predictors of outcome', *European Psychiatry*, 12, pp. 327–341.

Vauth, R., Loschmann, C., Rusch, N. and Corrigan, P. W. (2004) 'Understanding adherence to neuroleptic treatment in schizophrenia', *Psychiatry Research*, 126(1), pp. 43–49.

Velligan, D. I., Mahurin, R. K., Diamond, P. L., Hazleton, B. C., Eckert, S. L. and Miller, A. L. (1997) 'The functional significance of symptomatology and cognitive function in schizophrenia', *Schizophrenia Research*, 25, pp. 21–31.

Velligan, D. I., Bow-Thomas, C. C., Mahurin, R. K., Miller, A. L. and Halgunseth, L. C. (2000) 'Do specific neurocognitive deficits predict specific domains of community function in schizophrenia?', *Journal of Nervous and Mental Disease*, 188, pp. 518–524.

Velligan, D. I., Prihoda, T. J., Sui, D., Ritch, J. L., Maples, N. and Miller, A. L. (2003) 'The effectiveness of quetiapine versus conventional antipsychotics in improving cognitive and functional outcomes in standard treatment settings', *Journal of Clinical Psychiatry*, 64, pp. 524–531.

Vendrell, P., Junque, C., Pujol, J., Jurado, M. A., Molet, J. and Grafman, J. (1995) 'The role of prefrontal regions in the Stroop task', *Neuropsychologia*, 33, pp. 341–352.

Ventura, J., Nuechterlein, K. H., Subotnik, K. L. and Hwang, S. S. (2003) 'Coping behavior and symptom outcome in recent-onset schizophrenia', *Schizophrenia Research*, 60, p. 28.

Vinogradov, S., WillisShore, J., Poole, J. H., Marten, E., Ober, B. A. and Shenaut,

G. K. (1997) 'Clinical and neurocognitive aspects of source monitoring errors in schizophrenia', *American Journal of Psychiatry*, 154, pp. 1530–1537.

Vinogradov, S., Kirkland, J., Poole, J. H., Drexler, M., Ober, B. A. and Shenaut, G. K. (2003) 'Both processing speed and semantic memory organization predict verbal fluency in schizophrenia', *Schizophrenia Research*, 59, pp. 269–275.

Vollema, M. G., Geurtsen, G. J. and Vanvoorst, A. J. P. (1995) 'Durable improvements in Wisconsin card sorting test performance in schizophrenic patients', *Schizophrenia Research*, 16, pp. 209–215.

Vygotsky, L. S. (1962) *Thought and Language*. Cambridge, MA: MIT Press.

Wagner, B. R. (1968) 'The training of attending and abstracting responses in chronic schizophrenia', *Journal of Experimental Research in Personality*, 3, pp. 77–88.

Wapner, S. and Krus, D. M. (1960) 'Effects of lysergic-acid diethylamide, and differences between normals and schizophrenics on the Stroop color–word test', *Journal of Neuropsychiatry*, 2, pp. 76–81.

Warner, R. (2003) 'Fact vs fantasy. A reply to Bentall and Morrison', *Journal of Mental Health*, 12, pp. 351–359.

—— (2004) *Recovery from Schizophrenia: Psychiatry and Political Economy*. London: Brunner-Routledge.

Warrington, E. K. and Weiskran, L. (1974) 'Effect of prior learning on subsequent retention in amnesic patients', *Neuropsychologia*, 12, pp. 419–428.

Waters, F. A. V., Badcock, J. C., Maybery, M. T. and Michie, P. T. (2003) 'Inhibition in schizophrenia: association with auditory hallucinations', *Schizophrenia Research*, 62, pp. 275–280.

Watson, C. G., Thomas, R. W., Andersen, D. and Felling, J. (1968) 'Differentiation of organics from schizophrenics at two chronicity levels by use of Reitan-Halstead organic test battery', *Journal of Consulting and Clinical Psychology*, 32, pp. 679–684.

Weickert, T. W., Goldberg, T. E., Gold, J. M., Bigelow, L. B., Egan, M. F. and Weinberger, D. R. (2000) 'Cognitive impairments in patients with schizophrenia displaying preserved and compromised intellect', *Archives of General Psychiatry*, 57, pp. 907–913.

Weinberger, D. R. (1988) 'Schizophrenia and the frontal lobe', *Trends in Neurosciences*, 11(8), pp. 367–370.

Weiss, K. M., Vrtunski, P. B. and Simpson, D. M. (1988) 'Information overload disrupts digit recall performance in schizophrenics', *Schizophrenia Research*, 1, pp. 299–303.

Wertheimer, M. (1945) *Productive Thinking*. New York: Harper and Row.

Wetherell, J. L., Palmer, B. W., Thorp, S. R., Patterson, T. L., Golshan, S. and Jeste, D. V. (2003) 'Anxiety symptoms and quality of life in middle-aged and older outpatients with schizophrenia and schizoaffective disorder', *Journal of Clinical Psychiatry*, 64, pp. 1476–1482.

Wexler, B. E., Anderson, M., Fulbright, R. K. and Gore, J. C. (2000) 'Preliminary evidence of improved verbal working memory performance and normalization of task-related frontal lobe activation in schizophrenia following cognitive exercises', *American Journal of Psychiatry*, 157, pp. 1694–1697.

Wexler, B.E., Nicholls, S. S. and Bell, M. D. (2004) 'Instability of cognitive processing systems in schizophrenia', *Schizophrenia Research*, 71(2–3), pp. 513–514.

White, C., Farley, J. and Charles, P. (1987) 'Chronic-schizophrenic disorder. 2.

Reaction time, social performance and arousal', *British Journal of Psychiatry*, 150, pp. 374–379.

Whittaker, J. F., Deakin, J. F. W. and Tomenson, B. (2001) 'Face processing in schizophrenia: defining the deficit', *Psychological Medicine*, 31, pp. 499–507.

Wiedl, K. H. (1999) 'Cognitive modifiability as a measure of readiness for rehabilitation', *Psychiatric Services*, 50, pp. 1411–1413.

Wiedl, K. H. and Wienobst, J. (1999) 'Interindividual differences in cognitive remediation research with schizophrenic patients – indicators of rehabilitation potential?', *International Journal of Rehabilitation Research*, 22, pp. 55–59.

Wiersma, D., Wanderling, J., Dragomirecka, E., Ganev, K., Harrison, G., An der Heiden, W., Nienhuis, F. J. and Walsh, D. (2000) 'Social disability in schizophrenia: its development and prediction over 15 years in incidence cohorts in six European centres', *Psychological Medicine*, 30, pp. 1155–1167.

Wilder-Willis, K. E., Shear, P. K., Steffen, J. J. and Borkin, J. (2002) 'The relationship between cognitive dysfunction and coping abilities in schizophrenia', *Schizophrenia Research*, 55, pp. 259–267.

Wilson, B., Alderman, N., Burgess, P., Emslie, H. and Evans, J. (1996) *Behavioural Assessment of the Dysexecutive Syndrome (BADS)*. Bury St Edmunds: Thames Valley Test Company (TVTC).

Wing, J. K. (1978) *Reasoning about Madness*. Oxford: Oxford University Press.

Witkin, H. A. (1961) 'Cognitive-development and the growth of personality', *Acta Psychologica*, 18, pp. 245–257.

Wohlberg, G. W. and Kornetsky, C. (1973) 'Sustained attention in remitted schizophrenics', *Archives of General Psychiatry*, 28, pp. 533–537.

Wood, D. (1998) *How Children Think and Learn: The Social Context of Cognitive Development*, 2nd edn. Oxford: Blackwell.

Wood, D., Bruner, J. S. and Ross, G. (1976) 'Role of tutoring in problem-solving', *Journal of Child Psychology and Psychiatry and Allied Disciplines*, 17, pp. 89–100.

Woodward, N., Purdon, S., Meltzer, H. and Zald, D. (2004) A meta-analysis of neuropsychological change to clozapine, olanzapine, quetiapine, and risperidone in schizophrenia', *International Journal of Psychopharmacology*, in press.

Woodward, T. S., Weinstein, S., Takane, Y., Hunter, M. A. and Ngan, E. T. C. (2004) 'Extent and lateralization of linguistic processing in schizophrenia I: Assessment of effective connectivity using Constrained Principal Component Analysis (CPCA)', *Schizophrenia Research*, 67(1), p. 266.

Woonings, F. M. J., Appelo, M. T., Kluiter, H., Slooff, C. J. and van den Bosch, R. J. (2003) 'Learning (potential) and social functioning in schizophrenia', *Schizophrenia Research*, 59(2–3), pp. 287–296.

Wykes, T. (1994) 'Predicting symptomatic and behavioural outcomes of community care', *British Journal of Psychiatry*, 165, pp. 486–492.

—— (1998) 'What are we changing with neurocognitive rehabilitation? Illustrations from two single cases of changes in neuropsychological performance and brain systems as measured by SPECT', *Schizophrenia Research*, 34, pp. 77–86.

—— (2000) 'Cognitive rehabilitation and remediation in schizophrenia', in T. Sharma and P. Harvey (eds) *Cognition and Schizophrenia: Impairments, Importance and Treatment Strategies*. Oxford: Oxford University Press, pp. 332–351.

Wykes, T. and Dunn, G. (1992) 'Cognitive deficit and the prediction of rehabilitation success in a chronic psychiatric group', *Psychological Medicine*, 22, pp. 389–398.

Wykes, T. and Hurry, J. (1991) 'Social behavior and psychiatric disorders', in P. Bebbington (ed.) *Social Psychiatry: Theory, Methodology, and Practice*. New Brunswick: Transaction Publishers, pp. 183–208.

Wykes, T. and Sturt, E. (1986) 'The measurement of social behaviour in psychiatric patients: an assessment of the reliability and validity of the SBS schedule', *British Journal of Psychiatry*, 148, pp. 1–11.

Wykes, T. and Van der Gaag, M. (2001) 'Is it time to develop a new cognitive therapy for psychosis – cognitive remediation therapy (CRT)?', *Clinical Psychology Review*, 21, pp. 1227–1256.

Wykes, T., Sturt, E. and Katz, R. (1990) 'The prediction of rehabilitative success after three years. The use of social, symptom and cognitive variables', *British Journal of Psychiatry*, 157, pp. 865–870.

Wykes, T., Katz, R., Sturt, E. and Hemsley, D. (1992) 'Abnormalities of response processing in a chronic psychiatric group. A possible predictor of failure in rehabilitation programmes?', *British Journal of Psychiatry*, 160, pp. 244–252.

Wykes, T., Reeder, C. and Corner, J. (2000) 'The prevalence and stability of an executive processing deficit, response inhibition, in people with chronic schizophrenia', *Schizophrenia Research*, 46, pp. 241–253.

Wykes, T., Brammer, M., Mellers, J., Bray, P., Reeder, C., Williams, C. and Corner, J. (2002) 'Effects on the brain of a psychological treatment: cognitive remediation therapy: functional magnetic resonance imaging in schizophrenia', *British Journal of Psychiatry*, 181, pp. 144–152.

Wykes, T., Reeder, C., Williams, C., Corner, J., Rice, C. and Everitt, B. (2003) 'Are the effects of cognitive remediation therapy (CRT) durable? Results from an exploratory trial in schizophrenia', *Schizophrenia Research*, 61, pp. 163–174.

Wykes, T., Tarrier, N. and Everitt, B. (2004) 'Cognitive behaviour therapy (CBT) for schizophrenia: the effect of clinical models and methodological rigour', *Schizophrenia Research*, 67, pp. 203–204.

Wykes, T., Reeder, C., Corner, J., Williams, C. and Everitt, B. (1999) 'The effects of neurocognitive remediation on executive processing in patients with schizophrenia', *Schizophrenia Bulletin*, 25, pp. 291–307.

Young, D. and Freyslinger, M. (1995) 'Scaffolded instruction and the remediation of Wisconsin card sorting test deficits in chronic schizophrenia', *Schizophrenia Research*, 16(3), pp. 199–207.

Young, D. A., Zakzanis, K. K., Campbell, Z., Freyslinger, M. G. and Meichenbaum, D. H. (2002) 'Scaffolded instruction remediates Wisconsin card sorting test deficits in schizophrenia: a comparison to other techniques', *Neuropsychological Rehabilitation*, 12, pp. 257–287.

Zahn, T. P. and Carpenter, W. T. (1978) 'Effects of short-term outcome and clinical improvement on reaction-time in acute schizophrenia', *Journal of Psychiatric Research*, 14, pp. 59–68.

Zimmerman, B. J. (1995) 'Self-regulation involves more than metacognition – a social cognitive perspective', *Educational Psychologist*, 30, pp. 217–221.

Zubin, J. (1975) 'Problems of attention in schizophrenia', in M. L. Kietzman, S. Sutton, and J. Zubin (eds) *Experimental Approaches to Psychopathology*. New York: Academic Press.

Zubin, J. and Spring, B. (1977) 'Vulnerability – new view of schizophrenia', *Journal of Abnormal Psychology*, 86, pp. 103–126.

索引
Index

人名索引

Adams, H. E. 145, 165	Burgess, P. 43-45, 70, 76, 77, 189
Addington, D. 98	Buzan, T. 119
Addington, J. 98	Cameron, R. 120, 140, 147, 211, 229
Aleman, A. 41, 68, 162, 164	Cancro, R. 110
Alexander, P. A. 199, 201	Chapman, J. P. 24, 27, 32, 283
Allen, D. N. 57	Chapman, L. J. 27, 283
Arieti, S. 26, 27	Cohen, J. D. 65, 79, 80
Baddeley, A. 34, 35, 39, 46, 48, 80, 139	Corrigan, P. W. 129, 130, 132, 141
Bark, N. 165, 193	Cowan, N. 34, 72
Baron, J. 207	Danion, J. M. 283
Bauman, E. 128	David, A. S. 61, 124, 126, 127
Beck, A. T. 119, 165	Dawson, M. E. 81
Bell, M. D. 108, 109, 129, 130, 151-153,	Deegan, P. E. 89
166, 167, 173, 174, 179, 293	Delahunty, A. 155
Bellack, A. S. 133, 142	Dewey, J. 215
Bellucci, D. M. 165	Dunn, G. 87
Benedict, R. H. B. 131	Ekman, P. 149
Berg, E. A. 124	Flavell, J. H. 194
Bleuler, E. 23, 32	Flesher, S. 26, 27, 152, 210
Bransford, J. D. 204	Freyslinger, M. 142
Brenner, H. D. 149, 172, 177-179,	Friesen, W. V. 149
181, 182, 211	Frith, C. D. 27, 76, 77, 78, 82, 169, 170,
Broadbent, D. E. 32	189, 200
Brown, C. 154, 155, 157	Fuchs, L. S. 208, 209
Bryson, G. 108, 293	Gentner, D. 211
Burda, P. C. 153	Gestrich, J. 154

341

Gold, J. M. 68, 108, 160
Goldberg, T. E. 121, 124, 126, 127, 141
Goldman-Rakic, P. S. 39, 70, 80, 81, 169
Goldsmith, M. 253, 283
Gray, J. A. 29
Green, M. F. 53, 94, 160, 174
Greeno, J. G. 251
Greenwood, K. E. 114, 175
Harding, C. M. 18, 87
Harris, A. E. 131
Harrison, G. 87
Hatano, G. 251
Hegarty, J. D. 86, 87
Hemsley, D. R. 78, 79, 82, 169-171
Hermanitz, M. 154
Hoffman, H. 109
Hogarty, G. E. 26, 27, 152, 153, 210
Hurry, J. 95
Johnson-Selfridge, M. 105
Kapur, S. 29
Keefe, R. S. E. 160
Kern, R. S. 102, 125, 127, 131, 132
Koh, S. D. 128, 130
Kolb, D. A. 254
Koren, D. 195, 283
Koriat, A. 253, 283
Krabbendam, L. 162, 164
Kraepelin, E. 23, 32
Kremen, W. S. 56
Kupper, Z. 109
Kurtz, M. M. 124, 164
Laws, K. R. 57
Logie, R. H. 39
Lopez-Luengo, B. 142
Luria, A. R. 147
Lysaker, P. H. 100, 109
Maher, B. A. 27, 29
McGhie, A. 24, 32
McGurk, S. R. 107, 178, 179, 182, 213
Medalia, A. 132, 198, 203

Meichenbaum, D. H. 120, 138, 140, 147, 149, 211, 229
Meltzer, H. Y. 107
Minor, W. C. 25
Morice, R. 155
Mueser, K. T. 107, 178, 179, 182, 213
Murphy, P. K. 199, 201
Mussgay, L. 154
Nash, J. F. 25
Norman, D. A. 43
Nuechterlein, K. H. 52, 53, 81
O'Carroll, R. E. 129, 130, 139
Olbrich, R. 154
Palmer, B. W. 25, 92
Peer, J. 193
Penades, R. 150, 172, 178, 183
Pinkham, A. E. 96
Poole, J. H. 98
Ravenette, A. T. 119
Reeder, C. 158, 162, 170, 173
Rossell, S. L. 61, 124, 126, 127
Rund, B. R. 53, 150
Schwartz, D. L. 204
Servan-Schreiber, D. 65, 79
Shallice, T. 34, 35, 43-45, 57, 70, 76, 77, 136, 189
Shapiro, M. B. 119
Silverstein, S. M. 146
Smith, T. E. 99, 115
Spaulding, W. 14, 110, 146, 149, 158, 165-167, 172-174, 179, 181, 182, 184, 187, 188, 213
Stratta, P. 98, 127, 142, 210
Thorndike, E. L. 135, 197
Twamley, E. W. 111, 163, 165, 166
Ueland, T. 150
Van der Gaag, M. 149
Vauth, R. 105, 293
Vazquez, C. 142
Velligan, D. 111, 173, 174, 213

342

Vollema, M. G. 127
Vygotsky, L. S. 134, 143
Wagner, B. R. 130
Warner, D. 87
Warrington, E. K. 42
Weinberger, D. R. 21
Weinobst, J. 174
Weiskrantz, L. 42
Wexler, B. E. 130, 183, 282
Wiedl, K. H. 127, 142, 174
Wilson, B. A. 139

Wing, J. 18, 85
Woodward, N. 160
Woodworth, R. R. 136, 197
Woonings, F. M. J. 142, 174
Wykes, T. 22,
　87, 95, 103, 104, 110, 135, 162-166,
　170, 174, 175, 183, 193, 198, 211,
　255, 289
Young, D. 125-127, 134, 142
Zalewski, C. 105
Zubin, J. 90

事項索引

あ

悪循環 177
足場づくり 140, 221
アセスメント 220, 240, 244
アセスメント過程 240
アドヒアランス 293
誤りなし学習 125, 139, 224
意識的処理 82
意識的な制御 136
意志決定 213
異常知覚 27
一般的スキーマ 230
遺伝学的問題 282
遺伝子 33, 91, 282
意味記憶 41
意味記憶システム 37
意味記憶の活性化 43
意味的組織化 71
意味プライミング 43, 68
イメージの使用 229
医療制度 15
陰性症状 100, 101, 105, 114, 170, 193
ヴィジランス（覚醒） 49

ウィスコンシン・カード分類検査（WCST）
　............................... 44, 60, 98, 121, 124
エピソード 52
エピソード・バッファー 35, 40, 65
エピソード記憶 41
援助つき雇用サービス 178
遠転移 197, 215
エンパワーメント 89
オペラント条件づけ 147, 225
音韻ループ 38

か

外傷性脳損傷 14
改善 30
改善効果 147, 152, 155
解体 100
解体症状 57, 193
概念学習 124, 134
回避型コーピング 171
下位プログラム 148
買い物の能力 175
学習環境 205, 212, 220
学習の文脈 203
学習様式 254

課題方略	164
カテゴリー	70
カテゴリー化	41, 229
加齢	92
感覚記憶	62
感覚貯蔵庫	35
環境	33, 204
看護師	15
監視注意システム（Supervisory Attentional System：SAS）	136, 189
感情認知	49, 96
感情表出	93, 105
感度	54
記憶	57, 154, 157, 158, 173
記憶スキーマ	78
記憶方略	67, 69
記憶容量	72
技能学習	42
機能的 MRI（fMRI）	22, 159, 183
機能的転帰	85, 158, 172, 177, 285
機能的潜在能力	85
機能的能力障害（disability）	13
機能的パフォーマンス	85
機能的転帰のアセスメント	251
記銘	66
記銘方略	128
急性期	242
驚愕反射	78
強化子	146
教訓的な教え方	141
競合スケジューリングシステム（Contention Scheduling System：CSS）	44, 189
競合スケジュール	77
教示	120, 126, 215
教示法	210, 278
金銭報酬	76 120, 127, 138, 163
近転移	197
クエチアピン	173
グループセッション	151
訓練テクニック	130, 135
訓練プログラム	144, 146, 148, 153, 163
契約	218
言語化	229
言語記憶	100, 108
言語的コミュニケーション	148
言語的情報	125
言語的な励まし	120
言語的ワーキングメモリ	171, 173
言語流暢性	67
顕在記憶	41, 58
顕在記憶機能	129
検索	68, 206
検査の識別力	283
幻聴	103, 170
ケンブリッジ神経心理学的検査バッテリー（Cambridge Neuropsychological Test Automated Battery：CANTAB）	46
健忘症	42
健忘症患者	139
効果量	18, 94, 102, 124, 129, 162
行動計画	155, 157
行動療法的技法	147
高齢者	92
コーピング	78, 175
コーピング方略	171
語音整列	46
語幹完成課題	42
誤帰属	77
心の理論	50, 73, 77, 96
個人療法	150
コミュニティ	20
雇用	17, 87, 100, 106, 107, 179
コンピューター	234
コンピューター・ソフト	153
コンピューター・ソフトに基づいた訓練プログラム	131

さ

再組織化メカニズム	181
再認記憶	68

再発	18
作業療法士	15
シェイピング	146, 222, 225
視覚逆向マスキング	36
視空間スケッチパッド	35, 39
思考	188
思考過程	194, 200
思考障害	100, 170
思考スキル	20, 26
思考スタイル	168
自己教示	147
自己教示訓練	229
自己効力感	112, 123, 212
自己制御	193
自己調整	188
自己モニタリング	61
思春期	92
自尊心	93, 112, 123, 166, 201
実験室研究	133
実験認知心理学	282
実験認知心理学者	27
実行機能	34, 57, 58, 65, 69, 112, 149, 150, 154, 155, 169, 175, 190, 195, 278
自伝的記憶	41
自動的な経路	189
社会支援	18
社会スキル	123
社会知覚	148
社会的学習	150
社会的機能	87, 89, 95, 173, 181
社会的行動	97, 99
社会の手がかり	130
社会的な強化	174
社会的な報酬	147
社会の認知	26, 36, 49, 58, 72, 174
社会の認知機能	150, 151
社会の認知バイアス	172
社会の能力	148, 149
社会の問題解決能力	98
自由再生	68

修正メカニズム	181
集団療法	150
出生コホート研究	51
症候群	16
症状	16, 86
症状の重症度	286
症状の転帰	91
焦点的注意	72
情動認知	73
情報減少	229
情報処理	34
初回エピソード	23
職業的機能	88, 100, 106
職業リハビリテーション	107
職業リハビリテーション・プログラム	108
初頭効果	137
処理資源	81
処理速度	63, 64, 67
自立の程度	87
事例	145
新規抗精神病薬	162
新近性効果	137
神経回路	168
神経心理学	32
神経心理学的アセスメント	243
神経心理学的検査	21, 55, 59, 61, 124, 282
神経心理学的プロフィール	56
神経心理学の方法	32
神経認知（neurocognition）	21
神経発達	33
神経発達モデル	33, 168
神経変性	54
診断カテゴリー	16
診断基準	17
侵入	79
信頼性	247
心理学者	15
心理社会的治療	20
心理療法	14, 289
推論バイアス	192

数唱課題	39
スーパーヴィジョン	238
スキーマ	15, 27, 43, 70, 137
スキルの転移	279
スキルのレパートリー	215
スクリプト	43
ストループ・テスト	64
ストループ・パラダイム	47
ストループ課題	79
ストループ干渉効果	47
ストレス脆弱性モデル	104, 171, 174
ストレス要因	90
ストレッサー	104, 178
生活技能プログラム	18
生活スキル	89
生活の質（QOL）	30, 84, 198
脆弱性指標	52
脆弱性要因	18, 90, 287
精神医療サービス	89
精神医療への依存度	111
精神運動貧困症候群	175
精神科医	15
精神症状	149, 165, 242
精神症状評価尺度	101
精神病エピソード	25
精神保健医療サービス	15
精緻化	128
正の強化	138
生物学的要因	90
生物心理社会モデル	18, 20, 282
セッション	292
持続的注意	67
セルフモニタリング	76, 140, 152, 169, 192, 193
潜在学習	134, 142, 143, 174
潜在記憶	42, 139
潜在制止	38, 53
潜在的（自動的）処理	82
潜在制止課題	78
選択的注意	64

前注意的処理	37, 58
前頭葉機能	28
前頭葉実行機能プログラム	155
前頭葉損傷患者	121
前頭葉の活性化	183
相関研究	172
想起	66
ソーシャルワーカー	15
ソースモニタリング	47
ソクラテス式問答法	226

た

第2世代抗精神病薬	160
代償メカニズム	181, 182
対人コミュニケーション	150
対人的問題解決	148
体制化（組織化）	229
対連合学習	41
他者の意図	192
妥当性	247
多様な練習	226
段階的な気ばらし（ディストラクション）訓練. 120	
短期記憶貯蔵	39
単純反応時間（RT）	110
小さなステップ	229
遅延反応課題	40, 63
知識	199, 205
知識構造	43, 189
知的機能	56
知的能力	33
知能	23
チャンキング	229
注意	48, 58, 81
注意監視システム（Supervisory Attentional System：SAS）	35, 43
注意持続遂行検査	49, 52
注意の維持	49
注意の持続	130
注意の範囲	36

注意範囲テスト	62, 131
中央実行系	35, 43
長期記憶	35, 66, 70, 98
長期記憶からの干渉	192
貯蔵	206
治療関係	216, 238
治療計画	262, 267, 271
治療構造	217
治療的環境	216
治療プログラム	25
治療方略	120
定型抗精神病薬	160
定式化（フォーミュレーション）	89, 217, 220, 240, 256, 260, 265, 269
転移	15, 142, 197, 202, 205, 208, 209
転移のアセスメント	251
転帰	18, 86, 87, 152, 281
動機づけ	76, 138, 175, 201, 205, 232
統合仮説	37
統合失調症	16, 17
統合心理療法（Integrated Psychological Therapy：IPT）	148, 151
洞察	112
洞察力	193
統制された経路	189
統制された行為	191
統制条件	289
ドーパミン	29
特異的な障害	54
トップダウン	82
トップダウン的調節	149
トレイル・メイキング・テスト	47, 48
トレイル・メイキング・テストB	110
内的表象	169
二重盲検法	161
日常生活機能	181
日常生活技能	111
日常生活の活動	290
入院	20
認知（cognition）	21
認知アセスメントの原理	238
認知過程の階層構造	178
認知機能	22, 28
認知機能改善療法（Cognitive Remediation Therapy：CRT）	14, 119
認知機能訓練プログラム	151
認知機能促進療法（Cognitive enhancement Therapy）	150, 166
認知機能の低下	54
認知行動様式	254, 275
認知行動療法（Cognitive Behavior Therapy：CBT）	27, 119, 217
認知処理	199, 205
認知処理システム	206
認知心理学	21
認知スキーマ	278
認知スキル	253, 285
認知スタイル	228
認知適応訓練（Cognitive Adaptation Training：CAT）	159
認知的柔軟性	154, 155, 156, 157
認知的スキーマ	151, 189, 190, 191
認知的制御の障害	147
認知的前兆	24
認知的長所	256
認知的適応訓練	213
認知的努力	136
認知的分化	148
認知的方略	200, 222, 223
認知トレーニング	29
認知能力	207
認知の改善	290
認知の柔軟性	170
認知発達的問題	24
認知プロフィール	55, 56
認知リハビリテーション	29, 119
認知リハビリテーション・プログラム	288
認知リハビリテーションの効果	145
認知領域	59
ネガティブ・プライミング課題	78

年齢 114
脳損傷患者 153
能動的または問題焦点型コーピング 174
脳の可塑性 168

は

ハイリスク 51
発症 18
ハノイの塔 42, 46, 70
汎化 123, 133, 142, 236
反応時間 110
反復学習 162
反復プライミング 42
微視的スキル 180
非定型抗精神病薬 29
非認知的要因 205
病因 33
費用効果 291
表情 49
表情認知 73
不安 201
フィードバック 121
符号化 63, 206
符号課題 48
符号化方略 120
負の強化 138
プライミング 37
プランニング 45, 61, 124
プレパルス抑制 38
プレパルス抑制課題 78
ブロッキング効果 38, 53
文脈 79
文脈情報 80
文脈処理 170
妨害仮説 37
報酬 146
方略的処理スキル 290
方略利用 211
保護要因 18
保持 66

保続的誤り 126
ボトムアップ 82
ボトムアップモデル 278

ま

マクロ社会的スキル 96
マクロレベル 222
マンツーマン 235
ミクロ社会的領域 96
無作為統制試験（RCT） 13, 20, 152, 172, 173, 202
明示的教示 121, 188, 225
メタ認知 21, 30, 50, 152, 188, 191, 195, 230, 253
メタ認知過程についての知識 194
メタ認知処理 200, 205
メタ認知制御 193, 198
メタ認知的知識 194, 200, 201, 205, 231, 262, 278
メタ認知的調整 262
メタ認知能力 73
メタ認知方略 200, 36
メタ表象 76, 192
メタ分析 68, 86, 102, 124, 162
妄想 27
目標志向的活動 170
目標指向的思考 202
目標設定 219
文字流暢性課題 45
モデリング 225
モニタリング 124
モニタリングの障害 192
問題解決 45
薬物治療 75
薬物療法 14, 29, 160
良い治療関係 274
陽性症状 13, 23, 101, 113, 169, 192, 202
要点（gists） 27
要約（骨子をつかむこと） 152
抑うつ 75, 201

348

予測因子	98
ライフイベント	20
ラポール	243
リカバリー（回復）	89, 94, 293, 294
リスト学習	128
リスト学習訓練法	129
リハーサル	128, 140, 229
リハーサル方略	137
リハビリテーション・プログラム	31, 281
流暢性課題	45
カテゴリー（意味）流暢性課題	45
言語流暢性課題	22, 71
文字流暢性課題	45
両耳分離聴検査	49
臨床的観察	260
類推的推論	210
類推的符号化	210
ルーチンでない行為	192, 196
ルーチンの行為	191, 196
練習効果	155
ロンドン塔	46
論理的記憶	110

わ

ワーキングメモリ	34, 53, 58, 61, 63, 79, 80, 124, 155, 157, 170
ワーキングメモリ課題	22
ワーキングメモリ従属システム	35, 65, 70

A-Z

BADS（修正版6エレメントテスト）	45
Hayling テスト（Hayling 文章完成課題）	47, 69
IQ	34, 51, 56
Kamin 妨害課題	78
SPECT（単光子放射型コンピュータ断層撮影）	22, 157, 183
Wechsler 成人知能検査	78

[監訳者]

松井三枝 (まつい・みえ)

富山大学大学院医学薬学研究部（医学）心理学准教授
博士（医学），富山医科薬科大学。1988年より富山医科薬科大学医学部精神神経医学助手，1997年より同心理学助教授を経て，2007年より現職。この間1995～1997年まで，米国ペンシルバニア大学医学部精神医学脳－行動研究部門ポストドク研究員（文部省在外研究員）。
専門は臨床神経心理学，認知神経科学。

主な著書

『精神疾患と認知機能』（分担執筆，新興医学出版社，2009年），『専門医のための精神科リュミエール10：注意障害』（分担執筆，中山書店，2009年），『統合失調症の治療：基礎と臨床』（分担執筆，朝倉書店，2007年），『認知心理学の新しいかたち』（分担執筆，誠信書房，2005年），『新世紀の精神科治療第6巻：認知の科学と臨床』（分担執筆，中山書店，2003年）ほか。

[訳者一覧]

章	訳者	所属
第1章	橋本 直樹	（北海道大学大学院医学研究科精神医学分野）
第2章	西村 詩織	（東京大学大学院教育学研究科）
第3章	中坪太久郎	（東京大学大学院教育学研究科）
第4章	勢島 奏子	（京都大学医学部精神科神経科）
第5章	新谷 侑希	（東京大学大学院教育学研究科）
第6章	荒井 宏文	（国立病院機構北陸病院）
	豊巻 敦人	（北海道大学大学院医学研究科精神医学分野）
第7章	坂口 健太	（東京大学大学院教育学研究科）
第8章	小林 二郎	（東京大学大学院教育学研究科）
第9章	結城 博実	（いわたメンタルクリニック）
第10章	塩見亜沙香	（東京大学大学院教育学研究科）
第11章	安岡 香苗	（富山大学大学院医学薬学教育部）
第12章	西山志満子	（富山大学大学院医学薬学研究部）

統合失調症の
認知機能改善療法

2011 年 7 月 20 日　印刷
2011 年 7 月 30 日　発行

著　者 ………………………………… ティル・ワイクス
　　　　　　　　　　　　　　　　　　クレア・リーダー

監訳者 ………………………………………… 松井三枝

発行者 ……………………………………………… 立石正信
発行所 ………………………………… 株式会社 金剛出版

112-0005 東京都文京区水道 1-5-16
電話 03-3815-6661 ／ 振替 00120-6-34848

装　釘 ……………………………………………… 臼井新太郎
印　刷 ……………………………………………… 平河工業社
製　本 ……………………………………………………… 誠製本

ISBN 978-4-7724-1198-1　C 3047
Printed in Japan ©2011

好評既刊

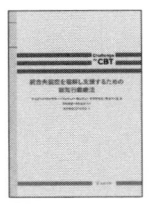

デイビッド・ファウラー＋フィリッパ・ガレティ＋エリザベス・カイパース[著]
石垣琢麿・丹野義彦[監訳]／東京駒場CBT研究会[訳]

統合失調症を理解し支援するための認知行動療法

A5判並製　定価3,780円（税込）

統合失調症の妄想・幻聴体験を受け入れながら，その治療方法を確かなアセスメントから導くための認知行動療法．

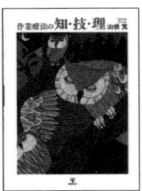

山根　寛[著]

作業療法の知・技・理

A5判上製　定価3,570円（税込）

作業療法について，作業活動の考え方や使い方に関する「知」，作業療法実践のコツにあたる「技」，作業療法のセンスを伝える「理」に分けてまとめた．

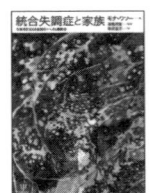

モナ・ワソー[著]／高橋祥友[監修]／柳沢圭子[訳]

統合失調症と家族────当事者を支える家族のニーズと援助法

四六判上製　定価2,625円（税込）

あなたの大切な人や家族が，精神の病になったら？　本書には，当事者や家族と治療者のための対応と援助のヒントが数多く紹介されています．

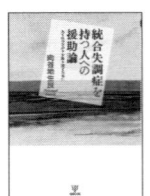

向谷地生良[著]

統合失調症を持つ人への援助論────人とのつながりを取り戻すために

四六判上製　定価2,520円（税込）

真に当事者の利益につながる面接の仕方，支援の方法をわかりやすく解説し，精神障害者への援助の心得を詳述する．心を病む人の援助に関わるすべての人へ．

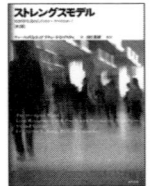

チャールズ・A・ラップ，リチャード・J・ゴスチャ[著]／田中英樹[監訳]

ストレングスモデル────精神障害者のためのケースマネジメント[第2版]

A5判上製　定価4,620円（税込）

地域精神保健福祉に新たな地平を切り開いた『精神障害者のためのケースマネジメント』に大幅な増補がなされた改訂版．

株式会社　金剛出版

112-0005 東京都文京区水道1-5-16　電話 03-3815-6661　http://kongoshuppan.co.jp